編集　小山 恒男

Barrett
食道表在癌

日本メディカルセンター

● 編　集

小山　恒男　佐久医療センター内視鏡内科　部長

● 執筆者一覧（執筆順）

天野　祐二	国際医療福祉大学化学療法研究所附属病院内視鏡部　教授
西　隆之	東海大学医学部付属大磯病院外科　准教授
幕内　博康	東海大学
小澤　壯治	東海大学医学部付属病院消化器外科　教授
眞部　紀明	川崎医科大学検査診断学（内視鏡・超音波）講師
畠　二郎	川崎医科大学検査診断学（内視鏡・超音波）教授
春間　賢	川崎医科大学・川崎医療福祉大学　特任教授／リオグランデドストール連邦大学国際研究部　主任教授
相田　順子	東京都健康長寿医療センター老年病理学研究チーム　副部長
田久保海誉	東京都健康長寿医療センター老年病理学研究チーム
石原　立	大阪府立成人病センター消化管内科　部長
郷田　憲一	東京慈恵会医科大学内視鏡科　講師
土橋　昭	東京慈恵会医科大学内視鏡科
田尻　久雄	東京慈恵会医科大学先進内視鏡治療研究講座　教授
藤崎　順子	がん研有明病院消化器内科　上部消化管内科部長／内視鏡診療部副部長
小山　恒男	佐久医療センター内視鏡内科　部長
前田　有紀	仙台市医療センター仙台オープン病院消化器内科　医長
平澤　大	仙台市医療センター仙台オープン病院消化器内科　部長
山形　拓	仙台市医療センター仙台オープン病院消化器内科　副医長
高橋亜紀子	佐久医療センター内視鏡内科　副部長
吉永　繁高	国立がん研究センター中央病院内視鏡科

宮本　康雄	国立がん研究センター中央病院内視鏡科
関根　茂樹	国立がん研究センター中央病院病理科医長
竹内　学	新潟大学医歯学総合病院消化器内科　助教
佐藤　祐一	新潟大学医歯学総合病院光学医療診療部副部長・准教授
小林　正明	魚沼基幹病院消化器内科　教授
飯塚　敏郎	虎の門病院消化器内科　医長
布袋屋　修	虎の門病院消化器内科　医長
貝瀬　満	虎の門病院消化器内科　部長
大前　雅実	がん研有明病院消化器内科　上部消化管内科副医長
古川龍太郎	佐久医療センター内視鏡内科
岡原　聡	恵佑会第2病院内科・消化器内科
高橋　宏明	恵佑会第2病院　院長
小野陽一郎	福岡大学筑紫病院消化器内科　助教
八尾　建史	福岡大学筑紫病院内視鏡部　教授
松井　敏幸	福岡大学筑紫病院消化器内科　教授
岩下　明徳	福岡大学筑紫病院病理部教授
高木　靖寛	地方独立行政法人芦屋中央病院消化器科
岩谷　勇吾	信州大学消化器内科　助教（診療）
依光　展和	佐久医療センター内視鏡内科
小池　智幸	東北大学病院消化器内科　講師
齊藤　真弘	東北大学病院消化器内科
阿部　靖彦	山形大学医学部附属病院第二内科　講師
八木　一芳	新潟県立吉田病院内科　内科部長
河合　隆	東京医科大学病院内視鏡センター　教授
遠藤　高夫	札幌しらかば台病院　院長

序　説

　1980年代の米国では，白人男性の食道癌は大部分が扁平上皮癌で，Barrett食道腺癌はその3分の1程度であった．しかし，その後10年でBarrett食道腺癌の頻度は約3倍に増加し，1990年には扁平上皮癌と同数になった．以後，扁平上皮癌は減少傾向，Barrett食道腺癌は増加傾向が継続し，2005年には食道癌の70％までがBarrett食道腺癌になった[1]．この傾向は，ヨーロッパでも同様であり，世界中の白人男性における食道癌の大多数がBarrett食道腺癌である．

　このようにBarrett食道腺癌の頻度は日本と欧米では大きく異なり，Barrett食道腺癌の研究は欧米が先行している．その，欧米におけるBarrett食道腺癌のサーベイランス法はSeattleプロトコール（ランダム生検）[2]だが，これに違和感を抱く内視鏡医は多い．なぜなら，本邦で多く発見される早期胃癌は，ランダム生検ではなく狙撃生検で診断されるからである．われわれは早期胃癌を，内視鏡通常観察や，Narrow Band Imaging（NBI）あるいは拡大観察で発見している．なぜ，Barrett食道腺癌は狙撃生検で診断されないのか？

　理由が三つある．まずは内視鏡検査に対する基本的な考え方の違いである．検査時間は5～6分で，写真も数枚しか撮像しない．内視鏡所見から診断するのではなく，生検で診断する．つまり，診断するのは病理医だと考える内視鏡医が多い．次に，使用しているスコープの画質が異なることである．図1はドイツで開催されたライブデモにて，筆者が撮影した画像である．これが，欧米におけるhigh resolution endoscopy（180シリーズ）の画像だが，悲しくなるほどの低画質である．本書が出版される2015年時点に，欧米で使用されている最先端の内視鏡は190シリーズであり，図2がその画像である．かなり画質は改善されたが，まだ本邦におけるH240にも及ばず，拡大機能もない（Dual focusのみ）．これでは，内視鏡で診断する気力が無くなる．最後に，SSBEと異なりLSBEの診断は難しいことが挙げられる．図3はH260Zで撮影したLSBE症例である．筆者は非癌と診断して同部から生検を採取したが，tub1（欧米の診断基準ではhigh grade intraepithelial neoplasia）であった．

　本邦においても*H.pylori*感染率の低下とともに逆流性食道炎の頻度は増加し，食生活の欧米化に伴い肥満も増加しつつある．まさに，これからBarrett食道癌の時代を迎えようとしている今，Barrett食道癌の疫学，病理，内視鏡診断から治療までを網羅し，知識を整理することは内視鏡医にとって大変重要と考えた．そこで，本書を企画し，日本を代表するBarrett食道の専門家達へ執筆を依頼したところ，全員からご快諾を頂く事ができた．ご多忙の中，ありがたく思った．

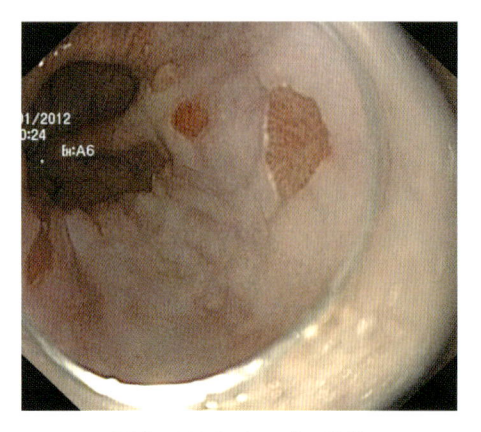

図1　180シリーズの画像

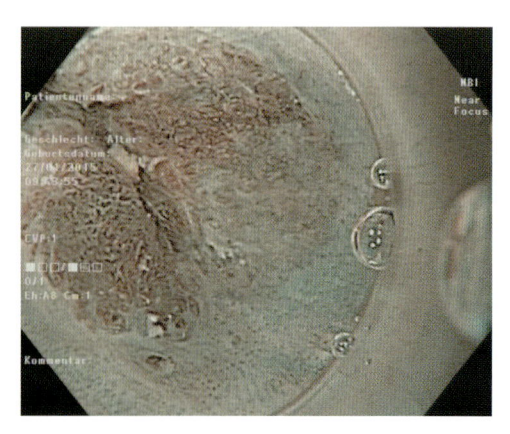

図2　190シリーズの画像

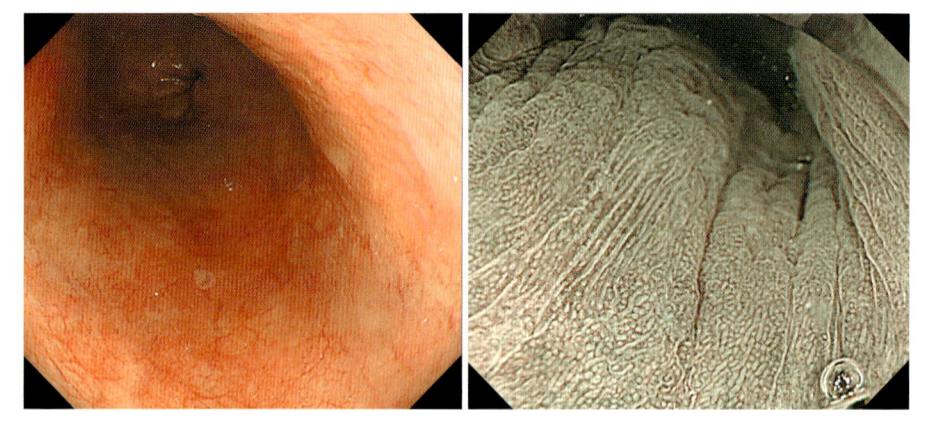

図3　H260ZによるLSBE内の0-Ⅱb型表層拡大型癌

　Barrett食道腺癌は必ず日本でも増える．そして，日本のデータをまとめ，ランダム生検ではなく，内視鏡所見から診断できることを証明したい．本書が日本の若手内視鏡医の糧となり，世界へ羽ばたくきっかけとなれば望外の喜びである．

　2015年春　佐久にて

佐久医療センター内視鏡内科

小山　恒男

文　献
1) Lagergren J, Lagergren P：Recent developments in esophageal adenocarcinoma. CA Cancer J Clin　2013；63：232-248
2) Sampliner RE：Practice Parameters Committee of the American College of Gastroenterology：Updated guidelines for the diagnosis, surveillance, and therapy of Barrett's esophagus. Am J Gastroenterol　2002；97：1888-1895

目　次

第1章　Barrett食道およびBarrett食道癌の疫学

天野祐二　11

Ⅰ．Barrett食道の疫学／11
　1．欧米および本邦における有病率の動向／11　　2．本邦におけるLSBEとSSBEとの違い／13　　3．Barrett食道発症のリスク因子／14

Ⅱ．Barrett食道癌の疫学／17

第2章　本邦におけるBarrett食道癌の現状

西　隆之，幕内博康，小澤壯治　21

Ⅰ．Barrett食道癌の発生頻度／22
　1．食道腺癌の頻度／22　　2．Barrett食道癌の年代別推移／22

Ⅱ．Barrett食道癌のリンパ節転移／23
　1．Barrett食道表在癌に対する治療／23　　2．Barrett食道表在癌の病理学的検討／23　　3．Barrett食道表在癌のリンパ節転移部位／23

Ⅲ．Barrett食道表在癌の治療成績／24
　1．本学のBarrett食道表在癌の治療成績／24　　2．本邦のBarrett食道癌の治療成績／25　　3．Barrett食道表在癌の分化度・リンパ節転移と治療成績・予後の関連／25

第3章　Barrett食道癌の発生機序と危険因子

眞部紀明，島　二郎，春間　賢　27

Ⅰ．Barrett食道癌の臨床的危険因子／27
　1．先天的因子／28　　2．消化器関連因子／28　　3．後天的因子／29

Ⅱ．Barrett食道癌の分子生物学的危険因子／31

第4章 Barrett食道癌の病理

相田順子，田久保海誉　33

Ⅰ．食道胃接合部（EGJ）の定義／33
 1．臨床的EGJの診断／33　2．病理組織学的EGJ診断／34

Ⅱ．Barrett食道癌の定義 — 欧米との比較／36

Ⅲ．Barrett食道癌の肉眼型／38

Ⅳ．Barrett食道癌の深達度評価／39
 1．粘膜内癌の深達度評価／39　2．粘膜下層浸潤癌の評価／40

Ⅴ．Barrett食道癌の組織型／42

Ⅵ．Barrett食道癌に接する粘膜について／43

Ⅶ．Barrett食道における異型上皮と腺癌の鑑別／43

Ⅷ．Barrett食道癌のリンパ節転移危険因子／44

第5章 Barrett食道，Barrett食道癌の内視鏡分類

ⓐ内視鏡分類　石原　立　47

Ⅰ．内視鏡的な食道胃接合部の定義／47
 1．縦走襞の口側終末部の同定／47　2．柵状血管の下端の同定／48
 3．内視鏡的定義の実際／48

Ⅱ．Barrett食道の分類／48
 1．プラハ分類／48　2．食道癌取扱い規約の分類／50

Ⅲ．EGJ付近に発生する癌の分類／50
 1．食道癌取扱い規約による食道胃接合部癌／50　2．TNM分類（第7版）によるEGJ癌／50

Ⅳ．病型分類／51

ⓑ拡大内視鏡分類　郷田憲一，土橋　昭，田尻久雄　54

Ⅰ．色素法／55
 1．インジゴカルミン／55　2．メチレンブルー／55　3．クリスタルバイオレット／55

Ⅱ．酢　酸／56

Ⅲ．NBI／56
 1．Kansas分類／56　2．Amsterdam分類／57　3．Nottingham分類／58　4．3大NBI国際分類の問題点／58　5．新規国際分類の提唱／58　6．刷新されたNBI内視鏡システム／59

第6章　Barrett食道癌の存在診断

藤崎順子　63

Ⅰ．Seattle プロトコール／63
Ⅱ．サーベイランス／64
Ⅲ．Advanced imaging modality を用いた Barrett 食道癌の存在診断／64
　1．メチレンブルー／66　　2．クリスタルバイオレット／66
　3．酢　酸／66　　4．NBI／67　　5．AFI／67　　6．Confocal Laser Endomicroscopy（CLE）／67　　7．まとめ／67
Ⅳ．Barrett 食道腺癌の存在診断／68
　1．SSBE を背景とする Barrett 食道腺癌／68　　2．LSBE を背景とする Barrett 食道腺癌／70　　3．表在型 Barrett 食道腺癌発見のコツ／70

第7章　Barrett食道癌の範囲診断

小山恒男　73

Ⅰ．通常内視鏡による範囲診断／73
Ⅱ．NBI 内視鏡による範囲診断／73
Ⅲ．NBI 拡大内視鏡による範囲診断／73
Ⅳ．同時多発癌に注意／79

第8章　Barrett食道癌の扁平上皮下進展の診断

前田有紀，平澤　大，山形　拓　83

Ⅰ．扁平上皮下進展の頻度／83
Ⅱ．扁平上皮下進展の通常内視鏡所見／83
Ⅲ．扁平上皮下進展の NBI 所見／84
Ⅳ．扁平上皮下進展の酢酸散布所見／85
　1．酢酸散布法について／85　　2．扁平上皮下進展部への酢酸散布／85
Ⅴ．症例提示／86

第9章　Barrett食道癌の深達度診断

ⓐ 内視鏡の立場から ……………………………………………… 高橋亜紀子，小山恒男　91

Ⅰ．総　論／91
Ⅱ．肉眼型別の深達度診断／93
　1．0-Ⅰ／93　　2．0-Ⅱa／94　　3．0-Ⅱb／95　　4．0-Ⅱc／95

ⓑ EUS の立場から ……………………………………………… 吉永繁高，宮本康雄，関根茂樹　97
　Ⅰ．欧米の現状／ 97
　Ⅱ．本邦の現状／ 97
　Ⅲ．当院における現状／ 98
　Ⅳ．考　察／ 104

第 10 章　鑑別診断

竹内　学，佐藤祐一，小林正明　107

　Ⅰ．炎症性ポリープ／ 107
　Ⅱ．胃底腺ポリープ／ 111
　Ⅲ．乳頭腫／ 112
　Ⅳ．噴門部癌／ 113
　Ⅴ．逆流性食道炎／ 115
　Ⅵ．食道噴門腺／ 116
　Ⅶ．腸上皮化生／ 118

第 11 章　Barrett 食道癌の内視鏡治療

ⓐ ESD の立場から ……………………………………………………………… 平澤　大　121
　Ⅰ．内視鏡治療の適応／ 121
　Ⅱ．Barrett 食道癌に対する内視鏡治療の方法／ 122
　Ⅲ．欧米の Barrett 腺癌の治療／ 122
　Ⅳ．日本における Barrett 食道癌の治療／ 123
　Ⅴ．実際の Barrett 腺癌の治療／ 123
　　　1．Mt 領域の Barrett 食道癌／ 123　　2．EGJ の Barrett 食道癌／ 125

ⓑ RFA の立場から ……………………………………… 郷田憲一，土橋　昭，田尻久雄　129
　Ⅰ．Barrett 長と dysplasia・腺癌の発生／ 129
　Ⅱ．本邦と欧米の dysplasia・表在癌に対する内視鏡治療のストラテジー／ 130
　　　1．内視鏡的切除術／ 130　　2．内視鏡的焼灼術／ 130
　Ⅲ．RFA の原理と手技／ 131
　Ⅳ．RFA の臨床応用と手技の設定／ 131
　Ⅴ．RFA の治療成績／ 132
　　　1．RFA 単独の治療成績／ 132　　2．ER+RFA の治療成績／ 133
　　　3．RFA 治療後の再発／ 133
　Ⅵ．RFA 術後の諸問題（合併症・QOL）／ 134

第12章 症例集

Case 1	LSBE に発生した 0-IIb：異時多発性の Barrett 食道癌 ………………… 小山恒男	138
Case 2	LSBE に発生した 0-IIb：存在・範囲診断が困難であった Barrett 食道癌 ……………………………………………………… 飯塚敏郎, 布袋屋修, 貝瀬　満	142
Case 3	LSBE に発生した 0-IIc：NBI で発見した 0-IIc ………………… 大前雅実	146
Case 4	LSBE に発生した 0-IIb+III：Barrett 食道腺癌の症例 ………………… 藤崎順子	150
Case 5	SSBE に発生した同時多発性の隆起型 Barrett 食道癌 ……… 古川龍太郎, 小山恒男	154
Case 6	SSBE に発生した 0-IIa：SM 微小浸潤を認めた Barrett 食道癌 ……………………………………………………………………… 岡原　聡, 高橋宏明	158
Case 7	SSBE に発生した 0-IIa+IIc：扁平上皮下進展を術前診断しえた Barrett 食道腺癌 ……………………………… 小野陽一郎, 八尾建史, 松井敏幸, 岩下明徳, 高木靖寛	162
Case 8	SSBE に発生した 0-IIc：逆流性食道炎の経過中に指摘された Barrett 食道癌 ……………………………………………………………………………… 岩谷勇吾	166
Case 9	SSBE に発生した 0-IIc+IIb：低分化型腺癌 ……………………… 郷田憲一	170
Case 10	SSBE に発生した 0-IIc：小腺癌 ……………………… 依光展和, 小山恒男	174
Case 11	ESD 後のサーベイランスで発見した Barrett 食道腺癌 ……………………………………………………… 小池智幸, 齊藤真弘, 阿部靖彦	178

コラム

Barrett 食道の拡大観察事始め……遠藤高夫／90
経鼻内視鏡の有用性……河合　隆／106
〈研究会紹介〉新潟バレット食道癌研究会……八木一芳／153
〈研究会紹介〉長野拡大内視鏡研究会……小山恒男／173

索　引……183

表紙・カバー写真

①	②	③
④		⑤

① 小山恒男（p.78）　② 依光展和, 他（p.174）　③ 小山恒男（p.80）
④ 小山恒男（p.75）　⑤ 小山恒男（p.139）

第1章 Barrett食道およびBarrett食道癌の疫学

〔天野祐二〕

はじめに

　本邦ではBarrett食道の大多数はshort segment Barrett's esophagus (SSBE) であり，long segment Barrett's esophagus (LSBE) はきわめてまれであるために，腺癌の発症はほとんど問題とならないと考えられてきた．しかしながら，近年，逆流性食道炎やgastro-esophageal reflux disease (GERD) 症状を有する患者は著増し[1]，その結果，Barrett食道やBarrett食道癌が徐々に増加しつつあるという懸念が生まれている[2]．食生活の変化および肥満の増加，*Helicobacter pylori* (*H. pylori*) 感染率の自然低下や除菌治療の普及など社会的背景の変遷により，日本人の胃酸分泌能に変化が認められるとなれば，今後のBarrett食道およびBarrett食道癌などGERD関連疾患の疫学的動向に注視する必要があることはいうまでもない．

　本稿では，欧米および本邦におけるBarrett食道およびBarrett食道癌の疫学の対比を中心に，現時点での見解をまとめてみた．

Ⅰ．Barrett食道の疫学

1．欧米および本邦における有病率の動向

　Barrett食道の疫学について，まず欧米の動向をまとめてみた．Colemanらは1998〜2001年と2002〜2005年の調査期間の比較で，Barrett食道の年間有病率は約1.6倍に増加していると報告した[3]．また，Corleyらの年次別にみた疫学調査でも図1に示すように，男女ともに増加を続けている．Barrett食道の有病率には，民族差および人種差があることが知られているが，図2にその増加率の違いを示す．非ヒスパニック系白人の増加率が著しく，ヒスパニック系民族がこれに続く．アジア系民族では黒人同様に決して高い有病率と増加率は示していないものの，徐々に増加傾向を示していることは注目すべきことである[4]．

　本邦のBarrett食道有病率の報告を表1にまとめた．Barrett食道の内視鏡診断基準や内視鏡医の診断一致率の影響のため，とくにSSBEの有病率においてかなりのばらつきを認めているが10.3〜43.0％という有病率は決して低くないと考えられる[5]．一方，LSBEに関してはばらつきが少なく，全体を集計すると約0.35％の有病率となる．欧米において

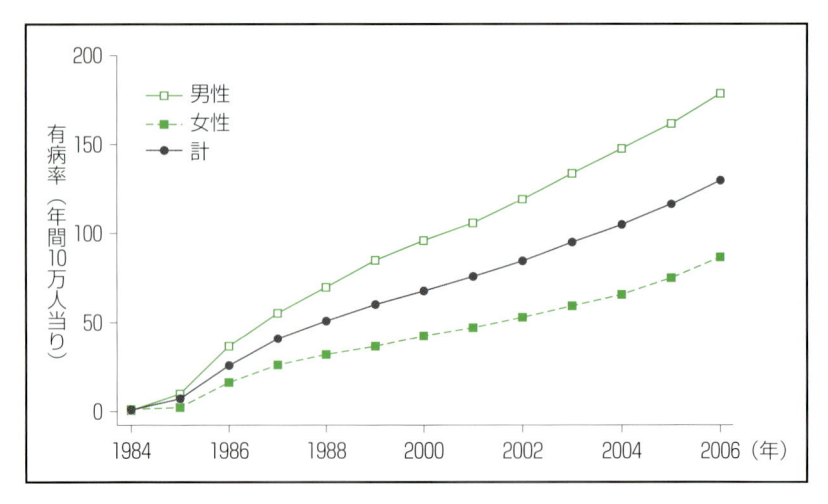

図1 Barrett食道の男女別有病率の推移
〔文献4）を改変して引用〕

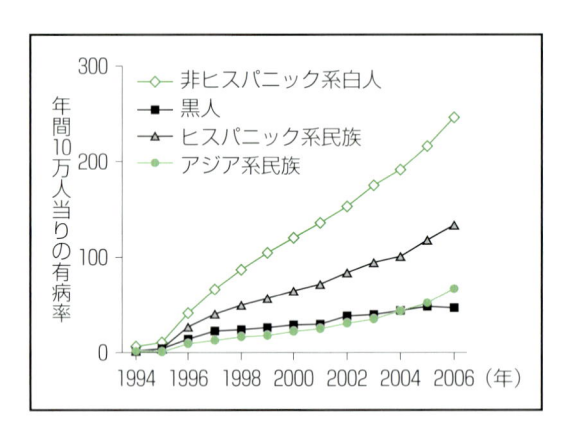

図2 Barrett食道有病率の推移における人種・民族差
〔文献4）を改変して引用〕

表1 本邦におけるBarrett食道有病率

	調査期間	調査症例数	有病率
Azuma, et al.	1996～1998	650	LSBE 0.6%, SSBE 15.1%
Fujiwara, et al.	2001～2003	548	LSBE 0.2%, SSBE 12.0%
Kawano, et al.	2003	2,577	LSBE 0.2%, SSBE 20.8%
Yamagishi, et al.	2003	6,504	LSBE 0.5%, SSBE 10.3%
Amano, et al.	2003～2004	1,699	LSBE 0.2%, SSBE 37.7%
Akiyama, et al.	2005～2007	870	―, SSBE 43.0%
Okita, et al.	2005～2007	5,338	LSBE 0.3%, SSBE 37.4%

〔文献5）を改変して引用〕

は，LSBE の有病率は全人口の 2～7％，逆流症状を有する症例では 8～12％，また，SSBE の頻度は 7～12％と報告されている．このように，LSBE と SSBE の有病率が欧米と本邦で著しく乖離しているのが特徴である．ただ，SSBE に関しては本邦と欧米の内視鏡診断基準の違いもあって，同一の環境下で比較できるものとなっていない．

2．本邦における LSBE と SSBE との違い
1) SSBE の自然史

　LSBE とは全周性の部分が 3 cm 以上の Barrett 粘膜をもつ食道と定義されており，非全周性にいくら長くても SSBE と定義されている．以前，Barrett 食道は舌状から全周性に成長していくと報告され，SSBE は LSBE の前段階であると考えられていたが，Cameron ら[6]が年代別 Barrett 食道有病率と長さの検討から，発生時にその長さが決定し，以後は長さの変化はないと報告した後，欧米ではこちらの説が主流を占めているようである．以下に，本邦の SSBE の自然史についての報告をまとめる．

　Asayama らは SSBE 症例が最大長 3 cm 以上になる 5 年累積確率は 18.4％であり，その因子は逆流性食道炎，食道裂孔ヘルニアなどであったと報告した[7]．Okita らは Cameron らと同様の手法で検討したところ，70 歳以上の高齢者層で有意に高頻度，かつ長いという結果を得て，SSBE は徐々に伸長することを示唆し，そのリスク因子として逆流症状，食道裂孔ヘルニアのあること，プロトンポンプ阻害薬（proton pump inhibitor；PPI）を投与していないことを挙げた[8]．Manabe らの報告では，平均 5.7 年の経過観察期間で 29 例（5.8％）に Barrett 食道の伸長を認め，その 5 年累積伸長率は 16.8％であり，とくに初診時の Barrett 食道の長さが 1 cm 以上であることが有意な因子であったが，胃粘膜萎縮のないこと，逆流性食道炎の存在もリスク因子として挙げている[9]．これらの事実より，炎症の強い SSBE は徐々に伸長し，将来，発癌ポテンシャルを増す可能性があるため，注意深いマネージメントと経過観察が必要であることを示唆している．

2) 発癌ポテンシャル

　LSBE と SSBE の発癌ポテンシャルに差があることはよく知られている．年率発癌率をみると LSBE で 0.33～0.56％，SSBE で 0.19％であり，LSBE のほうで 2 倍以上発癌リスクが高い[10),11]．また，Barrett 食道長が 1 cm 伸びるごとに発癌リスクがオッズ比 1.11 ずつ上がるともいわれている．一方で，SSBE でも発癌率は決して低くないという報告もあり，単純に Barrett 上皮の占める面積の違いのために LSBE と SSBE の発癌率が異なるという見方もある．

3) 背景因子および臨床的特徴

　表 2 に，LSBE と SSBE 症例の背景因子および臨床的特徴の比較を示す．有病率には LSBE 0.38％，SSBE 37.4％と大きな差を認める．LSBE 症例は高齢者，男性に多く，逆流性食道炎が高頻度で，かつ高度の症例が多い．また，GERD 症状を有する症例も当然多く，高齢のわりに胃粘膜萎縮が少ないことが特徴であった．本邦の LSBE の発症として特異的な機序を示唆する因子に脊柱後弯症の存在があり，脊柱変形による食道の酸クリアランス障害が LSBE の一つの原因と考えられている[12]．LSBE で注意すべきは担癌率の高さである．本統計は少数の LSBE 症例の検討であるうえに，基幹病院であるがゆえの紹介などによる症例の集積の影響も大きいと考えるが，他施設の報告においても，LSBE の担癌率が 10％を超える報告があるため，本邦の LSBE 症例も欧米同様に発癌ポテンシャ

表2 本邦におけるLSBEとSSBEの比較

	LSBE (n=26)	SSBE (n=2,527)	Non-BE (n=4,204)
有病率	0.38%	37.3%	—
年齢（平均）	77.5歳*	66.0歳	64.4歳
男女比（男性%）	65.3%*	58.0%	54.1%
胸やけ症状	39.1%*	25.8%	11.9%
PPI投与	47.8%*	23.0%	—
食道裂孔ヘルニア	78.3%	65.4%	53.6%
胃粘膜萎縮（O-type）	4.8%*	52.7%	76.7%
軽症型逆流性食道炎（A, B）	39.1%*	17.8%	7.9%
重症型逆流性食道炎（C, D）	17.4%*	1.3%	1.6%
Kyphosis	50.0%*	10.1%	6.0%
Barrett潰瘍	15.0%*	0.12%	—
初診時のBarrett腺癌担癌率	12.5%*	0.90%	—

*: $p<0.05$（vs. SSBE） 〔文献12）を改変して引用〕

ルが高い可能性があるので，とくに初診時には丁寧な内視鏡検査が必要不可欠であると考えている．このように，本邦のSSBEおよびLSBEの病態を考えると，そもそも両者はその発生病理や病態が異質のものである可能性がある．

3．Barrett食道発症のリスク因子
1）年齢および性

欧米では，Barrett食道は男性に多い傾向があるが，発症の平均年齢が男性20歳代，女性40歳代と差があるため，エストロゲンを代表とする性ホルモンの関与が示唆されている．本邦のBarrett食道も欧米同様に男性がリスク因子に挙がっている[9,13,14]．また，高齢であることもBarrett食道のリスク因子となっている[9,14,15]．

2）肥 満

肥満とBarrett食道発生の関連はよく知られているが，とくに腹囲の増大と内臓脂肪の蓄積[16]が重要な因子と考えられている．肥満により腹圧上昇が高頻度および高度に胃酸逆流を増加させることがその大きな原因といわれている．一方で，内臓脂肪の増加によりleptin増加とadiponectin低下が誘発されるが，これらが直接食道胃接合部に炎症を惹起・増強するとともに，胃のG細胞を介しての胃酸分泌を亢進させることも原因の一つである．

本邦における肥満とBarrett食道の関連をみると，肥満の程度が欧米ほどでないこともあり，いわゆるBMIとの関係は明確でない報告が多かったが[14,15]，1 cm以上のBarrett食道に限るとBMIや腹囲と相関する可能性が報告されている[17,18]．近年，本邦の肥満は女性では若干の減少傾向にあるものの，男性においては依然増加の一途を辿っており，今後は本邦でも，とくに男性において肥満がBarrett食道発生に強く関与する可能性を示している．

3）喫煙および飲酒

近年欧米では，飲酒は Barrett 食道発生にあまり関与しないといわれるようになっており，むしろ適量の飲酒はリスクを下げるとの報告もある．一方，喫煙に関しては Barrett 食道発生に因果関係を認める．本邦の報告でも，Barrett 食道と関連する因子として飲酒は因果関係が証明されないが[14),19)]，喫煙はリスク因子として証明されている[19)]．また，喫煙は Barrett 食道癌発生のリスク因子でもあるため，Barrett 食道症例患者は禁煙することが望ましいのはいうまでもない．

4）*H. pylori* 感染

H. pylori 感染は Barrett 食道発生と逆相関するといわれている．*H. pylori* 感染があると，LSBE および SSBE の発生は，それぞれオッズ比 0.40 と 0.61 と報告されている[20)]．頻回の GERD 症状を有する症例における Barrett 食道発症リスクは約 80％ といわれているが，このうち *H. pylori* 非感染であるとリスクが約 4 倍になっている．本邦の Barrett 食道のリスク因子の検討では，*H. pylori* 非感染は LSBE のリスク因子であるものの[12)]，SSBE ではリスク因子でない報告が多い[5),19),21)]．しかしながら，Barrett 食道長別に検討してみると，1.0 cm 以上の Barrett 食道では有意に *H. pylori* 菌感染率が低い状況にあるため，*H. pylori* 感染が発癌に逆相関する可能性を残している（図3）．

近年，*H. pylori* 除菌が盛んに行われているが，除菌後の逆流性食道炎発生は高頻度である，あるいは長期的に逆流性食道炎が持続しているという報告もあるので，除菌の Barrett 食道に対する影響が危惧される．とくに除菌後に逆流性食道炎や GERD 症状を起こした症例では，以後長いスパンで注視しておく必要があると思われる．

5）逆流性食道炎，GERD 症状

欧米同様本邦でも逆流性食道炎や GERD 症状は Barrett 食道発症に強い相関を示しており[9),14),19)]，これらの症例では前述のごとく Barrett 食道が伸長することも報告されている[8),9),13),19)]．

逆流性食道炎および GERD 症状を有することは Barrett 食道発癌の強いリスク因子でもあるので，これらの所見を有する Barrett 食道症例には積極的な PPI 投与を行うことに

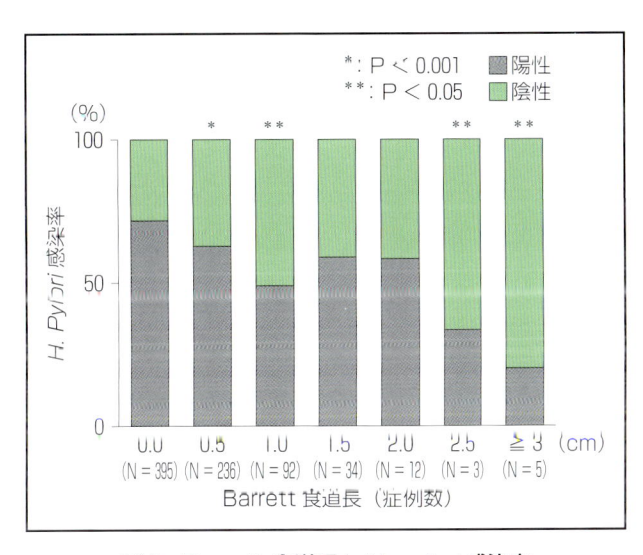

図3 Barrett 食道長と *H. pylori* 感染率

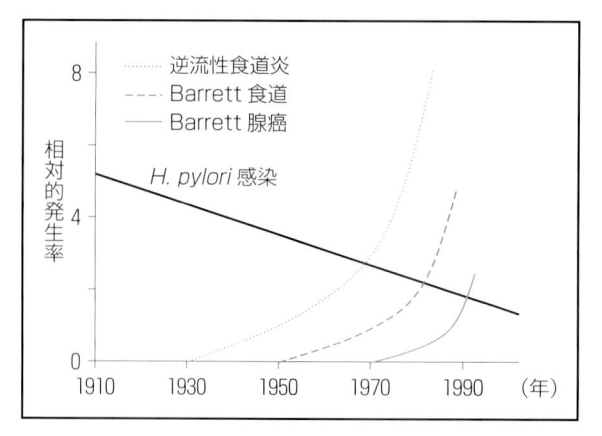

図4 GERD関連疾患発生率と *H. pylori* 感染率の年次推移
〔文献21)を改変して引用〕

より逆流性食道炎やGERD症状をコントロールし，Barrett食道退縮や発癌抑制に導く必要がある．20年のスパンで逆流性食道炎，Barrett食道，Barrett食道癌が順次増加してくる欧米の仮説モデルがある（**図4**）[22]．欧米では，1950年代から逆流性食道炎が増加し始め，次いでBarrett食道，1990年代からBarrett食道癌の急増に結びついている．これを本邦に当てはめると，およそ1980年代から逆流性食道炎およびGERD患者が急増している[1]ので，約30年遅れでこの流れが起こるとすると，およそ今頃からBarrett食道増加が始まり，その後Barrett食道癌増加に繋がることになる．

6）食事

食餌性の影響としては，やはり食肉を中心とする脂肪，とくに飽和脂肪酸の摂取がBarrett食道の発症と関連する．もちろん，高脂肪食摂取により胃酸分泌亢進を促すというのも一因であるが，摂取脂肪中の糖化最終産物であるNε-(carboxymethyl)lysineが深く関与しているといわれている．

野菜，果物の摂取とBarrett食道の関連性も以前より議論されてきた．レタスなどの野菜類には高濃度の硝酸塩が含まれているが，これを摂取すると吸収後に唾液腺に蓄積される．食事摂取時に唾液腺から再分泌された硝酸塩は胃液中のアスコルビン酸の作用により細胞障害性をもつ一酸化窒素（NO）を発生させる．GERD患者ではまさにNOが発生する部位が食道下端であり，これがBarrett食道形成を促すと報告されている[23]．しかしながら，疫学調査の結果では，硝酸塩の摂取とBarrett食道のリスクについて男女で異なる結果が出ていることもあり，野菜摂取や果物とBarrett食道癌の関連は未だ不透明である．

7）大腸腫瘍

近年のメタ解析によりBarrett食道と大腸腫瘍との関連性が証明された[24]．Barrett食道症例では，大腸腺腫や大腸癌の合併が有意に多い．本邦でも食道の後ろ向き検討ではあるが，Barrett食道には大腸癌を含む大腸腫瘍が多いことが報告されており，両者の関連性が示唆されている[2]．一方，大腸癌症例ではBarrett食道癌の発癌リスクが4倍となる．しかしながら，Barrett食道と大腸腫瘍の関連については詳しく解明されているわけではない．

大腸発癌ではcyclooxygenase-2が誘導されることによるadenoma-carcinoma sequence なる発癌メカニズムが報告されているが，Barrett 食道でも同様に esophagitis-metaplasia-dysplasia-carcinoma sequence が証明されており，大腸癌同様に NSAIDs（non-steroidal anti-inflammatory drugs）や aspirin の投与が発癌抑制をもたらすなどの共通点から，両疾患の関連性に関する今後の詳細な解明に興味がもたれる．

II．Barrett 食道癌の疫学

近年，欧米においてもっとも増加率が高い癌は Barrett 食道癌であり，2000 年までの 25 年間で約 6 倍の有病率になっている（**図 5**）[25]．とくに米国では Barrett 食道癌の急増により，1995 年以降の食道癌における扁平上皮癌と腺癌の頻度が逆転しており，現在では約 6 割を腺癌が占めている（**図 6**）[26]．Barrett 食道からの腺癌発生率は，近年のメタ解析では LSBE で年率 0.33〜0.56％，SSBE で年率 0.19％ となっている[10),11)]．その結果，ここ 30 年間の累積死亡率の検討結果により，Barrett 食道の症例は一般人口の 25 倍の死亡リスクがあるとされ，欧米における Barrett 食道および Barrett 食道癌を取り巻く医療環

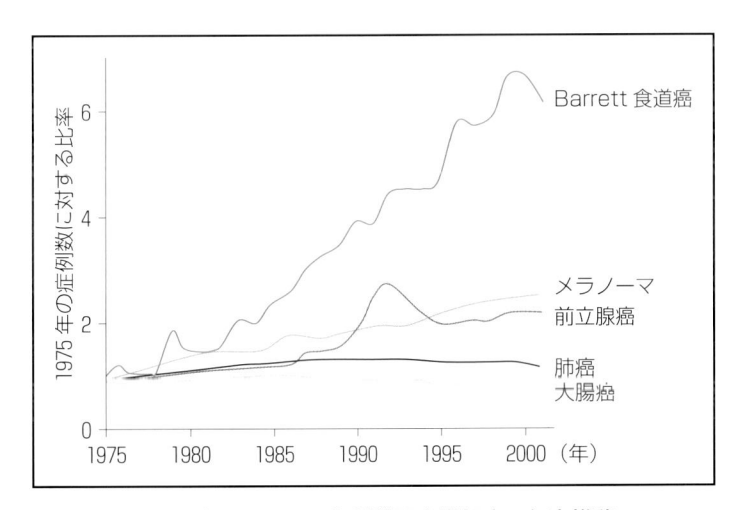

図 5 米国における各種臓器癌増加率の年次推移
〔文献 24）を改変して引用〕

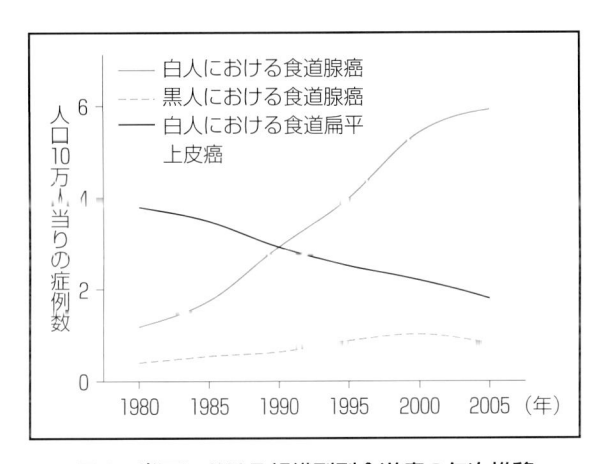

図 6 米国における組織型別食道癌の年次推移
〔文献 25）を改変して引用〕

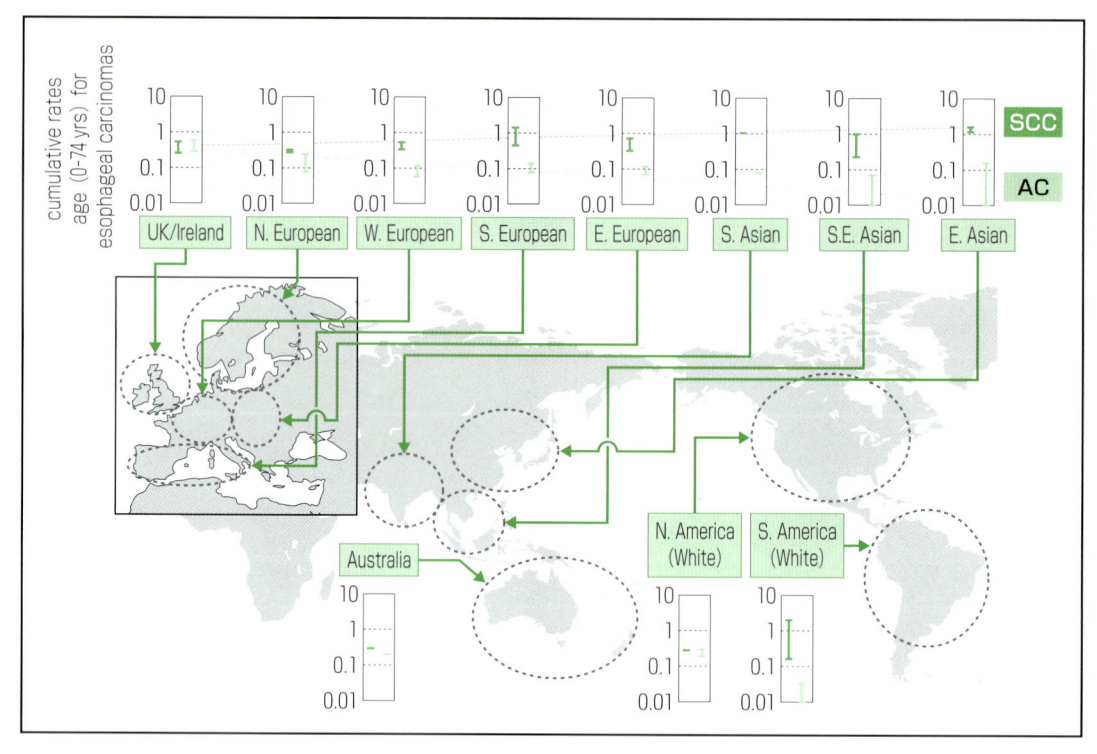

図7 食道癌組織型別有病率の民族および地域差
SCC：扁平上皮癌，AC：腺癌
〔文献27）を改変して引用〕

境は厳しいものといえる．

　もし本邦においてもSSBEからの年率発癌率が0.19％もあるとなれば，大変な事態となるわけであるが，Barrett食道癌の発生率には，人種差および民族差があるのが明らかとなっている[27]．北米，英国やアイルランドでは，食道腺癌と扁平上皮癌の比率がほぼ1：1であるが，北ヨーロッパ，南ヨーロッパ，そして西アジアに向かうに従い腺癌の比率が徐々に低下していき，ついに東アジア諸国ではほぼ1：9の割合まで低下している（**図7**）．前述の図6において，同じ環境であっても白人と黒人とでは，著しい相違を示しているので，その原因は社会背景ではなく人種差が主要因と考えられ，その原因を酸分泌能の人種差に求めることが多いが，未だ真の原因は不明である．本邦においては，人種差を考えれば憂いを感じなくてよいことかもしれないが，GERDの急増は懸念すべきことであり，将来Barrett食道癌が増える不安は払拭されない．今日の欧米におけるBarrett食道癌を取り巻く現況をみると，本邦における増加は予防することが望ましく，そのために疫学データ集積を急ぐべきと考える．

おわりに

　本邦におけるBarrett食道癌の疫学についての詳細は他稿にゆずるが，日本胸部外科学会のannual reportをまとめてみると，Barrett食道腺癌は漸増しており，食道扁平上皮癌に対する腺癌の比率も2011年には約100：6にまで上昇してきた[2]．欧米のような臨床

環境からは未だほど遠いが，現状で微増を続けていることは，内視鏡医としては日常診療において注視すべきことと考える．

文　献

1) Fujiwara Y, Arakawa T：Epidemiology and clinical characteristics of GERD in the Japanese population. J Gastroenterol　2009；44：518-534
2) 天野祐二, 安積貴年, 坪井　優, 他：本邦における Barrett 食道癌の疫学―現況と展望. 日消病会誌　2015；112：219-231
3) Coleman HG, Bhat S, Murray LJ, et al：Increasing incidence of Barrett's oesophagus：a population-based study. Eur J Epidemiol　2011；26：739-745
4) Corley DA, Kubo A, Levin TR, et al：Race, ethnicity, sex and temporal differences in Barrett's oesophagus diagnosis：a large community-based study, 1994-2006. Gut　2009；58：182-188
5) Amano Y, Kinoshita Y：Barrett esophagus：perspectives on its diagnosis and management in Asian populations. Gastroenterol Hepatol（NY）　2008；4：45-53
6) Cameron AJ, Lomboy CT：Barrett's esophagus：age, prevalence, and extent of columnar epithelium. Gastroenterology　1992；103：1241-1245
7) Asayama M, Shibata M, Kondo Y, et al：Retrospective cohort study of chronological change of short-segment Barrett's esophagus. Dig Endosc　2005；17：28-31
8) Okita K, Amano Y, Takahashi Y, et al：Barrett's esophagus in Japanese patients：its prevalence, form and elongation. J Gastroenterol　2008；43：928-934
9) Manabe N, Haruma K, Imamura H, et al：Does short-segment columnar-lined esophagus elongate during a mean follow up period of 5.7 years? Dig Endosc　2011；23：166-172
10) Sikkema M, de Jonge PJ, Steyerberg EW, et al：Risk of esophageal adenocarcinoma and mortality in patients with Barrett's esophagus：a systematic review and meta-analysis. Clin. Gastroenterol Hepatol　2010；8：235-244
11) Desai TK, Krishnan K, Samala N, et al：The incidence of oesophageal adenocarcinoma in non-dysplastic Barrett's oesophagus：a meta-analysis. Gut　2012；61：970-976
12) Uno G, Amano Y, Yuki T, et al：Relationship between kyphosis and Barrett's esophagus in Japanese patients. Int Med　2011；50：2725-2730
13) Asayama M, Shibata M, Kondo Y, et al：Retrospective cohort study of chronological change of short-segment Barrett's esophagus. Dig Endosc　2005；17：28-31
14) Amano Y, Kushiyama Y, Yuki T, et al：Prevalence of and risk factors for Barrett's esophagus with intestinal predominant mucin phenotype. Scand J Gastroenterol　2006；41：873-879
15) Akiyama T, Inamori M, Akimoto K, et al：Gender differences in the age-stratified prevalence of erosive esophagitis and Barrett's epithelium in Japan. Hepatogastroenterology　2009；56：144-148
16) Akiyama T, Yoneda M, Inamori M, et al：Visceral obesity and the risk of Barrett's esophagus in Japanese patients with non-alcoholic fatty liver disease. BMC Gastroenterol　2009；9：56
17) Shinkai H, Iijima K, Koike T, et al：Association between the body mass index and the risk of Barrett's esophagus in Japan. Digestion　2014；90：1-9
18) Watari J, Hori K, Toyoshima F, et al：Association between obesity and Barrett's esophagus in a Japanese population：a hospital-based, cross-sectional study. BMC Gastroenterol　2013；13：143
19) Akiyama T, Inamori M, Akimoto K, et al：Risk factors for the progression of endoscopic Barrett's epithelium in Japan：a multivariate analysis based on the Prague C&M criteria. Dig Dis Sci　2009；54：1702-1707
20) Fischbach LA, Nordenstedt H, Kramer JR, et al：The association between Barrett's esophagus and *Helicobacter pylori* infection：a meta-analysis. Helicobacter　2012；17：163-175

21) Matsuzaki J, Suzuki H, Asakura K, et al : Gallstones increase the prevalence of Barrett's esophagus. J Gastroenterol 2010 ; 45 : 171-178
22) Blaser MJ : Hypothesis : The changing relationships of *Helicobacter pylori* and humans : Implications for health and disease. J Infect Dis 1999 ; 179 : 1523-1530
23) Endo H, Iijima K, Asanuma K, et al : Exogenous luminal nitric oxide exposure accelerates columnar transformation of rat esophagus. Int J Cancer 2010 ; 127 : 2009-2019
24) Andrici J, Tio M, Cox MR, et al : Meta-analysis : Barrett's oesophagus and the risk of colonic tumours. Aliment Pharmacol Ther 2013 ; 37 : 401-410
25) Pohl H, Welch HG : The role of overdiagnosis and reclassification in the marked increase of esophageal adenocarcinoma incidence. Natl. Cancer Inst. 2005 ; 95 : 142-614
26) Lagergren J, Lagergren P : Recent developments in esophageal adenocarcinoma. CA Cancer J Clin 2013 ; 63 : 232-248
27) Hongo M, Nagasaki Y, Shoji, T : Epidemiology of esophageal cancer : Orient to Occident. Effects of chronology, geography and ethnicity. J Gastroenterol Hepatol 2009 ; 24 : 729-735

第2章 本邦における Barrett 食道癌の現状

〔西　隆之, 幕内博康, 小澤壯治〕

はじめに

　本邦のBarrett食道癌の特徴は欧米では進行癌が多いのに対し、表在癌が74％と約3/4を占めていることである．（図1）．Barrett食道表在癌に対する治療方法は、近年長足の進歩を遂げている内視鏡的切除術（endoscopic submucosal dissection；ESD, endoscopic mucosal resection；EMR）から開胸開腹胸部食道全摘3領域リンパ節郭清を含む各種手術療法まで多彩な治療法が行われている．その理由として、第一にBarrett食道表在癌にはリンパ節転移のない、きわめて早期の分化型腺癌から、頸胸腹3領域にまで広範な転移をきたす未分化型の進行癌まで存在すること、第二に本邦でのBarrett食道癌は、欧米に比べると症例数が少なく、リンパ節転移の深達度別頻度や治療成績・予後など不明の点が多く治療方針が確立されていないことが挙げられる．

　Barrett食道癌、とくに深達度T1bまでの表在癌を中心に発生頻度、リンパ節転移、治療成績と予後について検討し、本邦の現状を解説する．

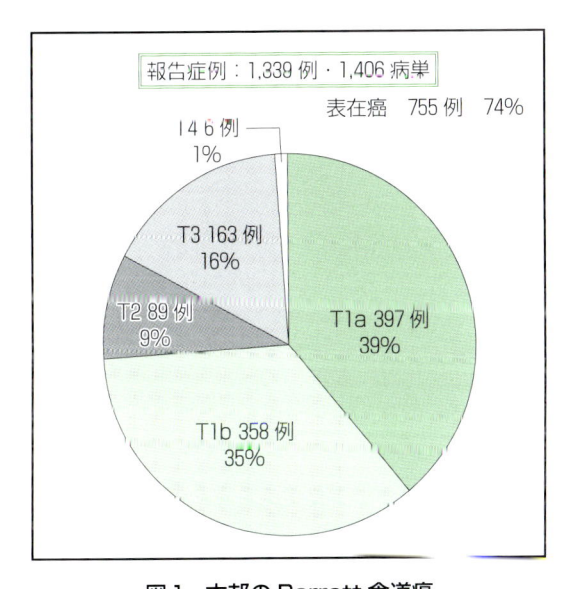

図1　本邦のBarrett食道癌
（1973-2013　医学中央雑誌．含東海大60例）

Ⅰ. Barrett 食道癌の発生頻度

1. 食道腺癌の頻度

　Barrett 食道癌は，欧米では扁平上皮癌よりも多く食道癌全体の約 60％を占めている．一方，本邦では Barrett 食道癌の発生母地となる Barrett 上皮，とくに長さ 3 cm 以上で全周性の Barrett 食道はまれであり，Barrett 食道癌症例も少ない．しかし，近年 Barrett 食道癌の報告例が増加しており，日本食道学会の最新の食道癌登録によると，2004 年時点での食道悪性腫瘍全体に占める腺癌の頻度は 4.0％であった（**図 2**）[1]．これは，1988 年の 1.4％に比べ 2 倍以上に増えている．食道腺癌の発生母地として，食道腺や異所性胃粘膜の可能性もあるが，それらはきわめてまれであり，大部分は Barrett 粘膜から発生してきた Barrett 腺癌と思われる．

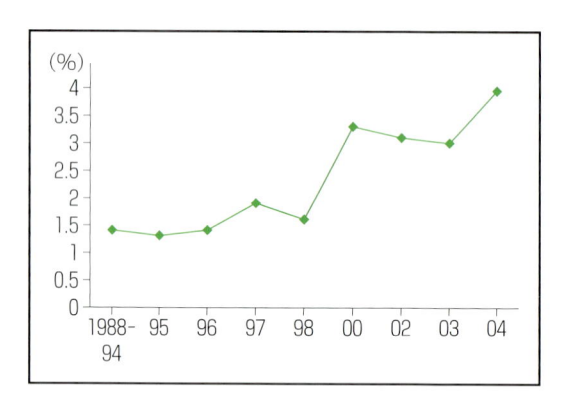

図 2　食道癌全国登録からみた腺癌の頻度
〔Comprehensive Registry of Esophageal Cancer in Japan, 1988〜2004 より作成〕

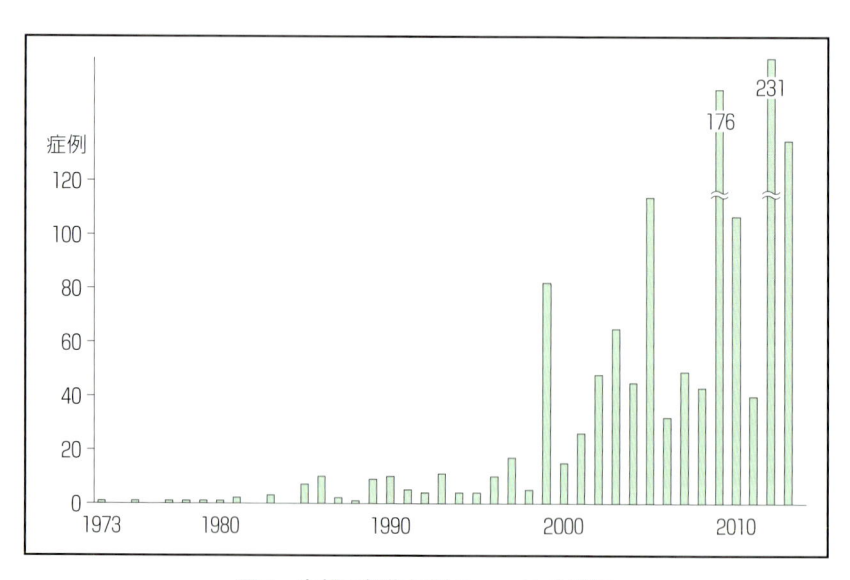

図 3　本邦の報告年別 Barrett 食道癌
（1973-2013　医学中央雑誌．含東海大 60 例）

2．Barrett食道癌の年代別推移

本邦で最初にBarrett食道癌を報告したのは，1973年の中村らであり[2]，以後2013年までに本学の60例を含め，1,339例が報告されていた（図1）．これらを報告年別に集計してみた（図3）．報告年と発生年は必ずしも一致はせず，あくまで参考とすべきではあるが，1980年代までは大変少なく，報告のない年もあったが，1990年代の後半からは急増している．きわめて報告数の多い年は，学会や医学雑誌でBarrett食道癌がテーマとなったことが影響していることもあると思われるが，本邦のBarrett食道癌が増加していることは確かなようである．

II．Barrett食道癌のリンパ節転移

1．Barrett食道表在癌に対する治療

Barrett食道表在癌に対する治療法には，内視鏡治療と手術治療があるが，それらの適応は明確にされていないのが現状である．食道扁平上皮癌に対する内視鏡治療に関しては，1990年代から門馬らのダブルチャンネル法，幕内らのEEMRチューブ法，井上らのキャップ法，小山らのHookナイフ法，など本邦発信の優れた治療手技が開発された．

その一方で，手術治療においては，2領域と比較して3領域リンパ節郭清の有効性が証明され，標準術式として確立し，食道癌の治療成績は飛躍的に向上した．食道扁平上皮癌の内視鏡治療と外科治療の適応に関しては，多数例の表在癌のリンパ節転移状況の解析をふまえて決定された経緯があり，さらにその後の症例の蓄積により，内視鏡治療の適応拡大に至ったのは記憶に新しいところである．Barrett食道癌の治療方針の決定においても食道扁平上皮癌と同様に詳細な臨床病理学的検討が必要である．

2．Barrett食道表在癌の病理学的検討

前述のように，本邦のBarrett食道癌報告は本学の60例を加えて1,339例で，そのうち表在癌はT1aが397例，T1bが358例，合わせて755例であった．これらのうち深達度亜分類が明記されている症例を対象として，深達度別にリンパ節転移，リンパ管侵襲，静脈侵襲，腺癌の組織型につき検討した．

T1a-SMM（superficial muscularis mucosa）癌のN，ly，vはいずれも陰性で，T1a-LPM癌になるとlyのみわずかに陽性であったが，N，vは陰性であった．T1a-DMM（deep muscularis mucosa）癌のリンパ節転移は6.1％，ly，v陽性は10％前後に認めた．

T1b-SM1癌ではリンパ節転移が7.9％，ly陽性が32.5％，v陽性が10.0％であった．さらにSM2，3へと深達度が進むにつれてN，ly，v陽性の頻度が上昇しており，T1b-SM3癌のリンパ節転移率は31.3％，ly陽性率は71.0％と高率であった（表1）．

深達度別に病理組織型を検討した．SMM・LPMまでは全例が高分化または中分化型であったが，DMMでは1％に未分化型が出現していた．未分化型の頻度はSM1癌で18％，SM2癌には9％，SM3癌は17％であった（表2）．

3．Barrett食道表在癌のリンパ節転移部位

LSBE（long segment Barrett esophagus）の少ない本邦では，大部分のBarrett食道癌が胸部下部食道（Lt）または腹部食道（Ae）に存在する．Lt・Aeのリンパ流は原則的

表1 表在癌のリンパ節転移と脈管侵襲

深達度		症例数	N（+）	ly（+）	v（+）
T1a	SMM	37	0%	0%	0%
	LPM	37	0%	6.7%	0%
	DMM	122	6.1%	13.3%	8.6%
T1b	SM1	61	7.9%	32.5%	10.0%
	SM2	68	22.6%	43.9%	24.4%
	SM3	84	31.3%	71.0%	46.6%

（1973-2013　医学中央雑誌．含東海大 60 例）

表2 表在癌の深達度と組織型

深達度		症例数	分化型				未分化型		
			tub1	tub2	pap	合計	por	sig	合計
T1a	SMM	33	31	2	0	33 (100%)	0	0	0 (0%)
	LPM	31	25	6	0	31 (100%)	0	0	0 (0%)
	DMM	99	83	14	1	98 (99%)	1	0	1 (1%)
T1b	SM1	45	29	8	0	37 (82%)	7	1	8 (18%)
	SM2	57	36	14	2	52 (91%)	5	0	5 (9%)
	SM3	65	29	23	2	54 (83%)	9	2	11 (17%)

（1973-2013　医学中央雑誌．含東海大 60 例）

に腹腔側に向かう頻度が高いため，リンパ節転移は下縦隔・腹部リンパ節に多い．

　Barrett 粘膜の長さが 3 cm 未満の SSBE（short segment Barrett esophagus）に発生した表在癌は No.1, 2, 3, 7, 9, に転移しやすく，LSBE または Lt の下 1/2 に存在する表在癌では No.1, 2, 3, 7, 9, に加え No.110 に転移してくるものがある．一方，癌の占居部位が胸部中部食道（Mt）あるいは Lt の上 1/2 にある症例では，扁平上皮癌と同様に上縦隔や頸部リンパ節など広く頸・胸・腹 3 領域にリンパ節転移をきたすものもある．

　本学で経験した 45 例の Barrett 食道表在癌のうち，リンパ節転移を認めたものは T1b-SM3 癌の 5 例であった．その転移部位はいずれも腹部・下縦隔で，縦隔リンパ節再発は認めなかった（図4）．

Ⅲ．Barrett 食道表在癌の治療成績

1．本学の Barrett 食道表在癌の治療成績

　T1a 癌は 17 例で，内視鏡治療 9 例，手術治療 8 例であった．T1b は 28 例で，内視鏡

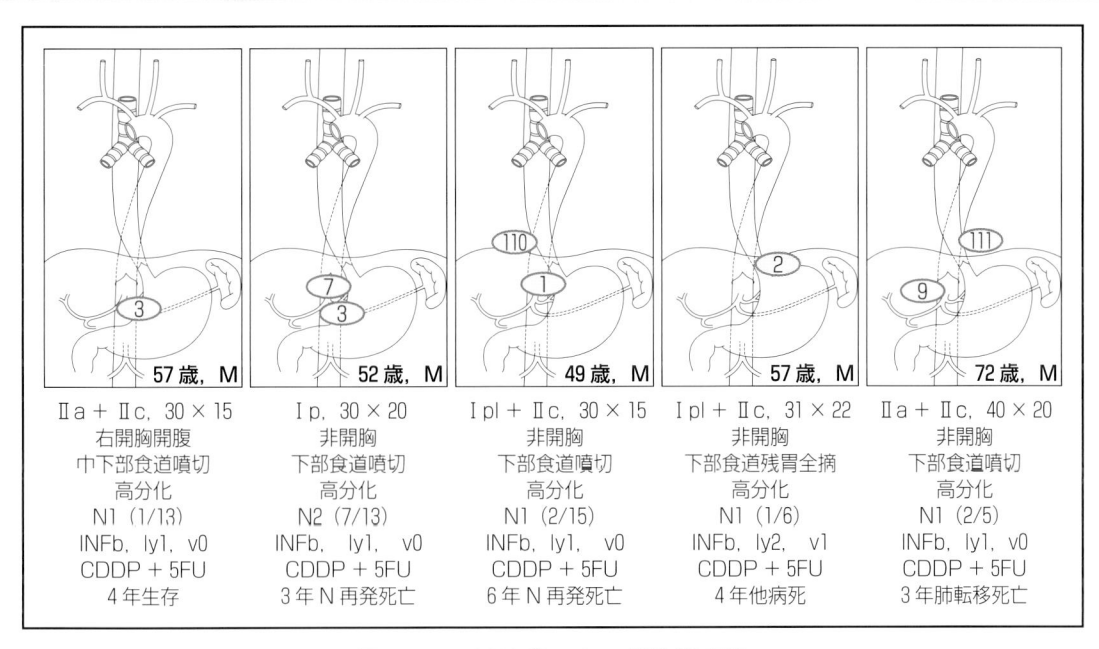

57歳, M	52歳, M	49歳, M	57歳, M	72歳, M
IIa + IIc, 30 × 15	Ip, 30 × 20	Ipl + IIc, 30 × 15	Ipl + IIc, 31 × 22	IIa + IIc, 40 × 20
右開胸開腹	非開胸	非開胸	非開胸	非開胸
中下部食道噴切	下部食道噴切	下部食道噴切	下部食道残胃全摘	下部食道噴切
高分化	高分化	高分化	高分化	高分化
N1 (1/13)	N2 (7/13)	N1 (2/15)	N1 (1/6)	N1 (2/5)
INFb, ly1, v0	INFb, ly1, v0	INFb, ly1, v0	INFb, ly2, v1	INFb, ly1, v0
CDDP + 5FU	CDDP + 5FU	CDDP + 5FU	CDDP + 5FU	CDDP + 5FU
4年生存	3年N再発死亡	6年N再発死亡	4年他病死	3年肺転移死亡

図4　T1b-SM3癌のリンパ節転移症例

治療1例，手術治療27例であった．観察期間は1〜16年9カ月，予後は平均6年9カ月であった．T1a癌17例では，EMRの1年後に肺癌で死亡した1例を除き全例が再発なく生存していた．

T1b癌28例のうち1例に内視鏡治療が行われ，深達度SM2（380μm），ly（−），v（−）で追加治療は行わず経過観察し，3年3カ月無再発生存中である．手術を施行した27例中3例が原病死しており，その生存期間は3年2カ月から6年9カ月であった．3例の再発形式は，腹部リンパ節転移が2例，肺転移が1例で，縦隔リンパ節転移はなかった．いずれの症例も腫瘍径は3cm以上で手術時にリンパ節転移を2個以上伴っており，深達度はSM3であった．

2．本邦のBarrett食道癌の治療成績

本邦報告Barrett食道表在癌755例のうち予後の記載の明らかな223例を対象として，検討した．

T1a癌は104例で，内視鏡治療45例，手術治療59例であった．内視鏡治療45例の予後は生存39例，死亡6例であり，死亡例6例のうち原病死は3例であった．手術治療59例の予後は生存51例，死亡8例であった．死亡8例のうち原病死は1例であった．

T1b癌は119例で，内視鏡治療8例，手術治療111例であった．内視鏡治療8例の観察期間は8〜60カ月であり，全例が生存していた．手術治療111例の予後は生存88例で，その観察期間は1〜128カ月であった．死亡23例のうち原病死は10例であった．手術関連死亡を3例に認めた．

3．Barrett食道表在癌の分化度・リンパ節転移と治療成績・予後の関連

T1a癌まではほとんどが高分化型腺癌で，リンパ節転移もきわめて少ないが，T1b癌になると腫瘍は多分化能を獲得し，その成長に伴って低分化や未分化型腺癌を混じてく

る．胃癌では，低分化・未分化といった組織型が出現すると，リンパ節転移頻度が高まることが知られており[3]，同じ腺癌である Barrett 食道癌も同様の生物学的特性を有していると考えられる．表在癌といえども SM2・3 など深達度の深いもの，ly，v，N が陽性のもの，分化度の低いもの（とくに腫瘍全体では分化型であっても先進部が低分化のもの）は進行癌と同様にリンパ節転移をきたしやすく，予後は不良のものもある．

おわりに

　Barrett 食道癌，とくに深達度 T1b までの表在癌を中心に発生頻度，リンパ節転移，治療成績と予後について，本邦の現状を解説した．増加しつつある本邦の Barrett 食道癌ではあるが各施設での経験症例数は限られており，とくに内視鏡か手術かの治療選択が必要な表在癌については，多施設で症例をもち寄っての共同研究が重要である．

文　献

1) Ozawa S, Tachimori Y, Baba H, et al : Comprehensive Registry of Esophageal Cancer in Japan, 2004. Esophagus　2012 ; 9 : 89
2) 中村卓次，遠山　博，長町幸雄：Barrett 食道より発生した腺癌．外科　1973 ; 35 : 1197-1204
3) 江頭由太郎，芥川　寛，梅垣英次，他：組織混在型早期胃癌の病理学的特徴．胃と腸　2013 ; 48 : 1553-1565

参考文献

1) 西　隆之，幕内博康，小澤壯治，他：バレット食道癌の早期発見のための臨床病理．消化器内科　2010 ; 51 : 586-592

第3章 Barrett食道癌の発生機序と危険因子

〔眞部紀明, 畠 二郎, 春間 賢〕

はじめに

　近年の *Helicobacter pylori*（*H. pylori*）感染率の減少，食生活の欧米化などに伴い，本邦における消化管疾患の疾患構造に変化が生じていることが報告されている[1]．近年，とくに有病率が増加している疾患の一つとして胃食道逆流症（gastroesophageal reflux disease；GERD）が挙げられるが，その合併症の一つとしてBarrett食道癌に注目が集まってきている．欧米人の食道癌に占める腺癌の割合は以前の疫学研究では低かったが，最近の報告では約半数と増加しており，本邦の食道癌の疫学とは大きく異なっている．今後，本邦においても欧米と同様に食道腺癌の割合が上昇していくかは不明であるが，その可能性を考慮し事前に十分な対策を立てておくことは重要である．

　現在，食道腺癌の発癌リスクに関しては，欧米からの報告が多くを占めるが，それによると「specialized intestinal metaplasia（SIM）をもつ長さ3cm以上のlong segment Barrett esophagus（LSBE）の年間発癌リスクは0.4％である」と報告されている[2,3]．本邦におけるBarrett食道の疫学はその定義を含め，欧米と大きく異なっているため，この結果を本邦のBarrett食道癌にそのまま適応することはできない．本邦のBarrett食道はSIMが必須でなく，圧倒的に長さ3cm未満のshort segment Barrett esophagus（SSBE）が多いことを考慮すると，年間発癌リスクは0.4％より低いと考えるのが現状では妥当と思われる．

I．Barrett食道癌の臨床的危険因子

　これまでに報告されているBarrett食道癌の臨床的危険因子を表1にまとめる．人種，性などの先天的因子が認められる一方で，胃酸，胆汁逆流といった消化器関連因子，喫煙，肥満といった後天的因子（環境因子）も報告されている．

　食道腺癌に関する最近の疫学調査[1]によると，Barrett食道癌には，"birth cohort effect"が認められると報告されている（図1）．すなわち，Barrett食道癌は年代ごとに増加がみられており，若年から中年の比較的早期における危険因子の曝露がその発生に大きく関与していると考えられている．したがって消化器関連因子や後天的因子（環境因子）の影響がとくに重要と考えられている．

表1 Barrett食道癌の臨床的危険因子

- 先天的因子　　：性（男性），人種（白人）
- 消化器関連因子：胃酸，胆汁逆流，LES圧を含む逆流防止機構の破綻
　　　　　　　　　唾液中の硝酸塩，Barrett粘膜の長さ，*Helicobacter pylori*
　　　　　　　　　食道裂孔ヘルニア
- 後天的因子　　：年齢，肥満，食事内容，喫煙

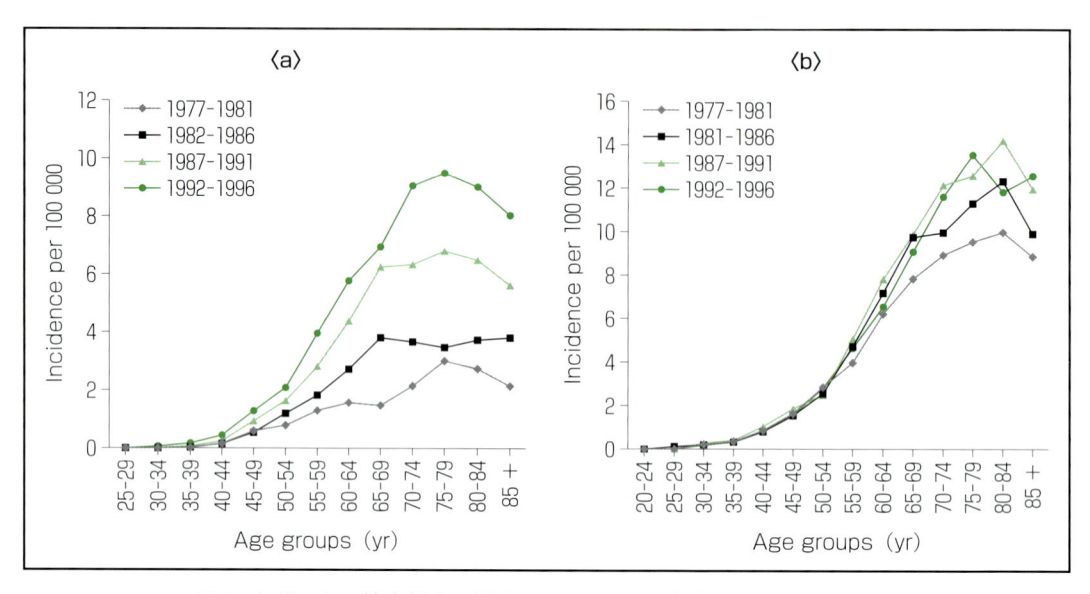

図1　年代ごとの接合部癌の頻度：a：Barrett食道腺癌，b：噴門部癌
〔El-Serag HB, et al. Gut　2002; 50: 368-372[4]）より引用〕

1．先天的因子

　性差について，Barrett食道は2：1と男性に多いことが報告されており，Barrett食道癌ではさらに男性の比率が高くなり4：1に上ると報告されている．なぜ，Barrett食道癌が男性に多いかについてはいまだ完全には解明されてはいないが，男性型肥満（内臓脂肪型）が関連している可能性がある．

　また，Barrett食道癌の罹患率は白色人種に多く，米国の調査によると白人男性の罹患率はヒスパニック系男性の約2倍，黒人男性，アジア系男性と比較すると約4倍に上るといわれており，人種差が認められると以前より報告されている[5]．その理由については不明な点が多いが，現時点では食道粘膜の防御機構に関連する遺伝学的な要因が推察されている．

2．消化器関連因子

1）*Helicobacter pylori*

　*H. pylori*感染率の低下に反比例して，Barrett食道癌が増加していることが報告されているが，その背景には間接的な胃酸分泌能の変化が関係している．*H. pylori*のなかでもcagA＋は胃粘膜の炎症および萎縮に強く関与しており，Rokkasらはimport cagA＋株の*H. pylori*感染率とBarrett食道癌の発生率には有意な負の相関があることを示している[6]．一

方で，居住地域や生活習慣を一致させた疫学調査では，cagA＋株の H. pylori 感染率と Barrett 食道癌の発生率の間に有意な負の相関関係を認めなかったとする報告もあり[7]，H. pylori 感染と Barrett 食道癌との関連性は一定していない．その理由の一つとして胆汁酸逆流の関与が推察されている．

以上のように，H. pylori 感染が Barrett 食道癌発生に抑制的に働いている可能性はあるが，本邦における Barrett 食道癌の発生率の低さを考慮すると，その発生予防のために H. pylori 除菌治療を施行しないことの理由にはならないと考えられる．

2）胃酸，胆汁逆流

Vaezi や Richter らが，dysplasia や狭窄，潰瘍などを合併した Barrett 食道は，合併病変のない Barrett 食道に比較して胃酸および胆汁酸逆流が多いことを報告しているように[8]，以前より胃酸および胆汁逆流が Barrett 食道癌の危険因子であることが報告されている．また，後述するようにその分子生物学的な発癌機構についても明らかになってきている．

一方で，Barrett 食道癌患者の 40％は GERD 症状を訴えないことも明らかになっており，なかでも LSBE の患者でよりその傾向が強い[9]．すなわち，胃酸あるいは胆汁の逆流が Barrett 食道癌の危険因子であることには間違いはないと考えられるが，日常診療において GERD 症状の有無やその強さのみで Barrett 食道癌の絞り込みをすることは難しいと考えられる．

3）唾液中の硝酸塩

食物中の硝酸塩は唾液中で濃縮され，口腔内の細菌叢により亜硝酸塩に変換される．亜硝酸塩は嚥下された後，食道・胃接合部内腔でアスコルビン酸を含む強酸性の胃液と反応し，速やかに一酸化窒素（NO）へと変換される．NO は Barrett 粘膜細胞の DNA を損傷させ，癌化に関係する可能性が報告されている[10]．20 世紀後半に入り，欧米では農業で硝酸塩を使用する機会が増加しており，Barrett 食道癌の増加に関与する一つの要因と考えられている．

4）Barrett 粘膜の長さ

Barrett 食道の癌化に関する危険因子についてはこれまでいくつかの報告がみられるが[11,12]，いずれの報告にも一貫して挙げられている危険因子に Barrett 粘膜の長さがある．Anandasabapathy らは，metaplasia，low grade dysplasia，high grade dysplasia，carcinoma になるにつれて Barrett 粘膜が長くなることを報告している（図2）[13]．また，多数例の Barrett 食道患者を対象とした Weston らの検討結果では，Barrett 食道の長さが 1 cm 長くなると 1.39 倍（95％ CI：1.27-1.53）の危険率で高度異型または癌である確率が増加すると報告している[14]．

3．後天的因子

1）年　齢

Barrett 食道の頻度に関して，Corley らは 20 歳台では 10 万人に 2 人程度であるが，60 歳台では 10 万人中 31 人に増加することから，Barrett 食道の危険因子の一つに年齢が関与すると報告している[15]．他方，Barrett 食道が発生母地となる Barrett 食道癌について El-Serag らは，年齢が 5 歳増加するごとにその危険率が 6.6％増加すると報告している[16]．以上のことから，年齢は Barrett 食道のみならず Barrett 食道癌の両者の危険因子

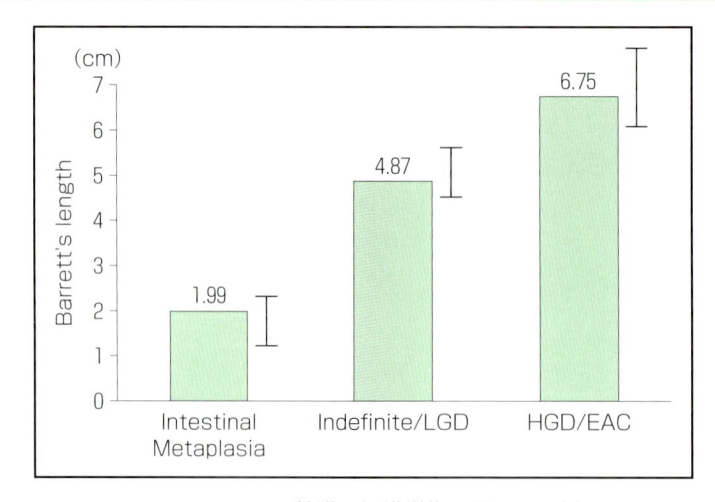

図2 Barrett粘膜の組織学像と長さの関係
〔Anandasabapathy S, et al. Cancer 2007; 109: 668-674[13] より引用〕

として考えられるが，Barrett食道患者において年齢がその発癌にどの程度関与しているかは不明である．しかしながら，本邦ではその頻度がいまだ少ないものの，胸やけを有する高齢患者に対して上部消化管内視鏡検査によるBarrett食道癌を含む器質的疾患のスクリーニング検査を施行することは日常診療において不都合はないと考えられる．

2）肥満

肥満とBarrett食道腺癌には中等度の正の相関関係があることが報告されており，BMIが25 kg/m^{2}以上はBarrett食道癌のオッズ比1.8，BMIが30 kg/m^{2}以上であればオッズ比2.4といわれている[17]．さらに，Barrett食道癌が，若年時の肥満と関連しているという報告もあり，とくに脂肪細胞から分泌されるadipokineがBarrett食道癌の発症に関与していることが推察されている[18]．

3）食事内容

野菜や果物の摂取が，Barrett食道癌の罹患率を減少させるという報告が認められる．その機序として果物に備わっている抗酸化作用が推察されている．また，ビタミンCおよびEについても同様な結果が報告されており，いずれもその作用機序に抗酸化作用が考えられている．Chenらは，微量元素のなかの亜鉛がBarrett食道癌と負の相関関係にあることを報告しており，そのほかに負の相関関係がみられるものとしてビタミンA，β-クリプトキサチン，リボフラビン，葉酸，繊維，蛋白，炭水化物を挙げている．そのほかの微量元素としてセレンがBarrett食道癌発生を抑制することも報告されている．反対に飽和脂肪酸はBarrett食道癌と正の相関があると報告している[19]．

4）嗜好（喫煙・飲酒）

Barrett食道患者で喫煙者は，腺癌あるいはhigh grade dysplasiaに進行するリスクが2.03に増加することが報告されており，喫煙がその危険因子であるとする報告が多い[20]．一方，飲酒については関連があるとする報告とないとする報告があり，一定していない．

5）COX-2阻害薬

Corleyらはメタ解析により，COX-2阻害薬がBarrett食道癌に対して予防効果があることを報告している[21]．選択的COX-2阻害薬とアスピリンとの比較では，アスピリンに

はMAPキナーゼやホスホイノシチド3-キナーゼといった細胞増殖シグナルの抑制作用などのさまざまな抗腫瘍効果が報告されており，選択的COX-2阻害薬と比較して効果が高いとする報告が多い．しかしながら，Barrett食道癌に対する選択的COX-2阻害薬あるいはアスピリンの抗腫瘍効果に関するエビデンスレベルの高い大規模試験では，有意な結果が得られておらず，今後の検討が待たれるところである．

II．Barrett食道癌の分子生物学的危険因子

　Barrett食道は，大腸上皮に類似した不完全型腸上皮化生を発生母地とすることが多いことから，cyclooxygenase-2（COX-2）を介した機序が注目され，その発癌機序が明らかとなっている．大腸癌の発癌経路の一つにCOX-2を介したadenoma-carcinoma sequenceがあるが，Barrett食道の発癌経路もこれに類似していると考えられており，metaplasia-dysplasia-carcinoma sequenceという機序が考えられている．すなわち，食道に逆流した酸，胆汁により食道上皮あるいは間質にCOX-2が誘導され，これによりアラキドン酸からプロスタグランディンE_2の合成が促進され，細胞増殖の亢進，アポトーシスの抑制が生じることが明らかになっている．この状態は発癌ポテンシャルの高い状態と考えられており，容易に細胞異型化を引き起こすと考えられる．Barrett食道におけるCOX-2の発現を検討したこれまでの報告をみると，dysplasiaおよび腺癌症例では全例にCOX-2発現を認めており，SIMを認めるBarrett食道症例の40～90％にCOX-2発現が認められるといわれており，COX-2が発現したBarrett食道症例は発癌リスクの高い症例であると考えられる．

　また，癌抑制遺伝子であるp53の変異により，アポトーシス抑制と遺伝子不安定性，広範囲のDNA変化を引き起こしBarrett食道癌発生機序の要因の一つとなることも知られている．p53の変異はmetaplasiaでは認められないが，low grade dysplasiaで9％，high grade dysplasiaで55％，腺癌で87％に証明されており，Barrett食道癌化の比較的早期で関与していると考えられている．そのほかに，APC遺伝子のプロモーター領域のメチル化やp16のメチル化もBarrett食道の癌化に関与している．他方，癌遺伝子であるK-ras，c-erbB2，cyclin D1の関与も報告されている．

　現在，Barrett食道の発癌機序については，一つの定まった遺伝子変異から必ずしも始まるのではなく，互いに独立した異なる遺伝子変異がBarrett食道内の各部位で生じることから始まるという新たな理論（multiple independent clone）が，提唱されている．

おわりに

　Barrett食道癌の発生機序と危険因子について解説した．近年，その発癌機構が少しずつ明らかにされてきているが，その多くは欧米からの報告である．Barrett食道癌の疫学的特徴は，本邦と欧米では異なっている点も多く，本邦のBarrett食道癌患者に必ずしも当てはまらない点もあると思われる．今後，本邦からの多数の報告が期待される．

文　献

1) Manabe N, Haruma K, Kamada T, et al : Changes of upper gastrointestinal symptoms and endoscopic findings in Japan over 25 years. Intern Med　2011 ; 50 : 1357-1363
2) Sharma P, Falk GW, Weston AP, et al : Dysplasia and cancer in a large multicenter cohort of patients with Barrett's esophagus. Clin Gastroenterol Hepatol　2006 ; 4 : 566-572
3) Weston AP, Sharma P, Mathur S, et al : Risk stratification of Barrett's esophagus : updated prospective multivariate analysis. Am J Gastroenterol　2004 ; 99 : 1657-1666
4) El-Serag HB, Mason AC, Petersen N, et al : Epidemiological differences between adenocarcinoma of the oesophagus and adenocarcinoma of the gastric cardia in the USA. Gut　2002 ; 50 : 368-372
5) Kubo A, Corley DA : Marked multi-ethnic variation of esophageal and gastric cardia carcinomas within the United States. Am J Gastroenterol　2004 ; 99 : 582-588
6) Rokkas T, Pistiolas D, Sechopoulos P, et al : Relationship between Helicobacter pylori infection and esophageal neoplasia : a meta-analysis. Clin Gastroenterol Hepatol　2007 ; 5 : 1413-1417
7) Wu AH, Crabtree JE, Bernstein L, et al : Role of Helicobacter pylori CagA+ strains and risk of adenocarcinoma of the stomach and esophagus. Int J Cancer　2003 ; 103 : 815-821
8) Vaezi MF, Richter JE : Synergism of acid and duodenogastroesophageal reflux in complicated Barrett's esophagus. Surgery　1995 ; 117 : 699-704
9) American Gastroenterological Association, Spechler SJ, Sharma P, et al : American Gastroenterological Association medical position statement on the management of Barrett's esophagus. Gastroenterology　2011 ; 140 : 1084-1091
10) Clemons NJ, McColl KE, Fitzgerald RC : Nitric oxide and acid induce double-strand DNA breaks in Barrett's esophagus carcinogenesis via distinct mechanisms. Gastroenterology　2007 ; 133 : 1198-1209
11) Weston AP, Sharma P, Mathur S, et al : Risk stratification of Barrett's esophagus : updated prospective multivariate analysis. Am J Gastroenterol　2004 ; 99 : 1657-1666
12) O'Connor JB, Falk GW, Richter JE, et al : The incidence of adenocarcinoma and dysplasia in Barrett's esophagus : report on the Cleveland Clinic Barrett's Esophagus Registry. Am J Gastroenterol　1999 ; 94 : 2037-2042
13) Anandasabapathy S, Jhamb J, Davila M, et al : Clinical and endoscopic factors predict higher pathologic grades of Barrett dysplasia. Cancer　2007 ; 109 : 668-674
14) Weston AP, Sharma P, Mathur S, et al : Risk stratification of Barrett's esophagus : updated prospective multivariate analysis. Am J Gastroenterol　2004 ; 99 : 1657-1666
15) Corley DA, Kubo A, Levin TR, et al : Race, ethnicity, sex and temporal differences in Barrett's oesophagus diagnosis : a large community-based study, 1994-2006. Gut　2009 ; 58 : 182-188
16) El-Serag HB, Mason AC, Petersen N, et al : Epidemiological differences between adenocarcinoma of the oesophagus and adenocarcinoma of the gastric cardia in the USA. Gut　2002 ; 50 : 368-372
17) Kubo A, Corley DA : Body mass index and adenocarcinomas of the esophagus or gastric cardia: a systematic review and meta-analysis. Cancer Epidemiol Biomarkers Prev. 2006 ; 15 : 872-878
18) Anderson LA, Watson RG, Murphy SJ, et al : Risk factors for Barrett's oesophagus and oesophageal adenocarcinoma : results from the FINBAR study. World J Gastroenterol　2007 ; 13 : 1585-1594
19) Chen H, Tucker KL, Graubard BI, et al : Nutrient intakes and adenocarcinoma of the esophagus and distal stomach. Nutr Cancer　2002 ; 42 : 33-40
20) Coleman HG, Bhat S, Johnston BT, et al : Tobacco smoking increases the risk of high-grade dysplasia and cancer among patients with Barrett's esophagus. Gastroenterology　2012 ; 142 : 233-240
21) Corley DA, Kerlikowske K, Verma R, et al : Protective association of aspirin/NSAIDs and esophageal cancer : a systematic review and meta-analysis. Gastroenterology　2003 ; 124 : 47-56

第4章 Barrett食道癌の病理

〔相田順子,田久保海誉〕

はじめに

　Barrett食道癌の病理学的研究は,おもに欧米で行われてきた.しかし,日本人病理学者による臨床病理学的研究が増加してきている.欧米における研究を踏まえて,本稿ではわれわれの最近の研究成果を中心に記述する.

I. 食道胃接合部（EGJ）の定義

　Barrett食道癌はいうまでもなくBarrett食道に発生した癌であるので,Barrett食道やその癌について論じる前に食道胃接合部（EGJ）について論じる必要がある.

1. 臨床的EGJの診断

　現行の「臨床・病理 食道癌取扱い規約（10版補訂版）」(以下,取扱い規約）において,EGJの定義は「食道筋層と胃筋層の境界」とされており,実際の同定法としては,以下の(a)～(c)がある.またほかにも(d),(e)のような種々の検査法により異なった記述で各々が定められている

(a) 内視鏡学的には食道下部の柵状血管下端とされる.
(b) 放射線学的には上部消化管造影におけるHis角の水平延長線がEGJと考えられている.
(c) 上記(a, b)の基準が癌浸潤や炎症などによりはっきりしない場合,内視鏡および上部消化管造影検査における胃大弯の縦走襞の口側終末部をEGJとする.欧米においては内視鏡的にも胃粘膜襞上端をEGJとしている.しかし,呼吸や送気量により胃粘膜襞上端は数cm上下することが知られており,EGJとして定義するには問題があるとわれわれは考えている.
(d) 外科切除標本の肉眼観察においては,切り開いた標本上で食道と胃の周径の変わる部位をEGJとする.肉眼的に重層扁平上皮と円柱上皮に移行する部分（squamocolumnar junction；SCJ）との異同が問題となる.SCJがEGJよりも口側にある場合,その間の部分はBarrett粘膜となる.
(e) 生理学的立場からは,食道内圧検査により内圧の高度に変化する部位をEGJとし

ている．

　EGJ と SCJ の異同については，著者らの剖検例の検討を含めいくつかの研究があり，多くの場合，EGJ が SCJ とほぼ同じか遠位にあるとされている．欧米の古い組織学あるいは解剖学の教科書では，食道下部 2〜3 cm 程度は円柱上皮により被覆されていると記載されているものがあるが，EGJ を柵状血管下端とした場合，あるいは切り開いた標本上で食道と胃の周径の変わる部位とした場合には，通常，食道下部は重層扁平上皮により被覆されている．

　以前の「胃癌取扱い規約」では，食道筋層と胃筋層の境界との記載のみであったが，現行の第 14 版では食道癌取扱い規約と同様の指標により EGJ を決定することと決められている．

　欧米においては，内視鏡的に胃粘膜襞の上縁という指標によって EGJ を決定することになっているが，この胃粘膜襞上縁により一定の EGJ を決定することは前述〔Ⅰ．1．(c)〕により困難である．2013 年に新たに出された英国消化器病学会の Barrett 食道ガイドラインには，胃粘膜襞上縁のほかに下部食道柵状血管下端が併記された．今後，欧米においても解剖学的基準に基づき再現性のある指標が用いられることが期待される．

2．病理組織学的 EGJ 診断

　Barrett 粘膜の存在を病理組織学的に診断するための所見は取扱い規約に記載があるものの EGJ についてはどのように診断すべきかの記述はないことから，以下に詳述する．

　食道と胃を対象とする内視鏡学分野では，新たなモダリティの出現や，より広範囲な病変の切除が行われるようになってきている．表在性病変の内視鏡的切除術（endoscopic mucosal resection；EMR，endoscopic submucosal dissection；ESD）検体は，今後ますます増加すると考えられる．さらに Barrett 食道や Barrett 食道癌の頻度は日本でも増加傾向にあるとされる[1]ことからも，病理組織学的に Barrett 食道の有無を決定することが必要とする検体が増加すると考えられる．

　切除検体（とくに内視鏡切除検体）が腺上皮や腺癌を含む場合，検体の採取された部位が Barrett 食道か胃か，あるいは癌が Barrett 食道癌か胃癌かを診断するためには，胃には存在しない Barrett 食道の組織学的 4 徴を把握しておく必要がある．

1）固有食道腺・導管[2]

　食道の発生過程において，胎生 7 カ月以降に扁平上皮化した食道から発生する食道固有の組織である．腺終末部は粘膜下層に存在し，通常粘液腺からなるが，混合腺であり，時に漿液腺房を見ることもある（図1）．固有食道腺の数は個体差が大きいが，平均では食道粘膜に 3〜4 個/cm^2 程度存在する．Barrett 食道からの無作為な生検では 10〜15％ の検体中に導管が観察される[3]（図2）．また，Barrett 食道癌の EMR 標本の 1 割面の切片の検討では，固有食道腺ないしその導管は約 33％[4]，全割面の検討では約半数の検体に認めている[5]．

2）扁平上皮島[6]

　胃粘膜の扁平上皮化生はきわめてまれである．また，Barrett 食道内の扁平上皮島（図3）は，すべて固有食道腺導管の開口部に連続している．したがって扁平上皮島の近傍には固有食道腺があり[7]，扁平上皮島を認めることで Barrett 食道であることが診断できる．扁平上皮島からの生検では，78％ に固有食道腺導管が観察され[6]，Barrett 食道癌の

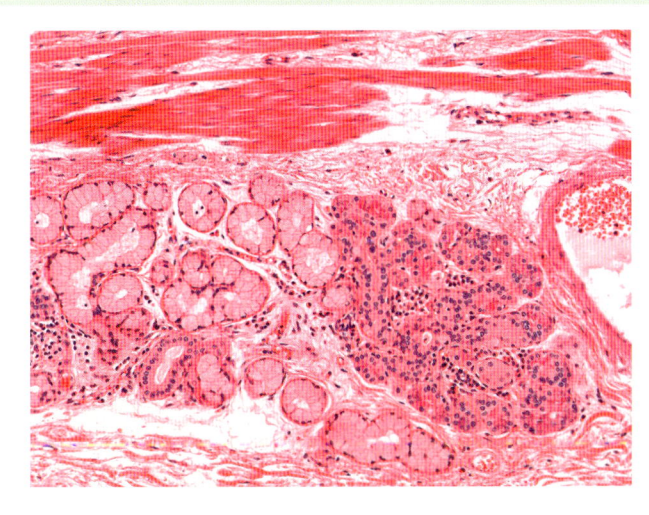

図1 固有食道腺
 固有食道腺終末部は食道粘膜下層に存在し,おもに粘液腺からなるが,時に漿液腺を混在する.解剖学的には混合腺に分類される.

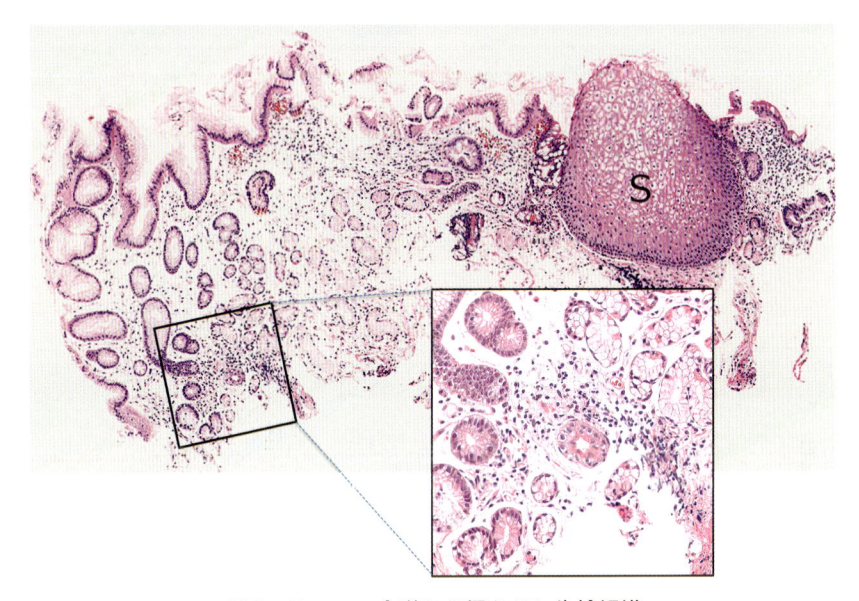

図2 Barrett 食道から得られた生検組織
 扁平上皮島(S)と固有食道腺導管(inset)を認めることから Barrett 食道であることが診断できる.

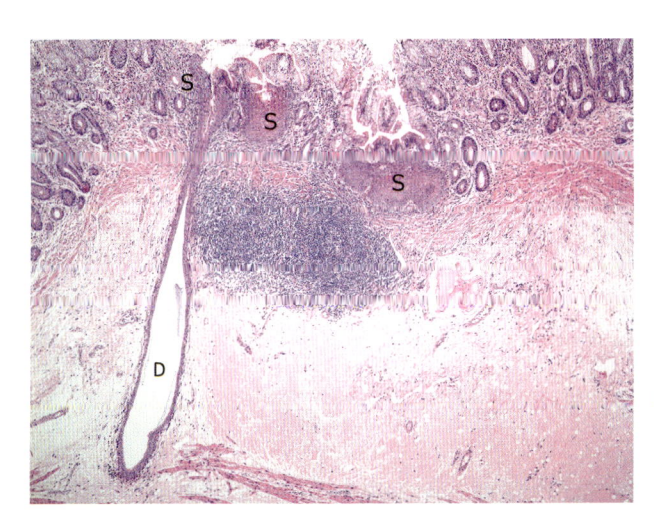

図3 Barrett 食道内にみられた扁平上皮島(S)
 扁平上皮島に連続する固有食道腺導管(D)を認める.

EMR標本の1割面の検討では，20％に扁平上皮島を認め[4]，全割面の検討では約半数の検体に認められた[5]．プロトンポンプ阻害薬（PPI）の投与で扁平上皮島は拡大し，Barrett食道やBarrett食道癌の形状が変わる場合がある．

3）組織学的柵状静脈[4]

内視鏡的に下部食道括約筋レベルに観察される柵状静脈に相当する粘膜内の大型静脈である．剖検例およびEMR例の観察から，短径100 μm以上の静脈があれば柵状静脈と考えられる[4]（図4，5）．ただし，検体の切除時の人工変化が著明な場合は注意が必要である（図6）．Barrett食道癌のEMR標本の1割面の検討では，67％に組織学的柵状静脈を認め[4]，全割面の検討では約8割の検体に認められた[5]．

4）粘膜筋板の二重化[8]

Barrett粘膜の形成に伴って粘膜固有層内に新たな筋板様構造（図7）がしばしば形成される．筋板様構造は時に多層化している（図8）．この粘膜筋板の二重化は通常胃には存在しないが，潰瘍性大腸炎では存在する．食道ではBarrett食道以外でもGERD（胃食道逆流症），癌の浸潤，放射線療法後などで，扁平上皮下に生じることがある．しかし，広範囲に円柱上皮粘膜に筋板の二重化を見ればBarrett食道から得られた組織であると診断できる．EMRされたBarrett食道癌標本の1割面の検討では71％に粘膜筋板の二重化を認め[4]，全割面の検討では約8割に認められた[5]．

以上の組織学的4徴のいずれかを円柱上皮粘膜内に認めれば，組織学的所見のみでもBarrett食道の診断が可能である．実際にBarrett食道癌標本の1割面の検討を行ったところ，いずれか一つ以上の所見を認めたものが88％であった[4]．全割面での検討では約96％の症例で認められた[5]．

II．Barrett食道癌の定義—欧米との比較

日本においては，Barrett粘膜とは胃から連続性に食道に伸びる円柱上皮粘膜で，腸上皮化生の有無を問わないとされており，全周性に3 cm以上のBarrett粘膜を認める場合，long segment Barrett esophagus（LSBE）という．また，Barrett粘膜の一部が3 cm未満であるか，または非全周性のものをshort segment Barrett esophagus（SSBE）と呼ぶ．

英国においては，遠位食道において扁平上皮を円柱上皮に置換された化生粘膜とされ，日本と同様に腸上皮化生の有無を問わない．しかし，米国，ドイツその他の欧米諸国では，胃から食道に伸びる円柱上皮粘膜で，腸上皮化生のあるものという条件が付加されている．欧米諸国においてはBarrett食道癌が腸型上皮からのみ発生すると考えられているからである．

しかし，ドイツで切除された内視鏡切除検体による背景粘膜の検討では，1割面の検討でも全割面の検討でも噴門型粘膜が優位であり，周囲にも腸上皮化生のない症例が18.6％認められたことから，組織発生学的にみて腸型からのみ癌が発生するとする根拠はないと考えられる[5,9]．したがって，Barrett食道（癌）の定義として腸上皮化生を必須とする必要はなく，日本および英国の定義のほうが適切であると考えられる．

Barrett食道の定義に関しては，2011年に出された米国消化器学会によるBarrett食道ガイドラインでは，定義そのものは変更されていないものの癌の発生母地となる化生性円

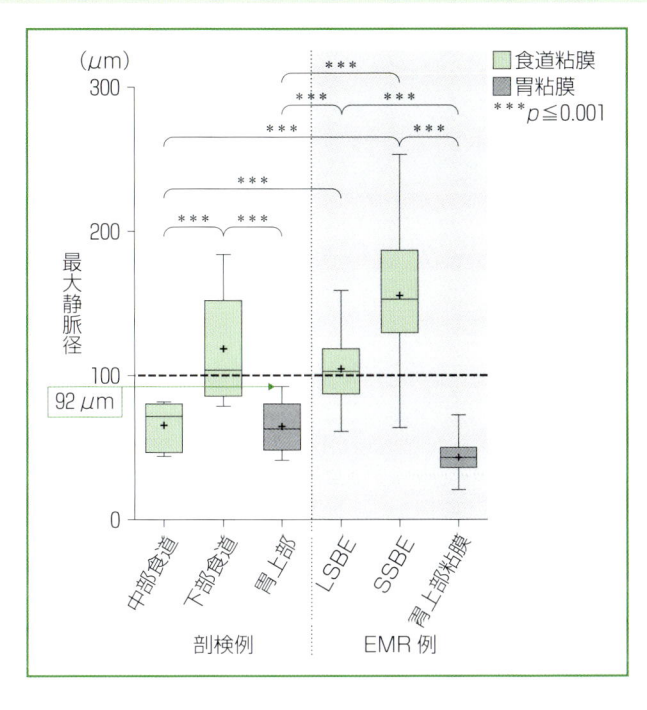

図4 粘膜内における静脈短径の Box Plot Analysis

剖検例の胃粘膜の静脈径の最大値は92μmであった．したがって，剖検標本の検索で下部食道の粘膜内静脈（＝柵状静脈）を胃の粘膜内静脈と区別するための値は，胃の静脈径92μmより大であることが必要である．そこで病理診断する際に使いやすい数値として，100μmが採用された．Barrett食道からの検体で100μm以上の血管の出現率を検討したところ，LSBEからの検体中63％に，またSSBEからの検体中78％に認められたことから，食道の組織学的マーカーとして妥当である．

〔文献4）より改変〕

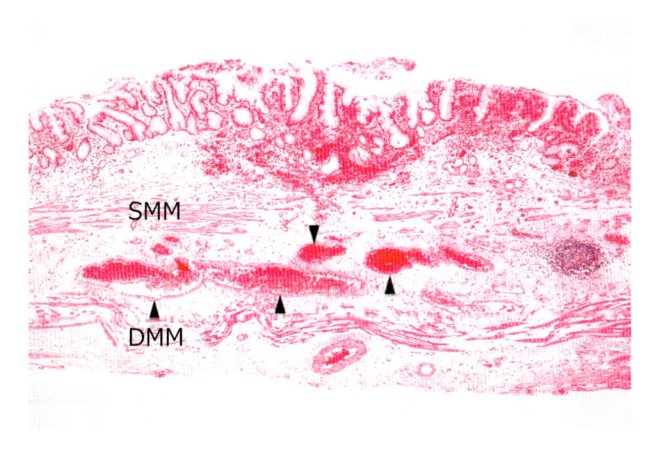

図5 粘膜筋板の二重化と柵状静脈（Barrett食道ESD標本）

筋板の二重化が認められ，浅層筋板（SMM）と深層筋板（DMM）との間（粘膜固有層）に短径100μm以上の静脈（矢頭）が認められる．内視鏡的に観察される柵状静脈に相当する．

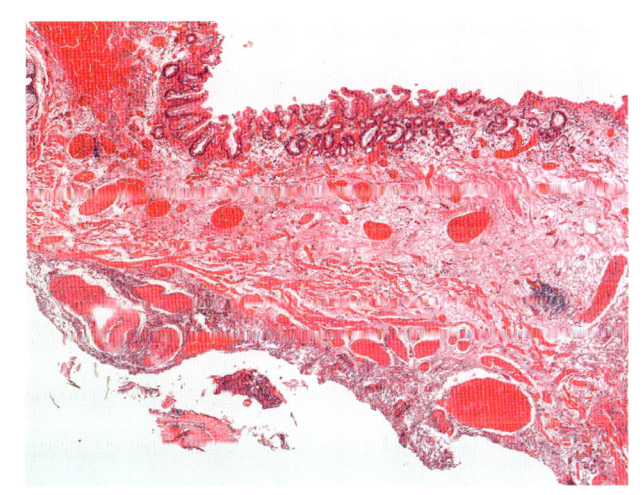

図6 人工変化の著明なBarrett食道EMR標本

筋板の二重化が認められ，浅層筋板と深層筋板との間（粘膜固有層）に短径100μm以上の静脈を認めるが，近傍に出血を伴い，粘膜下層の静脈の著明な拡張や表層の静脈にも拡張が目立つ．このような症例では血管径に人工変化が加わっている可能性があるので柵状静脈の判定には注意が必要である．

柱上皮粘膜であれば組織型を問わないとするコメントが付加されている．ところが，2013年に出された英国消化器学会によるガイドラインでは腸型粘膜を必須としないとする定義は変更されていないものの，LSBE と腸型粘膜のある SSBE をフォローすべきとし，SSBE では腸型粘膜を確認するための生検が必要となる．Barrett 食道の多発する欧米では，症例のフォローアップに使われる医療費など，社会的要因が定義に影響を与えていると考えられる．科学的根拠による定義の世界的統一が待たれる．

Ⅲ．Barrett 食道癌の肉眼型

Barrett 食道癌の肉眼病型分類は，取扱い規約に記載されているとおり食道の扁平上皮癌に準じて分類される．高橋らが内視鏡的に切除された隆起性の Barrett 食道癌 22 病変を検討したところ，最大径 10 mm 以下の 10 病変はいずれも粘膜内癌で，10 mm を超える病変のうち 42％が粘膜下層浸潤を伴っていた[10]．以上からは隆起性の Barrett 食道癌は 10 mm 以上に発育するまでは粘膜内に留まっている可能性が高いと考えられる．また，0-Ⅰ型のうち 43％，0-Ⅱa 型のうち 13％が粘膜下層への浸潤癌であったことを報告して

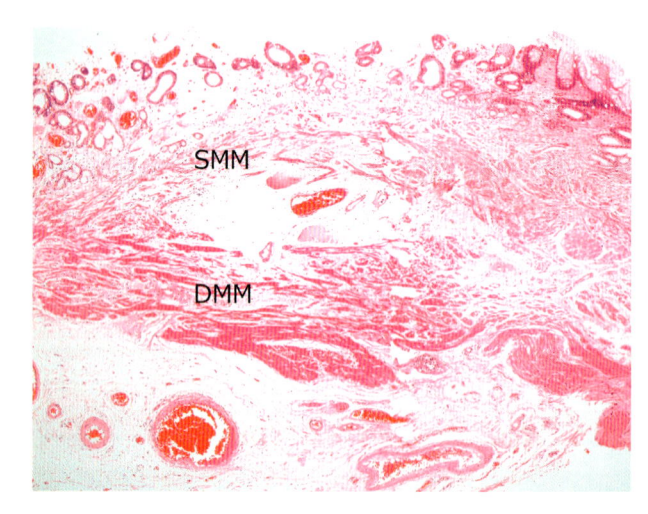

図 7　粘膜筋板の二重化（Barrett 食道 EMR 標本）
筋板には二重化が認められる．深層筋板（DMM）が本来の粘膜筋板で，浅層筋板（SMM）が Barrett 食道の形成に伴い新生した筋板である．したがって，DMM までが粘膜となる．

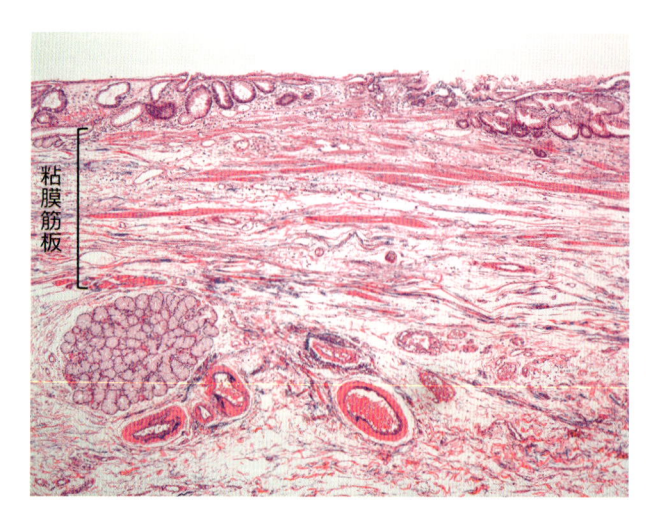

図 8　粘膜筋板の多層化（Barrett 食道 EMR 標本）
筋板は多層化し，明らかな二重化とは認められない．Barrett 食道ではしばしばこのような多層化を認める．

おり，0-Ⅱa 型よりも 0-Ⅰ型のほうが粘膜下に浸潤している可能性が高い．また，西らは本邦における 754 病変の検討で，表在癌では 0-Ⅱa 型（35％）および 0-Ⅱc 型（33％）の頻度が高いことを報告している[11]．

Ⅳ．Barrett 食道癌の深達度評価

1．粘膜内癌の深達度評価

　粘膜内 Barrett 食道癌の深達度分類については，Barrett 食道の特徴である粘膜筋板の不規則な二重化や多層化，肥厚がしばしば認められることから，取扱い規約では，食道扁平上皮癌とは若干異なる深達度分類が用いられている（**図9**）．粘膜筋板の二重化を認める場合は，癌が食道固有の深層の粘膜筋板を越えない場合を扁平上皮癌と同様に T1a と

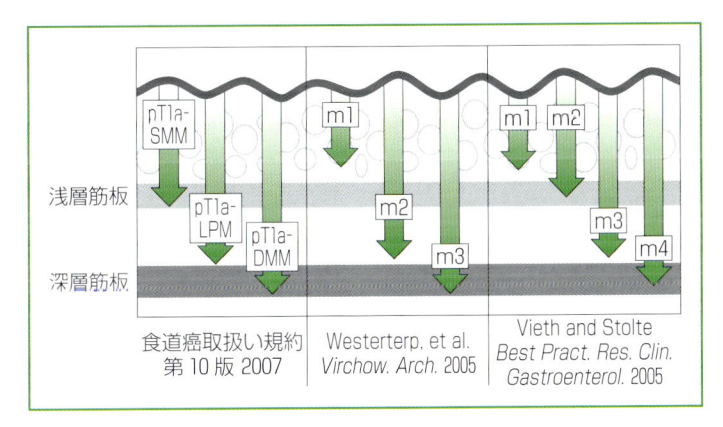

図9　粘膜内癌の深達度評価

　本邦の食道癌取扱い規約では浅層の筋板までの浸潤を pT1a-SMM，深層の筋板に浸潤していないものを pT1a LPM，深層筋板に浸潤したものを pT1a-DMM とする．Westerterp らは上皮内に留まるものを high grade dysplasia ないしは carcinoma *in situ* = m1 とし，深層筋板に浸潤していない粘膜内浸潤癌を m2，深層筋板に浸潤したものを m3 とする．Vieth らは，上皮内に留まるものを m1，浅層筋板に浸潤するものを m2，深層筋板に浸潤しないものを m3，深層筋板に浸潤したものを m4 としている．

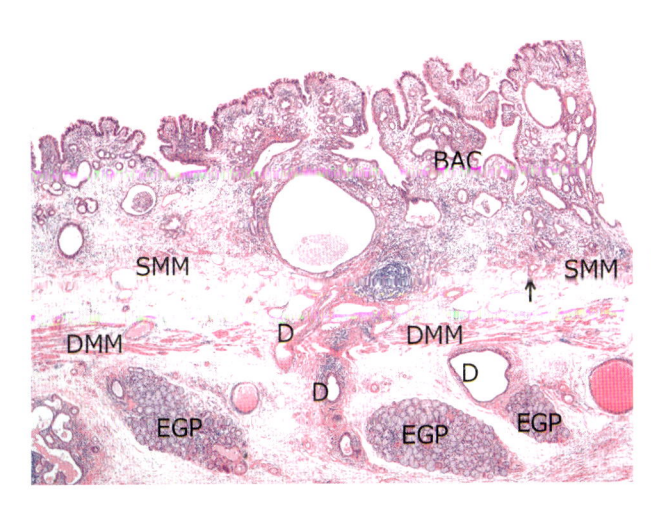

図10　浅層粘膜筋板（SMM）を越えて浸潤する粘膜内癌

　矢印は Barrett 食道癌（BAC）の浸潤先端部．SMM を越えて浸潤するが深層粘膜筋板（DMM）には及んでおらず，pT1a-LPM と診断される．固有食道腺（EGP）は DMM の深部すなわち粘膜下層に存在する．

するが，T1aはさらに扁平上皮癌と異なる細分類がされている．浅層粘膜筋板まで浸潤する病変をT1a-SMM，浅層と深層の粘膜筋板の間に留まるものをT1a-LPM，深層粘膜筋板に浸潤するものをT1a-DMMとして区別している．オランダのWesterterpら[12]は，上皮内に留まるhigh grade dysplasiaないしcarcinoma in situをm1とし，浅層粘膜筋板への浸潤は問わず，深層粘膜筋板に浸潤しないものをm2，深層筋板までをm3としており，オランダと本邦の深達度分類は3区分する点は同様であるが，浅層の筋板の扱いについて異なっている．ドイツのViethら[13]は本邦の基準とWesterterpらの基準を組合わせて4区分としている．さらに取扱い規約でpT1a-SMMとされるものをさらに3段階に区別し，CIS，LPM，SMMとし，pT1a-LPMをBMMと呼ぶ5段階分類を提唱する小山らの意見もある．

　いずれの分類でも，深層の粘膜筋板を本来の食道の粘膜筋板と考え，浅層の粘膜筋板はBarrett粘膜において特徴的に出現する新生筋板であると考えられることから[7]，深層粘膜筋板までを粘膜内としている．したがって，癌が浅層の粘膜筋板を越えて浸潤しても深層の粘膜筋板を越えるまでは粘膜内癌である（図10）．深層の粘膜筋板は厚く太い筋線維からなっており，浅層の粘膜筋板は深層筋板に比べて薄く，細い筋線維からなっていることが多い．これらの2層の粘膜筋板は，EGJにおいて浅層の粘膜筋板が深層の粘膜筋板に結合するような形態をとる．

　第72回食道色素研究会において会員の施設にアンケート調査を行った中間結果では，外科切除例58例中に粘膜内癌で同時性リンパ節転移を伴うものが3例あった．そのうち1例がpT1a-LPM，2例がpT1a-DMMであった．さらに外科的切除および内視鏡切除例の合計194例中，リンパ節転移・再発をきたした粘膜内癌は2例のみで，いずれも深層筋板に浸潤のあった症例であった．したがって，今回の調査結果からは，深層筋板への浸潤は区別すべきであると考えられたが，浅層筋板への浸潤の有無を区別する意義については明らかではなかった．

2．粘膜下層浸潤癌の評価

　粘膜下層浸潤癌については，取扱い規約ではBarrett食道癌について特別な記述はなく，扁平上皮癌と同様に評価されている．すなわち，手術検体においては組織標本上で粘膜下層を三等分しpT1b-SM1からpT1b-SM3とする相対的評価を行うのに対し，内視鏡的切除検体においては粘膜下層全体の厚さが把握できないため絶対的評価を行う．取扱い規約にBarrett食道癌のための特別な記述がないことから扁平上皮癌と同様の粘膜筋板下200μmまでをpT1b-SM1と規定し，200μmを超えて浸潤するものをpT1b-SM2とする場合が多い．しかし，接合部癌として扱われる場合も多いことから，胃癌と同様の500μmをSM1とSM2の境界とすべきとする説もある[14]（図11）．

　第72回食道色素研究会でのアンケート調査の結果，外科切除例の粘膜下層浸潤癌は43例あり，粘膜下層浸潤深さと粘膜下層浸潤幅を計測したところ，リンパ節および臓器再発があるものでは浸潤幅が広く深部まで浸潤していた．カットオフ値は浸潤幅が約5mm，浸潤の深さは粘膜筋板下縁から2.4mmとなった．ただし，外科切除例について，深達度により粘膜下層の厚さ，すなわち粘膜筋板下縁から固有筋層上縁までの距離に差があり，SM2の6例では平均1,623μmであったのに対し，SM3の14例では平均3,286μmであった．今回，内視鏡切除検体のうち粘膜下層浸潤癌ではリンパ節の転移・再発例は2例のみ

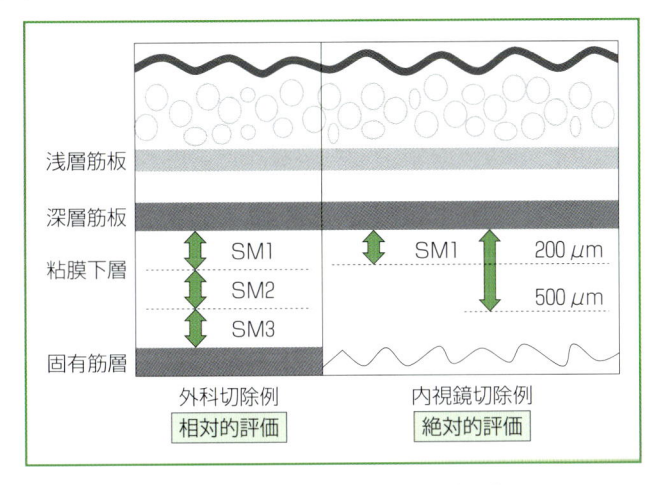

図11 粘膜下層浸潤癌の深達度評価

外科切除例では粘膜下層の厚さを3等分し，浅いほうからpT1b-SM1，SM2，SM3と評価する相対的評価である．しかし，内視鏡切除例においては粘膜下層が全層観察されることがないため，粘膜下層浸潤の深さを実測し，その深さによりSM1，SM2の判定を行う絶対的評価が用いられている．現在は取扱い規約第10版に記載の，扁平上皮癌と同じ200μmか，胃と同様の500μmが適切なのか，検討が待たれる．

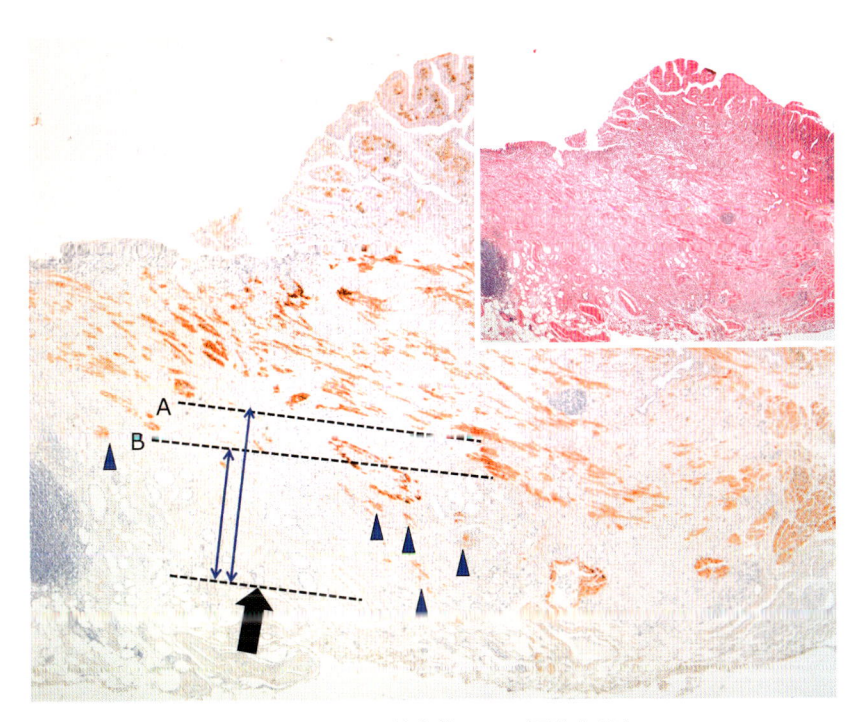

図12 desmin染色像による深達度判定

矢印は浸潤先端部．desmin陽性（褐色）粘膜筋板が多層化し断裂している．粘膜下層浸潤深さは，腫瘍最深部の上部にある筋板の高さ（A）から計測するか，周囲の筋板の下縁を結んだ高さ（B）から計測するか，まだ結論は出ていない．青矢頭は粘膜下層内のdesmin陽性筋線維を示す．粘膜筋板全体の走向とは離れており，筋板の一部としなくてもよいと考えられる．

であり評価が困難であった．したがって，内視鏡切除例を評価すべき実測値を何 μm にすべきかについては，粘膜下層浸潤のSM1-2程度の浅い癌でさらに検討する必要があると考えられた．

　Barrett 食道癌の病理組織診断において，粘膜下層への浸潤の有無はその後の治療方針の決定のうえで重要になるので（後述），癌の浸潤と粘膜筋板との関係を正確に判定することが必要である．しかし，Barrett 食道では前述したように粘膜筋板の二重化，多層化や肥厚がみられ，また癌の浸潤などにより粘膜筋板周囲で筋線維芽細胞の増生がしばしば認められる．免疫染色を行うことにより診断が容易となる場合もあるが，smooth muscle actin 免疫染色標本では粘膜筋板と膠原線維や筋線維芽細胞の増生との区別が困難な場合がある．これに対し，desmin の免疫染色は粘膜筋板を明瞭に染色できることから有用である．しかし，粘膜下層内の少数の筋線維（血管の一部など）が存在することがあり，desmin に染色されるため，浸潤距離の計測に困難が生じることがある．標本の全体像からの粘膜筋板の走向などから総合的に判断することが望ましい（図12）．

V．Barrett 食道癌の組織型

　取扱い規約によれば，Barrett 食道癌は，胃の腺癌に準じて組織学的に高・中・低分化型に亜分類される．Barrett 食道癌の粘膜内所見の多くが高分化型腺癌であることは多くの著書や論文の中で記述されている．たとえば，われわれの臨床的に粘膜内 Barrett 食道癌と診断され，かつ組織学的な指標から確実に食道由来と診断される Barrett 食道癌 113 例においては，低分化型腺癌および印環細胞癌は1例も認めず，高分化型管状腺癌および乳頭状腺癌が65％，中分化型管状腺癌は35％であった[10]．また，Zemler らの Barrett 食道の表在癌の内視鏡的切除検体 805 例の検討[16]では，深達度が深くなるにつれ低分化型腺癌が増加し，粘膜下層浸潤癌では高分化型腺癌は16％にすぎず，低分化型腺癌が29％を占めていた（図13）．西らの本邦報告例の検討によると，粘膜癌はすべて分化型で低分化型腺癌はみられず，粘膜下層への浸潤に伴って低分化型腺癌が出現した[11]．

　また，癌の産生する粘液については，MUC5AC，MUC6，MUC2，CD10，CDX2 の免疫組織化学により胃型，腸型に分類できる．Kohr らの検討[16]，われわれの検討[5]のいずれも6～7割が胃型優位，2割前後が腸型優位であった．

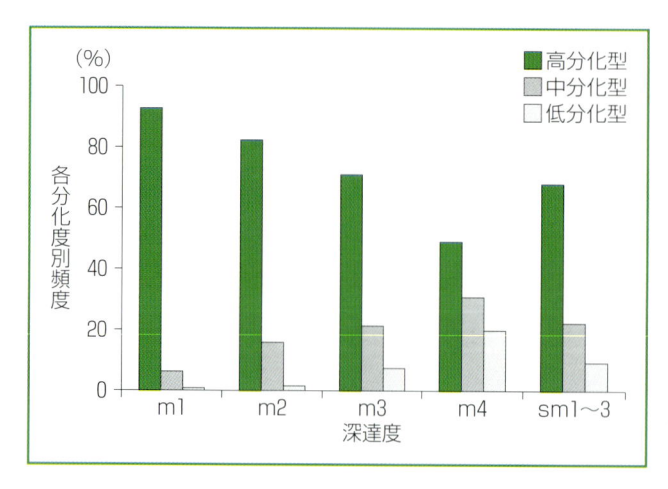

図13　表在型 Barrett 癌の深達度と組織型

深達度分類は Zemler らの分類で，m1 は浸潤が浅層筋板に達しないもの，m2 は浅層筋板まで，m3 は浅層筋板を越え深層筋板に達しないもの，m4 は深層筋板までの浸潤を示す．粘膜内癌では深達度が深くなるにつれ高分化型腺癌は減少，中分化型および低分化型腺癌の頻度が増加することがわかる．　　〔文献15）より改変〕

Ⅵ. Barrett 食道癌に接する粘膜について

　Barrett 食道癌の範囲決定はしばしば困難である．なぜなら，全体の約半数の Barrett 食道癌症例で癌は扁平上皮に接しており，さらに，それらの約半数は扁平上皮下に伸展しているからである（未発表データ）．扁平上皮下に癌が伸展している場合，癌腺管が粘膜上皮表面に開口している場合と扁平上皮下の粘膜固有層内に存在している場合（図14）とがある．粘膜面に開口している場合は拡大内視鏡的観察により認識しうるが，粘膜固有層内に存在している場合は内視鏡による範囲診断が困難であると考えられる．
　一方，癌の組織型と周囲の円柱上皮粘膜との関係を見ると，高分化型癌では腸型上皮のみに接している癌が 57 例中 17.5% あったのに対し，中分化型および低分化型癌では腸型上皮のみに接している腫瘍はなく，とくに低分化型癌は噴門型上皮にのみ接していた．

Ⅶ. Barrett 食道における異型上皮と腺癌の鑑別

　Barrett 食道にみられる異型上皮は，WHO 分類では異形成（dysplasia），Vienna classification では円柱上皮内腫瘍（columnar intraepithelial neoplasia；CIN）と呼ばれる．dysplasia と CIN は low-grade（低異型度）と，high-grade（高異型度）の 2 段階に区別される．foveolar dysplasia や non-adenomatous dysplasia 等の用語が用いられる場合もあるが，腺腫（adenoma）という診断名は現在あまり用いられない．
　欧米では Barrett 食道は Barrett 食道癌の前癌状態であるとされ，連続した Barrett 食道からの生検で dysplasia の頻度は非常に高いとされているが，CIN の診断基準は観察者により著しく異なる（表）[17]．欧米において high grade dysplasia とされる病変の大部分は，本邦では浸潤がないか異型の軽い高分化型腺癌と診断可能な病変である．日本人病理医と同様の診断基準を用いているドイツの Vieth らの報告では dysplasia と診断される頻度は非常に低い[17]．われわれは，欧米で高頻度に診断される dysplasia は，ほとんどが腸上皮化生や再生上皮であり，dysplasia の診断名は不要であろうと考えている[18]．鑑別が困難な場合は，再薄切標本などで情報量を増やすほかに，内視鏡医と病理医が内視鏡所見

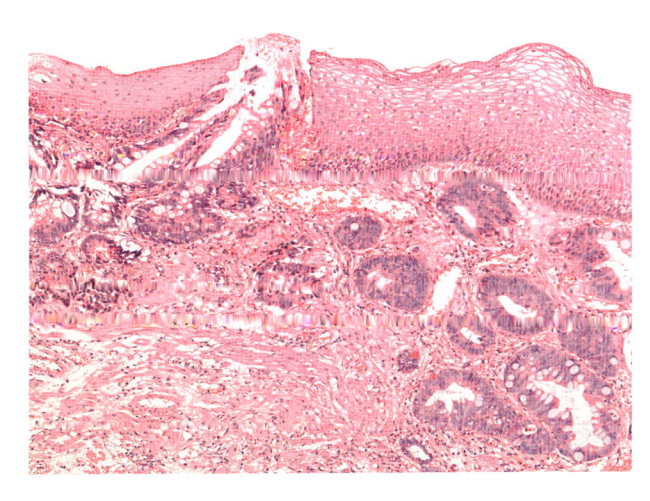

図14　扁平上皮下に伸展する Barrett 食道癌
　画面左の腺管は扁平上皮を穿破し，粘膜面に開口している．しかし，画面右の腺管は被覆する扁平上皮下の粘膜固有層内に存在しており，扁平上皮とは連絡をもたない．

表 Low-grade dysplasia の診断

筆頭著者	発行年	low-grade dysplasia の頻度（%）
Schnell, T. G.	2001	67.2
Sharma, P.	2003	25.0
Egger, K.	2003	20.2
O'Connor, J. B.	1999	17.6
Fisher, R. S.	2003	13.5
Csendes, A.	2002	11.9
Gopal, D. V.	2003	9.7
Conio, M.	2003	9.6
Vieth, M.	2005	1.1

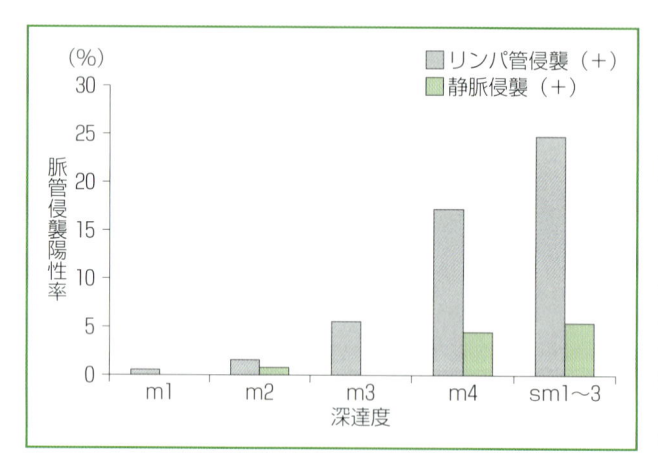

〔文献17）より改変〕

図15 表在型 Barrett 癌の深達度と脈管侵襲頻度

深達度分類は Zemler らの分類によるものである．リンパ管侵襲は深達度が進行するにつれ増加し，粘膜下層への浸潤例では約25％に達したが，静脈侵襲は浅層筋板までの浸潤例の一部で静脈侵襲陽性例がみられ，深層筋板および粘膜下層浸潤例で約5％程度みられた． 〔文献15）より作成〕

についてディスカッションすることが重要と考えられる．

Ⅷ．Barrett 食道癌のリンパ節転移危険因子

　Barrett 食道癌の深達度とリンパ節転移の関係については，国内外においてすでにいくつかの報告があり[11,17,19]，深達度評価の項目〔Ⅳ．〕でも述べた．癌の浸潤が深層粘膜筋板を越えない場合，脈管侵襲の頻度も低く[15]，リンパ節転移率は低いが，浸潤が粘膜下層に達すると 8〜41％の Barrett 食道癌でリンパ節転移が認められる（図15）．また Kaneshiro らによると[20]，外科的に切除された 185 例の Barrett 食道表在癌手術例の検討で，粘膜内癌 150 例中，リンパ節転移を認めたものは 1％，粘膜下浅層浸潤癌（pT1b-SM1 相当）35 例中では 9％であった．しかし，これらの症例における深達度（粘膜内癌はドイツの m1〜m4 と同様に分類した 4 群＋sm1 の計 5 群）で比較しても，15 年後の生存率に差はなかった．西らの検討[11]では粘膜内癌でリンパ節転移を認めたものは 1％にすぎないが，粘膜下層浸潤癌では 31％，固有筋層以深への浸潤癌では半数以上に転移を認

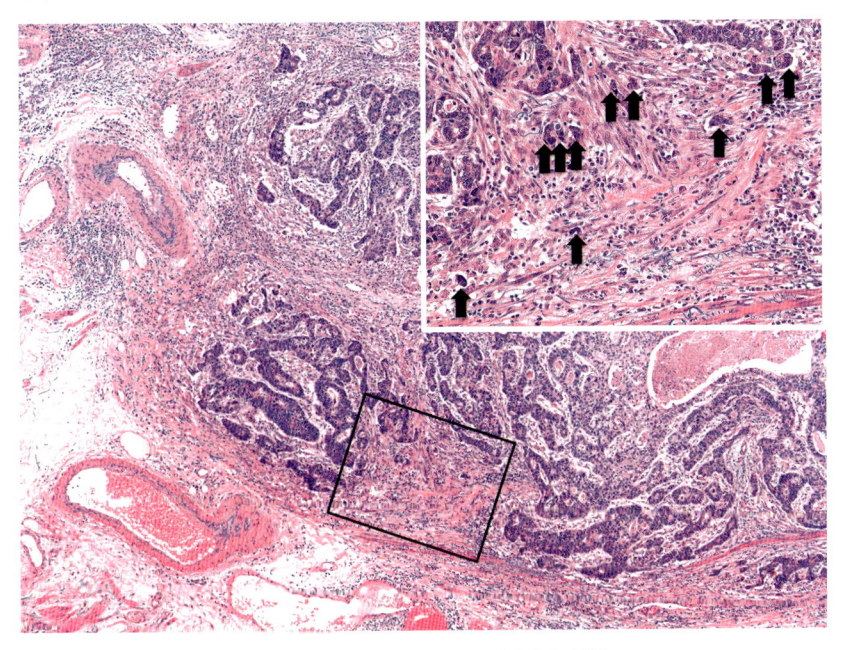

図 16 Tumor budding を示す症例

腺癌の浸潤先端部（□部）においてごく少数の細胞からなる小胞巣が認められる（inset）もので，Landau らは対物×20 視野で 5 個以上の小胞巣を認める症例は予後不良である可能性が高いと報告している．〔文献 22)〕

（東海大学 小澤壯治・西隆之博士のご厚意による）

めた．

また，Stolte らは 277 例の内視鏡的に切除された Barrett 食道表在癌において，浸潤先端部における浸潤様式を検討した結果，粘膜下深層への浸潤に伴って癌胞巣が小型化すると報告している[21]．Landau らは pT1 癌において小型化した胞巣（tumor budding）（**図 16**）による浸潤の多数みられた症例は，リンパ節転移率が tumor budding を伴わない症例に比べ 2.5 倍になるほか，粘膜下浸潤の頻度，脈管侵襲の頻度，腫瘍径や予後にも関連していることを報告している[22]．

欧米からの報告では，腫瘍の深達度のほかに脈管侵襲，組織型，腫瘍の大きさなどもリンパ節転移率に影響するという報告がなされている[23]．日本においても国内の症例を用いた臨床病理学的研究が待たれる．

文　献

1) 山田真善，九嶋亮治，小田一郎，他：Barrett 食道癌と食道・胃接合部癌の時代的変遷と *H. pylori* 感染．胃と腸　2011；46：1737-1749
2) Takubo K, Honma N, Aryal G, et al：Is there a set of histologic changes that are invariably reflux associated? Arch. Pathol Lab Med.　2005；129：159-163
3) Takubo K, Nixon JM, and Jass JR：Ducts of esophageal glands proper and Paneth cells in Barrett's esophagus：frequency in biopsy specimens. Pathology　1995；27：315-317
4) Aida J, Vieth M, Ell C, et al：Palisade vessels as a new histologic marker of esophageal origin in ER specimens from columnar-lined esophagus. Am J Surg Pathol.　2011；35：1140-1145
5) Aida J, Vieth M, Shepherd NA, et al：Is carcinoma in columnar-lined esophagus always located adjacent to intestinal metaplasia? – A histopathologic assessment. Am J Surg Pathol.　2015；39：188-196

6) Takubo K, Vieth M, Aryal G, et al : Islands of squamous epithelium and their surrounding mucosa in columnar-lined esophagus : a pathognomonic feature of Barrett's esophagus? Hum Pathol. 2005 ; 36 : 269-274

7) Coad RA, Woodman AC, Warner PJ, et al : On the histogenesis of Barrett's oesophagus and its associated squamous islands : a three-dimensional study of their morphological relationship with native oesophageal gland ducts. J Pathol. 2005 ; 206 : 388-394

8) Takubo K, Sasajima K, Yamashita K, et al : Double muscularis mucosae in Barrett's esophagus. Hum Pathol. 22 : 1991 ; 1158-1161

9) Takubo K, Aida J, Naomoto Y, et al : Cardiac rather than intestinal-type background in endoscopic resection specimens of minute Barrett adenocarcinoma. Hum Pathol. 2009 ; 40 : 65-74

10) 高橋亜紀子, 小山恒男, 友利彰寿 : 隆起型食道SM腺癌の内視鏡的特徴. 第65回食道色素研究会プログラム・抄録集 2011. p.16, 2011

11) 西 隆之, 慕内博康, 小澤壮治, 他 : Barrett腺癌の臨床病理学的検討―当科45例と本邦報告656例の検討. 消化器内視鏡 2009 ; 21 : 1199-1206

12) Westerterp M, Koppert LB, Buskens CJ, et al : Outcome of surgical treatment for early adenocarcinoma of the esophagus or gastro-esophageal junction. Virchows Arch. 2005 ; 446 : 497-504

13) Vieth M, and Stolte M : Pathology of early upper GI cancers. Best Pract Res. Clin. Gastroenterol. 2005 ; 19 : 857-869

14) Endoscopic Classification Review Group. Update on the paris classification of superficial neoplastic lesions in the digestive tract. Endoscopy 2005 ; 37 : 570-578

15) Zemler B, May A, Ell C, et al : Early Barrett's carcinoma : the depth of infiltration of the tumour correlates with the degree of differentiation, the incidence of lymphatic vessel and venous invasion. Virchows Arch. 2010 ; 456 : 609-614

16) Khor TS, Alfaro EE, Ooi EM, et al : Divergent expression of MUC5AC, MUC6, MUC2, CD10, and CDX-2 in dysplasia and intramucosal adenocarcinomas with intestinal and foveolar morphology : Is this evidence of distinct gastric and intestinal pathways to carcinogenesis in Barrett esophagus? Am J Surg Pathol. 2012 ; 36 : 331-342

17) Vieth M, Kiesslich R, and Takubo K : Histopathology of Endoscopic Resection in the Gastrointestinal Tract. Conio, M, Siersema, P, Repici, A, et al (ed) : Endoscopic Mucosal Resection. 153-164, Blackwell Publishing, Malden USA, Oxford UK, and Carlton Australia, 2008

18) 相田順子, 新井冨生, 櫻井うらら, 他 : Barrett食道の診断, Barrett食道にみられる異型上皮. 田久保海誉, 大橋健一 編 : 食道癌 腫瘍病理鑑別診断アトラス 2012. 41-46, 文光堂, 東京, 2012

19) Dunbar KB, Spechler SJ: The risk of lymph-node metastases in patients with high-grade dysplasia or intramucosal carcinoma in Barrett's esophagus: a systematic review. Am J Gastroenterol 2012 ; 107 : 850-862

20) Kaneshiro D. K, Post JC, Rybicki L, et al : Clinical significance of the duplicated muscularis mucosae in Barrett esophagus-related superficial adenocarcinoma. Am J Surg Pathol 2011 ; 35 : 697-700

21) Stolte M, Kirtil T, Oellig F, et al : The pattern of invasion of early carcinomas in Barrett's esophagus is dependent on the depth of infiltration. Pathol. Res. Prac. 2010 ; 206 : 300-304

22) Landau MS, Hastings SM, Foxwell TJ, et al : Tumor budding is associated with an increased risk of lymph node metastasis and poor prognosis in superficial esophageal adenocarcinoma. Mod. Pathol. 2014 ; 27 : 1578-1589

23) Leers JM, DeMeester SR, Oezcelik A, et al : The prevalence of lymphode metastases in patients with T1 esophageal adenocarcinoma-a retrospective review of esophagectomy specimens. Ann Surg. 2011 ; 253 : 271-278

第5章 Barrett食道，Barrett食道癌の内視鏡分類

a 内視鏡分類

〔石原 立〕

はじめに

ライフスタイルの欧米化や *Helicobacter pylori* 感染率の低下により，Barrett食道癌の増加が懸念されている．しかし本邦ではBarrett食道やBarrett食道癌に関する理解は十分に進んでおらず，これら疾患の取り扱いにおいても多少の混乱がみられている．食道胃接合部（EGJ；esophago-gastric junction）を同定するとともにBarrett食道の存在や範囲を診断し，さらにEGJ付近に発生した癌を適切に分類するには，この領域における定義や分類に精通している必要がある．そこで本稿では，Barrett食道やBarrett食道癌，食道胃接合部癌といった疾患を診断治療していくうえで必要になる各種定義や分類に関して解説する．

I．内視鏡的な食道胃接合部の定義

「臨床・病理 食道癌取扱い規約（第10版補訂版）[1]」によると，EGJは，食道筋層と胃筋層の境界であり，切除標本の肉眼的観察では周径の変わる部位と定義されている．これに対応する部分を内視鏡で診断する際に，表1に示す内視鏡的定義が用いられる．

表1　内視鏡的な食道胃接合部の定義

本邦における定義：食道下部の柵状血管の下端もしくは胃大弯の縦走襞の口側終末部．
欧米における定義：胃の縦走襞の口側終末部．

1．縦走襞の口側終末部の同定

萎縮のない胃であれば縦走襞の口側終末部を同定するのは容易で（図1a），EGJ部の良い指標となる．実際縦走襞の口側終末部を指標に用いて，1 cm以上のBarrett食道は検者間で再現性高く診断できる．しかし1 cm未満の小さなBarrett食道は，縦走襞の口側終末部の判定に検者間でばらつきがあるため，再現性が低くなる．また本邦でよく見られ

図1 内視鏡的 EGJ の定義
a：胃の縦走襞の口側終末部
b：食道下部の柵状血管の下端
　（White light imaging）
c：食道下部の柵状血管の下端
　（Narrow band imaging）

a	
b	c

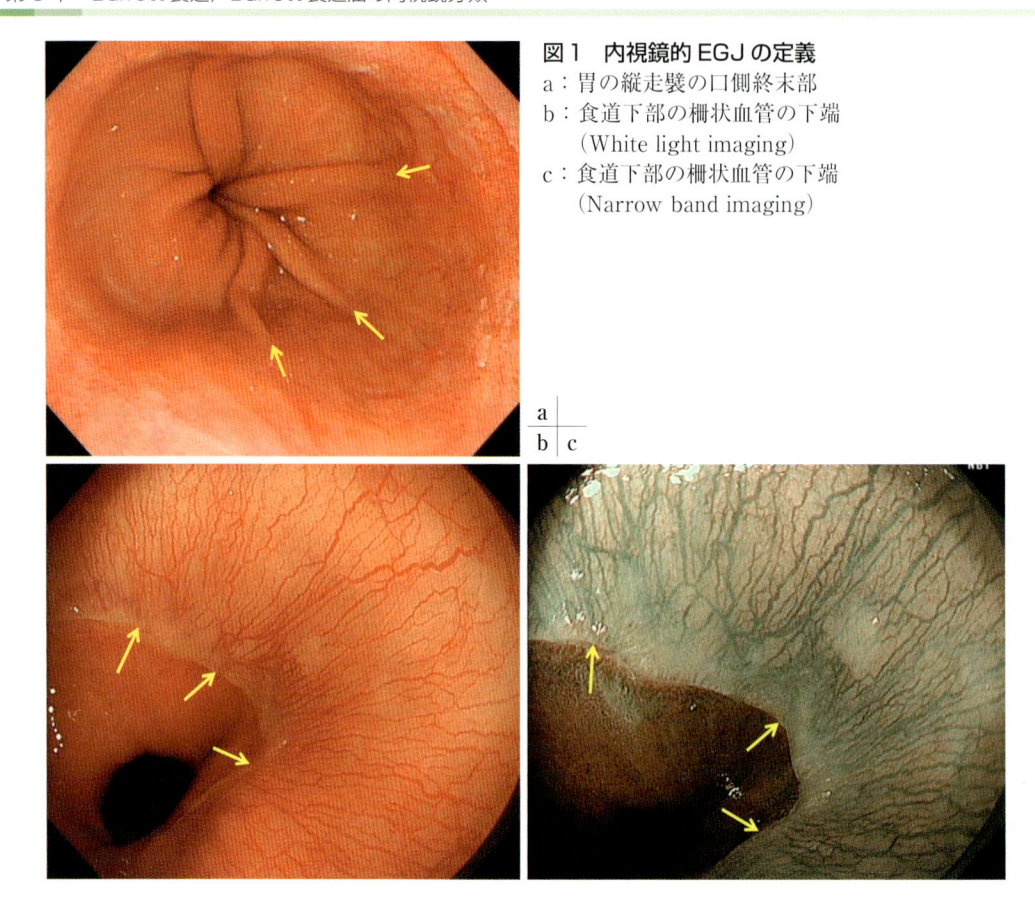

る萎縮が強い胃では胃の襞が確認できないことが多く，指標として用いることはできない．

2．柵状血管の下端の同定

　柵状血管の下端が内視鏡により視認されれば，EGJ を明瞭に同定できる（**図1b，c**）[2]．しかし柵状血管は逆流性食道炎や異形成病変の部分では観察しにくくなり，long segment Barrett esophagus（LSBE，後述）の半数近くでは視認困難となる．

3．内視鏡的定義の実際

　そのため欧米では柵状血管は EGJ の指標として用いるべきでないと考えられており，もっぱら胃大弯の縦走襞の口側終末部が EGJ の指標として用いられている．一方，1 cm 未満の小さな Barrett 食道が大半を占める本邦では柵状血管の下端により EGJ の同定を試み，これが困難な場合に胃大弯の縦走襞の口側終末部を指標にするのがよいと考える．

Ⅱ．Barrett 食道の分類

1．プラハ分類（図2）

　Barrett 食道の内視鏡診断の標準化を目指して，International Working Group for the Classification of Oesophagitis により提唱された分類である[3]．この分類は inter-observer および intra-observer の一致率が高く，信頼性の高い分類法として推奨されている．し

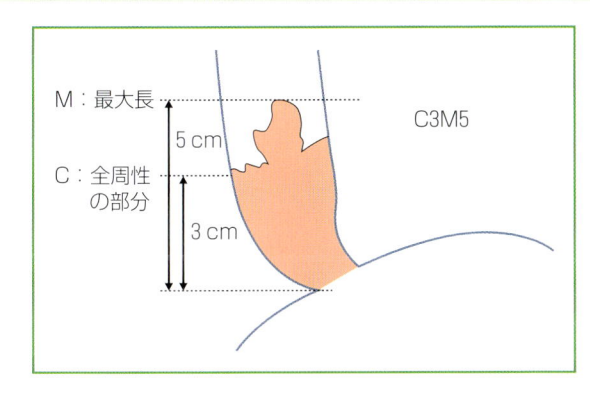

図2 プラハ分類

EGJ は胃の縦走襞の口側終末部と定義し，EGJ より連続して伸びる円柱上皮のうち全周性の部分を"C"（circumferential extent）とし，舌状に伸びる部分の最大長を"M"（maximum extent）とし，それぞれを記載するように決められている．また C と M の長さを測定する際には，内視鏡のシャフトに刻まれたスケールをバイトブロック上で計測することが推奨されている．図示した例は「C3M5」と表現する．〔文献3）より作図〕

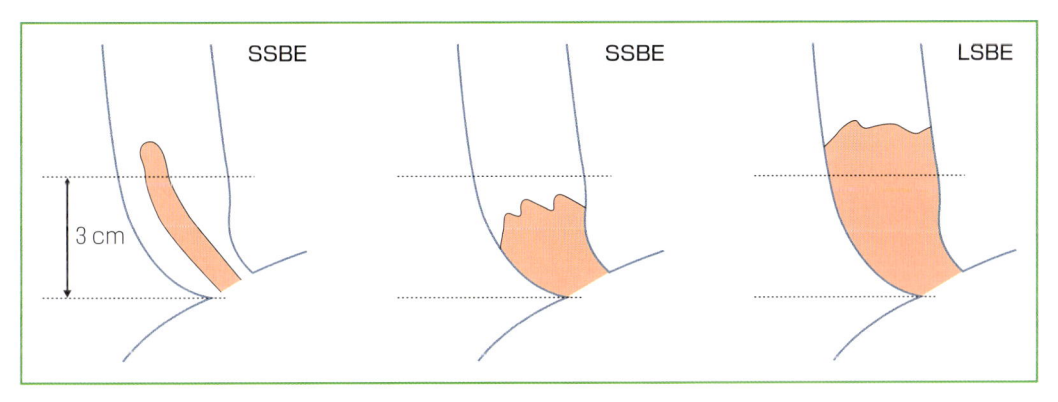

図3 食道癌取扱い規約の分類

Short segment Barrett esophagus（SSBE）：Barrett 粘膜の一部が 3 cm 未満であるか，または非全周性のもの．
Long segment Barrett esophagus（LSBE）：全周性に 3 cm 以上の Barrett 粘膜を認めるもの．

〔文献1）より作図〕

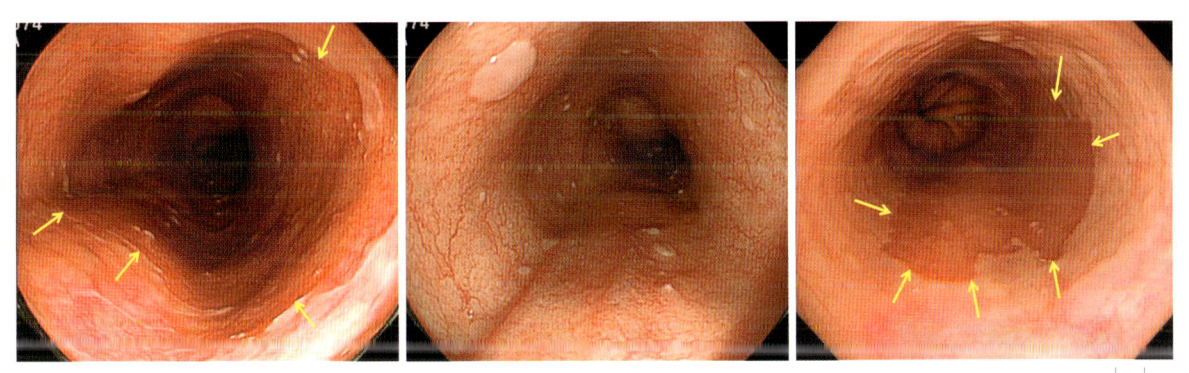

図4 Barrett 食道の内視鏡像

a：胸部上部食道に Squamocolumnar junction（SCJ）を認める．
b：胸部中部から下部食道には LSBE が全周性に広がっている．
c：下部食道に長さ 3 cm 弱の SSBE が広がっている．

かし前述したように，SSBE が大半を占め，萎縮性胃炎の多い本邦の現状にはそぐわない分類である．

2．食道癌取扱い規約の分類

Barrett 粘膜の存在する食道を Barrett 食道と呼び，Barrett 食道は LSBE と SSBE の 2 つに分けられる（図3）．実際の内視鏡像を図4に示す．Barrett 食道は食道腺癌の発生母地であり，年率で 0.12～0.50％[4)～8)]の頻度で発癌するとされている．本邦では SSBE が大半を占めるため，Barrett 食道癌の多くも SSBE 由来である．一方，本邦における LSBE の頻度は 0.2％程度ときわめて低い[9)]ため，LSBE 由来の癌も比較的少ない．しかし，発癌率自体は LSBE のほうが高いとも指摘されており[10)]，LSBE は SSBE に比べてより発癌に注意して経過観察する必要がある．

Ⅲ．EGJ 付近に発生する癌の分類

1．食道癌取扱い規約[1)]による食道胃接合部癌

病理組織型にかかわらず，EGJ の上下 2 cm 以内に癌腫の中心があるものが食道胃接合部癌である（図5）．

食道胃接合部癌は，その浸潤範囲に応じて E，EG，E＝G，GE，G に分けられる（図6）．EGJ には胃癌，食道扁平上皮癌，Barrett 食道癌などが含まれ，Barrett 食道癌の多くは E に分類される．

2．TNM 分類（第7版）による EGJ 癌

Siewert 分類に準じて EGJ の上下 5 cm 以内に癌腫の中心がある腺癌と定義されている．
Siewert type Ⅰ と Siewert type Ⅲ では癌が EGJ に及んでいる必要がある（type Ⅱ については記載されていない）．Siewert type Ⅱ は EGJ から食道側 1 cm，胃側 2 cm に癌の中

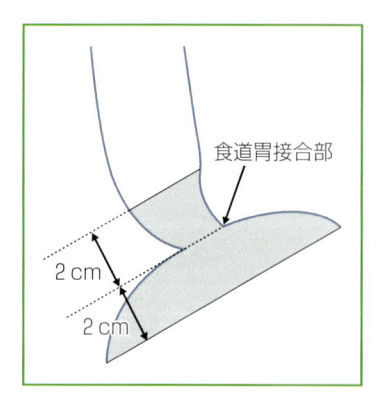

図5 食道癌取扱い規約および胃癌取扱い規約による食道胃接合部領域
〔文献1）より作図〕

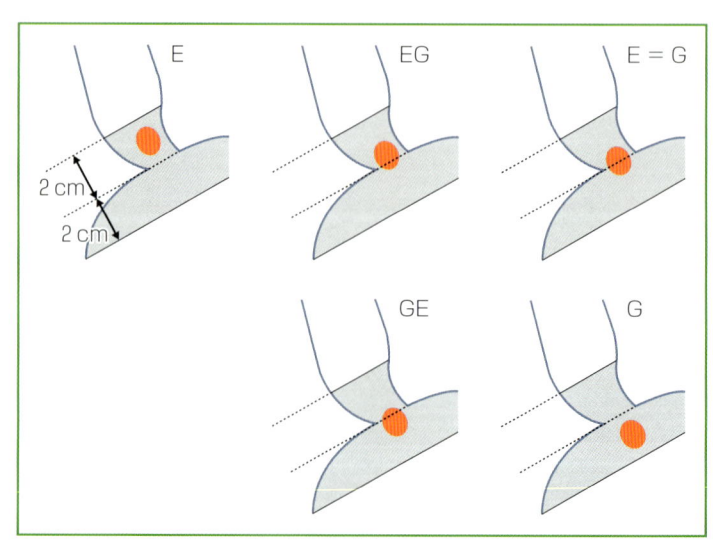

図6 食道癌取扱い規約および胃癌取扱い規約による食道胃接合部癌の細分類
〔文献1）より作図〕

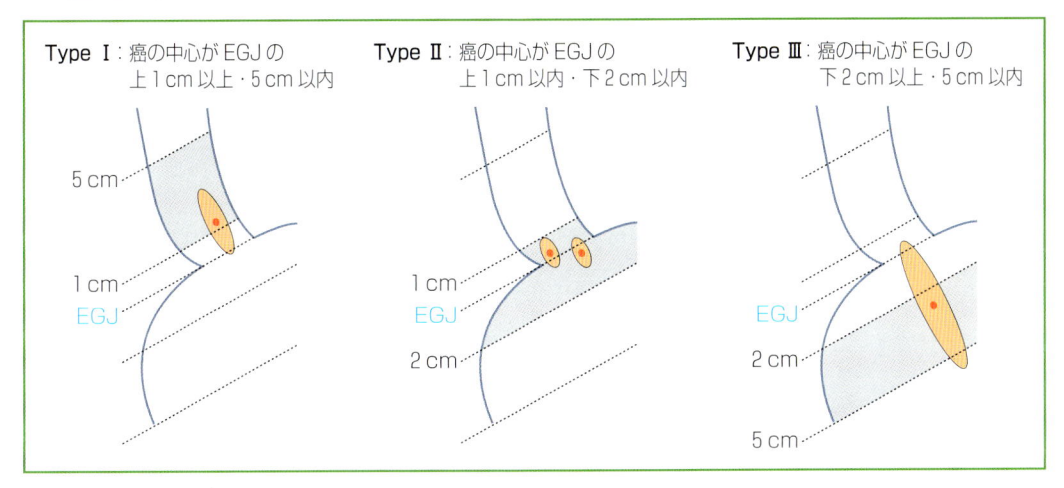

図7　Siewertの食道胃接合部癌の分類
●：癌の範囲，●：癌の中心．Type ⅡがTrue cardia cancerとされている．
〔Siewert JR, et al：Chirurg　1987；58：25-32 より作図〕

心をおく腺癌で，True cardia cancer とされている（図7）．欧米では Barrett 食道癌の多くが，Siewert type Ⅰに含まれるが，SSBE からの発癌が多い本邦では Barrett 食道癌はそのほとんどが Siewert type Ⅱに含まれる．

Ⅳ．病型分類

Barrett 食道癌および Barrett 食道表在癌の病型分類は，食道癌取扱い規約に準じて記載する（図8，表2，3）．

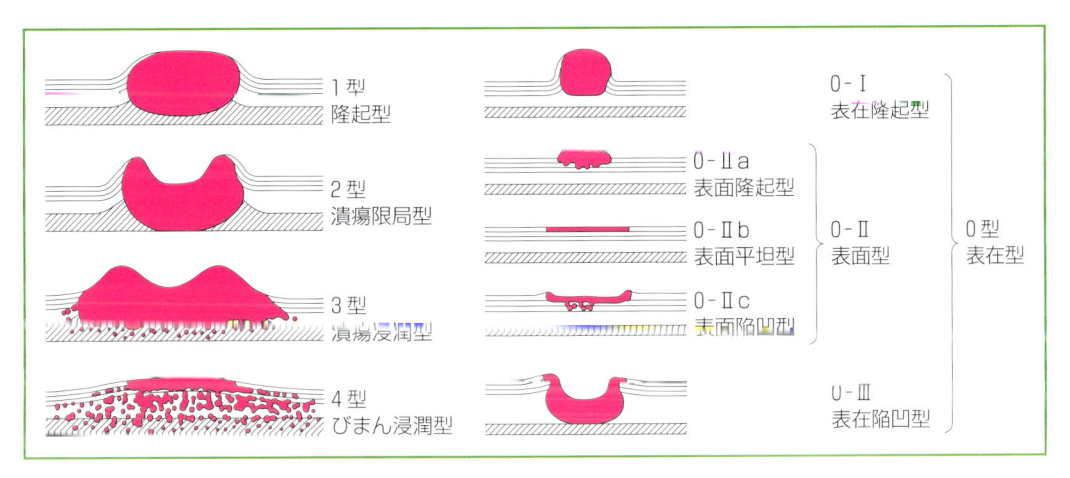

図8　病型分類（0～4型）
〔日本食道学会 編：臨床・病理　食道癌取扱い規約（2008年4月，第10版補訂版）．p.13 より引用〕

表2　病型分類

0型	表在型	：癌の直接浸潤が粘膜下層までにとどまると推定される病変．
1型	隆起型	：限局性隆起性病変．丈の高い隆起性病変で，表面はびらん状であることが多い．隆起の大部分が周囲から連続する扁平上皮で覆われるものがある．
2型	潰瘍限局型	：潰瘍形成性病変で腫瘍先進部の境界が明瞭なもの．
3型	潰瘍浸潤型	：潰瘍形成性病変で腫瘍先進部の境界が一部あるいは全周で不明瞭なもの．
4型	びまん浸潤型	：一般に潰瘍および隆起が目立たず壁内浸潤が広範囲なもの．なお，潰瘍または隆起性病変が存在しても，浸潤部が著しく広範であるものもこの型に属する．
5型	分類不能型	：基本形0〜4のいずれにも帰属し得ない複雑な病型を示す病変．5aは前治療のない癌で，基本型に分類ができないもの．5bは前治療のため病型が変化し，基本型に分類ができないもの．ただし，治療後でも0〜4の基本型に分類が可能なものは，それを適用する．なお前治療を受けた症例には治療法の記号をつける．

〔日本食道学会 編：臨床・病理　食道癌取扱い規約（2008年4月，第10版補訂版），p.57より引用〕

表3　表在型（0型）の亜分類

0-Ⅰ	表在隆起型	：丈の高い隆起性病変で，その大きさ，高さ，基底部のくびれ具合から表在型と推定される癌．
0-Ⅰp型	有茎性	：有茎性あるいは亜有茎性で基底部の広さより高さが目立つ病変．
0-Ⅰs型	無茎性（広基性）	：無茎で，高さよりも基底部の広さ（大きさ）が目立つ病変．旧分類で0-Ⅰpl，0-Ⅰsepとされたものが含まれる．
0-Ⅱ	表面型	：明らかな隆起や陥凹がない病変．
0-Ⅱa	表面隆起型	：ごく軽度に隆起している病変（高さの目安は約1mm程度までとする）．
0-Ⅱb	表面平坦型	：肉眼で隆起や陥凹が認識できない病変．ヨード染色で癌の存在が認識できることが多い．
0-Ⅱc	表面陥凹型	：ごく浅い軽度の陥凹を示す病変で発赤を伴う場合が多い．いわゆる「びらん」程度の陥凹性病変．
0-Ⅲ	表在陥凹型	：Ⅱcより深い潰瘍形成性の陥凹性病変で，その陥凹底が粘膜筋板を越えると推定される病変．

〔日本食道学会 編：臨床・病理　食道癌取扱い規約（2008年4月，第10版補訂版），p.62より引用〕

■ おわりに

　増加が懸念されるBarrett食道およびBarrett食道癌に関連する各種内視鏡分類について解説した．本邦におけるBarrett食道癌のサーベイランスや診断，治療には未解決な問題点がいくつか残されている．適切な分類のもとに蓄積されたデータは，このような問題に答えを出すうえで非常に重要な鍵になると思われる．

文献

1) 日本食道学会 編：臨床・病理 食道癌取扱い規約（第10版補訂版），金原出版，東京，2008.
2) Hoshihara Y, Kogure T：What are longitudinal vessels? Endoscopic observation and clinical significance of longitudinal vessels in the lower esophagus. Esophagus　2006；3：145-150

3) Sharma P, Dent J, Armstrong D, et al : The development and validation of an endoscopic grading system for Barrett's esophagus : the Prague C&M criteria. Gastroenterology 2006 ; 131 : 1392-1399
4) Hvid-Jensen F, Pedersen L, Drewes AM, et al : Incidence of adenocarcinoma among patients with Barrett's esophagus. N Engl J Med 2011 ; 365 : 1375-1383
5) Wani S, Falk G, Hall M et al : Patients with nondysplastic Barrett's esophagus have low risks for developing dysplasia or esophageal adenocarcinoma. Clin Gastroenterol Hepatol 2011 ; 9 : 220-227
6) Drewitz DJ, Sampliner RE, Garewal HS : The incidence of adenocarcinoma in Barrett's esophagus : a prospective study of 170 patients followed 4.8 years. Am J Gastroenterol 1997 ; 92 : 212-215
7) Shaheen NJ, Crosby MA, Bozymski EM, et al : Is there publication bias in the reporting of cancer risk in Barrett's esophagus? Gastroentcrology 2000 ; 119 : 333-338
8) Hameeteman W, Tytgat GN, Houthoff HJ, et al : Barrett's esophagus : development of dysplasia and adenocarcinoma. Gastroenterology 1989 ; 96 : 1249-1256
9) 河野辰幸, 神津照雄, 大原秀一, 他 : 日本人のBarrett粘膜の頻度. GERD研究会Study委員会. Gastroenterol Endosc 2005 ; 47 : 951-961
10) Menke-Pluymers MB, Hop WC, Dees J, et al : Risk factors for the development of an adenocarcinoma in columnar-lined (Barrett) esophagus. The Rotterdam Esophageal Tumor Study Group. Cancer 1993 ; 72 : 1155-1158

第5章 Barrett食道，Barrett食道癌の内視鏡分類

b 拡大内視鏡分類

〔郷田憲一，土橋　昭，田尻久雄〕

はじめに

　Barrett食道のおもな組織学的発癌経路はmetaplasia（specialized intestinal metaplasia；SIM）-dysplasia-carcinoma sequenceと考えられている．しかし，通常の内視鏡観察では，発癌の前段階にあたるSIM，dysplasiaと非SIM Barrett粘膜とを識別できず，早期癌でさえ病変の検出は容易でない．そこで欧米ではBarrett食道の全域にわたり1～2 cmおきに4点生検するランダム生検法（いわゆるSeattle protocol）が推奨されてきた．ランダム生検法はサンプリング・エラー，高コスト，手間（検査時間の延長），安全性（出血）などさまざまな問題をはらんでおり，経年的に繰り返し継続していくことの難しさも指摘されている．

　そこで，粘膜表層の詳細な観察に基づいた"狙撃生検"によるBarrett食道サーベイランスの可能性を追求すべく，色素法（インジゴカルミン，メチレンブルー，クリスタルバイオレットなど）や酢酸法に拡大内視鏡を併用して，SIMに特徴的な内視鏡像を明らかにする試みがなされてきた．しかし，これらの色素や酢酸を用いた拡大内視鏡検査は，染色や色調変化の程度に左右されやすく，染色液の準備・撒布チューブを要するなど手技的な煩雑さを伴うことは否めない．

　最近，著しい画像技術の発達を背景に，光学・デジタル画像技術で消化管粘膜表層の微細構造を，微小血管像を含めて強調できるvirtual chromoendoscopy（optical or digital image-enhancing endoscopy）が開発・臨床応用された．その一つであるNarrow-Band Imaging（NBI）は国内外を問わず，Barrett食道・腺癌領域の精密な内視鏡診断にもっとも頻用されている．NBIは染色液を用いることなく，拡大内視鏡との併用により，精細に微細粘膜・血管構造を描出できる．

　本邦においては，筆者らが初めてNBI拡大内視鏡所見を系統化した分類を提唱したものの，dysplasia・腺癌症例はきわめて限られていることから，国際的に認知されるには至らなかった[1]．本邦に比し圧倒的にBarrett食道・腺癌の有病率が高い欧米において，多数例のdysplasia・腺癌の拡大内視鏡所見に基づいたさまざまな国際的分類が作成された．

　国際的に広く認知されているNBI拡大分類は三つあり，いわゆるKansas分類，Amsterdam分類，Nottingham分類であり，3大国際分類とも称される[2〜4]．

本稿では，3大NBI国際分類とわれわれが提唱したNBI拡大内視鏡分類を中心に，色素・酢酸を用いた拡大内視鏡分類について概説したい．また，微細粘膜模様および微小血管構造に相当する英語表記は各分類で異なるが，本稿では微細粘膜模様をmucosal pattern（MP），微小血管構造をvascular pattern（VP）に統一する．

I．色素法

1．インジゴカルミン

　インジゴカルミン（indigocarmine；IC）は粘膜に吸収されないため，Barrett食道の粘膜表面の凹部に貯留し，粘膜微細模様のコントラストを上げる目的で使用される．欧米では1990年代より拡大内視鏡との併用によるICの有用性が追求され，粘膜表層の絨毛様MPと組織学的SIMとの強い関連性が報告された．その後，腫瘍病変の診断にも応用され，SharmaらはIC＋拡大内視鏡で組織学的high grade dysplasia（HGD）部は高率に異常なMP（irregular/distorted）を呈し，正診率は100％と報告した[5]．しかし，IC＋拡大内視鏡と高解像度白色光内視鏡とを比較した前向き無作為化クロスオーバー試験の結果では，腫瘍病変検出における高解像度白色光内視鏡への上乗せ効果は示されなかった[6]．

2．メチレンブルー

　メチレンブルー（methylene blue；MB）は，これまでにもっとも多くの臨床研究がなされてきた染色液である．理論的にはSIM上皮に存在する杯細胞に吸収されるため，当初，SIMの内視鏡的検出法として応用された．EndoらはMB染色＋拡大内視鏡観察により，Barrett食道粘膜を5種類のMPに分類した（small round, straight, long oval, tubular, villous）．その結果，MBで染色されたtubular/villous patternを示す粘膜部が高率に組織学的SIMであったと報告した[7]．また，SIMのみならずdysplasiaをも高率に検出できるとの報告もあるが，その後の検討では，MBの有用性について否定的な報告も少なくなく，SIMおよびdysplasiaの検出においてMBが有用か否か（SIMは染色され，dysplasiaは染色されないのか？）については一定の見解が得られていない[8]．さらに，MBで染色された部位を白色光で照明するとDNA損傷が生ずるとの報告がなされた．その後，本邦のみならず欧米においても，MBを一般臨床で使用した報告は皆無に等しい．

3．クリスタルバイオレット

　クリスタルバイオレット（crystal violet；CV）は，これまで本邦を中心に大腸ポリープのpit pattern診断を行う際の吸収色素として使用されてきた．CVを用いたBarrett食道の色素内視鏡診断は，ごく限られた検討報告しかない．Amanoらは，Barrett食道の染色に最適なCV濃度について検討し[9]，その結果をもとにCVに染色されたBarrett食道粘膜のMPを非拡大の白色光観察下にclosed typeとopen typeの二つに大別したシンプルな分類を提案した[10]．SIM/dysplasiaに対して高い感度（96％）を示したopen typeの診断的有用性が報告された．

II. 酢　　酸

　Barrett 食道内の腫瘍検出において，酢酸法は後述する NBI に次いで数多くの臨床研究がなされている．とくに本邦においては，NBI 拡大内視鏡と酢酸法との併用は内視鏡的切除の術前範囲診断において有用な手技とされている[11]．
　酢酸は Barrett 食道粘膜を白色化（acetowhitening）させることにより，粘膜微細模様の視認性を向上させる．Guelrud ら[12]，Toyoda ら[13] は酢酸と拡大内視鏡との併用で描出される MP を分類し，ridge/gyrus および villous pattern が Barrett 食道の SIM に特徴的 pattern であることを示した．また，酢酸と拡大内視鏡の併用は dysplasia の検出率を向上させることも報告され，最近のランダム生検との比較試験では，酢酸法による狙撃生検の dysplasia／腺癌の検出率は，ランダム生検より有意に高く（12.5％ vs. 2％），生検個数は 15 倍少なかった[14]．
　本邦における新たな展開として，Barrett 食道内の squamocolumnar junction にかかる Barrett 表在癌の 52％にみられるとされる扁平上皮下浸潤診断への応用が挙げられる[15]．Yamagata らは，Barrett 腺癌の扁平上皮下腫瘍進展部に特徴的な酢酸併用拡大内視鏡像として small white sign（small hole with a white margin，small white spots，sulciform structures）が観察されることを報告した．とくに術前範囲診断の際，通常内視鏡では認識困難な場合も少なくなく，扁平上皮下浸潤の補助診断法になりうるとしている[16]．

III. NBI

　筆者らは Barrett 食道患者 58 例の NBI 拡大内視鏡で観察した 217 カ所の MP（round or oval，long straight，villous，cerebriform，irregular）/VP（honeycomb-like，vine-like，coiled or curly haired，ivy-like or DNA-spiral-like，irregular）をそれぞれ 5 種類に分類した．その結果，cerebriform の mucosal pattern（61％）と ivy-like or DNA-spiral-like の vascular pattern（88％）で SIM がもっとも高率に認められ，irregular な MP/VP（4 例 6 カ所）はすべて腺癌部であった[1]．腸上皮化生と腺癌を含めた本邦初の分類であったが，他の国際分類に比し，パターンが多く複雑であり，腺癌症例数が不十分であること，欧米と本邦との病理組織学的見解の相違から low grade dysplasia（LGD）/HGD が含まれていないなどの理由により，欧米の内視鏡医に認知されるに至らなかった．前述したごとく，国際的に広く認知されているおもな分類は三つ（3 大国際分類）あり[2〜4]，最近では，これらを融合・簡易化した分類（本稿では仮に"新規国際分類"と呼称する）も提唱されるようになった．

1．Kansas 分類

　2006 年に米国の Sharma らが報告した NBI 拡大内視鏡分類で，MP は ridge/villous，circular，irregular/distorted の 3 種類に，VP は normal/abnormal の二つに大別されている[2]．
　ridge/villous pattern の SIM に対する感度・特異度・陽性的中率は，それぞれ 93.5％，86.7％，94.7％であり，irregular/distorted pattern の HGD に対する感度・特異度・陽性

的中率は，それぞれ100％，98.7％，95.3％ときわめて高い診断精度が示された．

2．Amsterdam 分類（表1）

Karaらが報告したNBI拡大分類で，MP → VP → abnormal vessel の順序で，段階的に診断を進めるよう設計されており，論文中ではmultistep（hierarchical）classificationと称されている[3]．

本分類は，まずMPをvillous/gyrus・flat・othersの三つに分け，次にMPとVPをそれぞれregular/irregularの二つに大別している．"validation set"において，villous/gyrusとflat（18％）が統計学的にSIMを予測する独立した因子であること，また，irregular/disrupted MP，irregular VP，あるいはabnormal blood vesselの3所見はすべて統計学的にHGIN（high grade intraepithelial neoplasia）を予測する独立した因子であり，すべてのHGINの部位で三つの所見のいずれか一つを認めたとしている．すなわち，regular MP with regular VP（非dysplasia）とabnormal blood vesselに着目することが，NBI拡大によるBarrett's neoplasiaの内視鏡的同定およびnon neoplasiaとの鑑別において肝要であるとしている．

この分類は以下の2点において画期的であったと考える．従来の拡大内視鏡分類にはなかった平坦な非腫瘍性粘膜"flat-type pattern"の存在をクローズアップし，その定義を明確にし（flat mucosa with normal-appearing long branching vessels），臨床病理学

表1 Amsterdam 分類

	Hierarchical steps					
	1) Type of mucosal pattern	2) Regularity of mucosal pattern	3) Regularity of vascular pattern		4) Abnormal blood vessels	5) Type of abnormal vessels
Categories in each step	Villous/gyrus-forming	Regular	Regular	Regular honey comb structures	Not present	Not applicable
				All vessels situated regularly along or between mucosal folds	Present	Spiral vessels
	Flat			Regular long branching pattern		Vessels with different calibers
						Small isolated vessels
						Crowded vessels
	Other (describe)	Irregular (disrupted pattern, destructed villi)	Irregular (disorganized vessels that are not regularly between or along mucosal folds)			Other (describe)

〔Kara MA, et al: Detection and classification of the mucosal and vascular patterns (mucosal morphology) in Barrett's esophagus by using narrow band imaging. Gastrointest Endosc 2006; 64: 155-166[3]〕

意義について初めて言及したこと，またregular vascular patternの定義（The blood vessels regularly situated between or along the mucosal fold）を具体的かつ適確に述べたことである．

しかし，他の報告ではSIM部の特徴的MPの一つとされてきたtubular patternを示す部位に組織学的にSIMは皆無であった（組織学的SIM部はすべてvillous/gyrus type）．また，irregularとabnormalに細分類化されたVPの形態学的定義が曖昧であるなど，本分類は疑問・問題点をはらんでいる．それに何より本分類は複雑である．

3．Nottingham 分類

Nottinghamグループからの報告は，2007年のAnagnostopoulosらの報告[4]と2008年のSinghらの報告[17]がある．本稿では後述する新規国際分類の先駆けともなった前者を取り上げたい．

Anagnostopoulosらは Amsterdam 分類を土台にして MP を regular（round, linear, tubular, villous）/absent（Amsterdam 分類の flat-type に相当）/irregular に，VP を regular/irregular に簡易化した分類を提唱した．regular MP の tubular/linear/villous または absent MP（regular VP を伴う）の SIM に対する感度・特異度・陽性的中率・陰性的中率は，それぞれ 100％/78.8％/93.5％/100％と高い精度を示した．また，irregular MP or VP は HGD に対して高い感度・特異度・陽性的中率・陰性的中率（90％/100％/99.2％/100％）を示し，通常内視鏡で不明瞭な病変も，NBI拡大内視鏡では非腫瘍と腫瘍の境界（demarcation line）を明瞭に視認しえたと報告した．

4．3大NBI国際分類の問題点

1）LGDとSIMの鑑別

三つの分類ともすべて，結果的にSIMとHGDの診断精度は高いものの，LGDとSIMとの鑑別診断の正診率は低い．Kansas分類では組織学的にLGD部が高率にridge/villous MP（94％），normal VP（89％）を示し，Nottingham分類では，すべての組織学的LGD部がregular MPもしくはabsent MP with regular VPであった．SIMとLGDは，組織学的診断でさえ病理医間の一致率は低い（κ値0.3〜0.5の報告が多い）ことから，現時点でのNBI拡大内視鏡診断の限界なのかもしれない．

2）診断の再現性

また，この三つの分類の報告では再現性〔interobserver/intraobserver agreement（観察者間/観察者内一致率）など〕が検証されていないことがlimitationとして挙げられている．本稿で詳述していないSinghらが報告したもう一つのNottingham分類では，内視鏡医間（Experts 3人・Nonexperts 3人）の再現性が検討され，観察者間/観察者内一致率はExperts/Non-expertsにおいてそれぞれ0.78/0.91と0.71/0.87であり，内視鏡医の経験値にかかわらず良好な再現性が示された[17]．しかし，筆者自身が参加した3大国際分類の比較試験においては，すべての分類においてκ値は0.60未満（κ＝0.34〜0.47）であり（0.60以上が'good'と評価される），十分な観察者間一致率は得られなかった[18]．

5．新規国際分類の提唱

3大NBI分類をはじめ，複数の分類が存在すること，その一部は複雑であることなど

が，一般臨床への応用の妨げとなっている．また，SIM を介さない発癌経路の存在を示唆する報告が相次ぎ[19]，SIM を内視鏡的に識別する臨床的意義が低下しつつあることから，これまでの分類は非 SIM・SIM・腫瘍の三つの内視鏡的鑑別を目的とするものであったが，非腫瘍・腫瘍の鑑別のみを目的とする分類の作成が望まれるようになった．そこで，これまでの分類を統合・簡略化し，MP/VP をそれぞれ，regular/irregular の二つに大別するのみの，いわゆる新規国際分類（表2）が作成・提唱され，これまでに，二つの画像評価に基づいた後ろ向き検討がある[20),21)]．

その結果は早期癌の予測において，観察者間一致度（$\kappa=0.39,\ 0.44$）と 0.60 に満たず，感度 58%[21)]，特異度 66%[20)]，正診率 71%[20)] と不十分な結果であった．この二つの内視鏡画像を用いた検討の結果が不十分であった一因として，非ハイビジョンまたは非拡大内視鏡画像であったためではないかと推察された．そこで，われわれはハイビジョンかつ拡大内視鏡画像を用いて，新規国際分類に基づいた診断の再現性・精度に関する検討を行った．その結果，早期癌の組織予測に関する観察者間一致率は良好であった（$\kappa=0.80$，almost perfect）．また感度 92.7%，特異度 95.9%，正診率 95.0% と十分に高い診断精度が得られた（unpublished data；Kato M, et al；UEGWeek 2014）．今後，実臨床での前向き試験で本研究の結果を検証する必要があるものの，良質の NBI 拡大画像が得られれば，簡易化された新規国際分類でも，十分高い診断精度を得られる可能性が示唆された．

6．刷新された NBI 内視鏡システム

NBI には，色素法よりは手技が煩雑でなく，染色程度に左右されないなどの利点がある．一方，NBI 併用拡大内視鏡の難点として，光量が制限され暗いことや，出血による著明な画像劣化，良質の拡大画像を得るためには高い技能（拡大レバーとスコープの繊細な操作）を要することなどが指摘されている．そこで，それら難点を最大限に克服すべく，最新の NBI システム（EVIS EXERA/LUCERA ELITE：Olympus Co., Tokyo）と Dual Focus 内視鏡（GIF-HQ 190 & 290：Olympus Co., Tokyo）が開発・市販された．最新 NBI システムの光量は従来型の約 2 倍と格段に明るくなり，総合的に画質も向上している．Dual Focus 内視鏡は細径化されたうえ，ボタンを押すだけで速やかに中等度の

表2 NBI 拡大内視鏡分類：3 大国際分類と新規国際分類

	3 大国際分類			新規国際分類
	〈Kansas〉 Sharma, et al.[5)]	〈Amsterdam〉 Kara, et al.[3)]	〈Nottingham〉 Anagnostopoulos, et al.[4)]	
Mucosal pattern	Circular/ridge/ villous	Villous/gyrus forming	Regular Round/linear/ tubular/villous	Regular (including absent/ flat pattern)
		Flat	Absent Flat/non-structural	
	Irregular/ distorted	Irregular	Irregular	Irregular
Vascular pattern	Normal	Regular/ABV absent	Regular	Regular
	Abnormal	Irregular/ABV present	Irregular	Irregular

ABV：abnormal blood vessels

拡大観察が可能で，深い焦点深度によりピント合わせも容易となっている．

　Singh らの Nottingham 分類[17]に基づいた Dual Focus 内視鏡の Barrett 食道腫瘍病変に対する感度・特異度は 100％，93.8％と良好であり，陰性的中率 100％でランダム生検個数を 86％減らせる可能性も報告されている[22]．Dual Focus 内視鏡は手技の簡便さから，とくに欧米において普及する可能性がある．新規国際分類に基づいた，Barrett 食道腫瘍病変に対する Dual Focus 内視鏡の診断精度について，国際多施設検討（日・米・蘭・独）が進行中である．

おわりに

　欧米の内視鏡医が中心となって作成された拡大内視鏡分類は，本邦の現状にそぐわない可能性がある．本邦には質的（癌・非癌，組織分化度）診断から量的（範囲）診断に至るまで早期胃癌診断で培われた他国に比類なき拡大内視鏡診断体系がある．それを存分に応用し，本邦の実臨床に則し，かつ運用しやすい拡大内視鏡分類の作成が望まれる．また，多施設から集積された十分な dysplasia / 表在癌病変の内視鏡データの解析に基づいた，国際的にも認知されうる拡大内視鏡分類の実現に期待したい．

文　献

1) Goda K, Tajiri H, Ikegami M, et al：Usefulness of magnifying endoscopy with narrow band imaging for the detection of specialized intestinal metaplasia in columnar-lined esophagus and Barrett's adenocarcinoma. Gastrointest Endosc　2007；65：36-46
2) Sharma P, Bansal A, Mathur S, et al：The utility of a novel narrow band imaging endoscopy system in patients with Barrett's esophagus. Gastrointest Endosc　2006；64：167-175
3) Kara MA, Ennahachi M, Fockens P, et al：Detection and classification of the mucosal and vascular patterns（mucosal morphology）in Barrett's esophagus by using narrow band imaging. Gastrointest Endosc　2006；64：155-166
4) Anagnostopoulos GK, Yao K, Kaye P, et al：Novel endoscopic observation in Barrett's oesophagus using high resolution magnification endoscopy and narrow band imaging. Aliment Pharmacol Ther　2007；26：501-507
5) Sharma P, Weston AP, Topalovski M, et al：Magnification chromoendoscopy for the detection of intestinal metaplasia and dysplasia in Barrett's oesophagus. Gut　2003；52：24-27
6) Kara MA, Peters FP, Rosmolen WD, et al：High-resolution endoscopy plus chromoendoscopy or narrow-band imaging in Barrett's esophagus：A prospective randomized crossover study. Endoscopy　2005；37：929-936
7) Endo T, Awakawa T, Takahashi H, et al：Classification of Barrett's epithelium by magnifying endoscopy. Gastrointest Endosc　2002；55：641-647
8) Ngamruengphong S, Sharma VK and Das A：Diagnostic yield of methylene blue chromoendoscopy for detecting specialized intestinal metaplasia and dysplasia in Barrett's esophagus：A meta-analysis. Gastrointest Endosc　2009；69：1021-1028
9) Amano Y, Kushiyama Y, Ishihara S, et al：Crystal violet chromoendoscopy with mucosal pit pattern diagnosis is useful for surveillance of short-segment Barrett's esophagus. Am J Gastroenterol　2005；100：21-26

10) Yuki T, Amano Y, Kushiyama Y, et al : Evaluation of modified crystal violet chromoendoscopy procedure using new mucosal pit pattern classification for detection of Barrett's dysplastic lesions. Dig Liver Dis 2006 ; 38 : 296-300
11) 小山恒男, 友利彰寿, 堀田欣一, 他：Barrett 食道および Barrett 食道癌の拡大観察. 臨牀消化器内科 2006 ; 21 : 407-413
12) Guelrud M, Herrera I, Essenfeld H, et al : Enhanced magnification endoscopy : A new technique to identify specialized intestinal metaplasia in Barrett's esophagus. Gastrointest Endosc 2001 ; 53 : 559-565
13) Toyoda H, Rubio C, Befrits R, et al : Detection of intestinal metaplasia in distal esophagus and esophagogastric junction by enhanced-magnification endoscopy. Gastrointest Endosc 2004 ; 59 : 15-21
14) Tholoor S, Bhattachayya R, Tsagkournis O, et al : Acetic acid chromoendoscopy in Barrett's esophagus surveillance is superior to the standardized random biopsy protocol : results from a large cohort study. Gastrointest Endosc 2014 ; 80 : 417-424
15) Goda K, Singh R, Oda I, et al : Current status of endoscopic diagnosis and treatment of superficial Barrett's adenocarcinoma in Asia-Pacific region. Dig Endosc 2013 ; 25 : S146-S150
16) Yamagata T, Hirasawa D, Fujita N, et al : Efficacy of acetic acid-spraying method in diagnosing extension of Barrett's cancer under the squamous epithelium. Dig Endosc 2012 ; 24 : 309-314
17) Singh R, Anagnostopoulos GK, Yao K, et al : Narrow-band imaging with magnification in Barrett's esophagus : Validation of a simplified grading system of mucosal morphology patterns against histology. Endoscopy 2008 ; 40 : 457-463
18) Silva FB, Dinis-Ribeiro M, Vieth M, et al : Endoscopic assessment and grading of Barrett's esophagus using magnification endoscopy and narrow-band imaging : Accuracy and interobserver agreement of different classification systems (with videos). Gastrointest Endosc 2011 ; 73 : 7-14
19) Takubo K, Aida J, Naomoto Y, et al : Cardiac rather than intestinal-type background in endoscopic resection specimens of minute Barrett adenocarcinoma. Hum Pathol 2009 ; 40 : 65-74
20) Herrero LA, Curvers WL, Bansal A, et al : Zooming in on Barrett oesophagus using narrow-band imaging : An international observer agreement study. Eur J Gastroenterol Hepatol 2009 ; 21 : 1068-1075
21) Singh M, Bansal A, Curvers WL, et al : Observer agreement in the assessment of narrow band imaging system surface patterns in Barrett's esophagus : A multicenter study. Endoscopy 2011 ; 43 : 745-751
22) Singh R, Shahzad MA, Tam W, et al : Preliminary feasibility study using a novel narrow-band imaging system with dual focus magnification capability in Barrett's esophagus : Is the time ripe to abandon random biopsies? Dig Endosc 2013 ; 25 : S151-S156

第6章 Barrett 食道癌の存在診断

〔藤崎順子〕

はじめに

　近年，徐々に増えつつある表在型 Barrett 食道腺癌の発生部位，肉眼型，内視鏡的特徴について知ることは今後スクリーニング内視鏡を行っていくうえで重要である．本邦と欧米では Barrett 食道の診断基準にも差があり，さらに dysplasia に対する考え方にも違いがある．本項では，欧米での Barrett 食道腺癌の存在診断に対する考え方と，日本における狙撃生検＋内視鏡治療を行ううえで，表在型 Barrett 食道腺癌の存在診断をするために知っておくと有用な特徴について報告する．

I．Seattle プロトコール

　dysplasia のない Barrett 食道からの発癌リスクは年次 0.6％前後であり，200人に1人が発癌していることが報告された[1]．オランダの多施設試験で low grade dysplasia (LGD) を有する Barrett 食道からの年間発癌リスクは 0.77％であることが報告されている[2]．また腸上皮化生のある患者はない患者に比べ3倍の腺癌のリスクがあり，high grade dysplasia (HGD) の患者は intestinal metaplasia (IM) の有無で癌発生頻度が 0.38/0.07 と有意差があることが報告された[3]．したがって腸上皮化生，dysplasia の存在が重要となる．欧米ではその診断は生検に頼っており，1～2cm おきに全周の4方向から生検を行い，組織学的に検索を行い，腸上皮化生，dysplasia，癌の発見を行う Seattle プロトコールの実施が Barrett 食道腺癌のサーベイランスではガイドライント重要な位置を占めている．

　生検診断は熟練した病理医によって診断されることを求めている[4,5]．一方，英国のガイドライン（後掲の図1）では，specialized intestinal metaplasia (SIM) の存在は必須ではない[6]．long segment Barrett's esophagus (LSBE)，125症例，1,646生検の study で goblet cell の証明には8個の生検が必要であり，それらの生検で腸上皮化生は 67.9％証明され，4個では 34.7％であったことが Harrison らによって報告された[7]．また，腸上皮化生がない場合とあった場合の dysplasia や癌になる頻度が同等であったこと，腸上皮化生のない患者の 50％以上が5年後の経過観察で腸上皮化生が出現したこと，90％以上は10年で腸上皮化生が診断されたことが報告された[8]．また，Takubo らの報告[9]を引用し，必ずしも癌の発生に腸上皮化生が必要ではないことを挙げ，腸上皮化生が必須でない

ことをガイドライン中で述べている[6]．すなわち，1回の内視鏡検査では腸上皮化生の有無を除外することは不可能なのである．

Seattleプロトコールが必要なことは現状では英国のガイドラインの中に明記されているが[6]，このプロトコールは実際にはlabor intensive，low yieldなどの理由で意外にも履行されていないという報告もあり，米国でのover all compliance rateは51.2%であった[10]．また，類似の報告が他国からも報告されている[11]．

このプロトコールで行われる多数の生検は，経験の豊富な内視鏡医では安全に行えるが，多数の生検にはコストがかかることが問題である．したがって，さらなるrandomized controlled trial（RCT），スタンダードなプロトコールとconventional，virtual chromoendoscopyによるターゲット生検を比較したさらなるRCTが必要であることが英国のガイドラインで記載されている[6]．

本邦では必ずしも腸上皮化生を背景にした発癌が中心ではなく，報告例の多くはshort segment Barrett esophagus（SSBE）を背景にして腺癌が多いこと[12]，食道癌取扱い規約では腸上皮化生の有無が診断基準に盛り込まれておらず[13]，このプロトコールは実践されていない．欧米においてもSeattleプロトコールに対する見直しの考え方がある．

II．サーベイランス

欧米ではサーベイランスのpracticeが広く行われているが，RCTのevidenceに欠け，予後に寄与しているか否かのデータはない．

ASGEのガイドライン[14]では，①はじめにNon Dysplastic Barretts Esophagus（NDBE）の診断を受けたのち1年のサーベイランスを行う，②Low Grade Dysplasia（LGD），High Grade Dysplasia（HGD）は専門病理医の確定診断が推奨される，③dysplasiaのないBarrett食道では3〜5年おきの白色光の内視鏡検査，④LGDを伴うBarrett食道では6カ月以内に内視鏡検査を行い，診断を確定する．その後は1年ごとに経過観察の内視鏡を行い，Seattleプロトコールにそって生検を行う，⑤HGDを伴うBarrett食道では粘膜不整のある場合は内視鏡的切除，ない場合は3カ月おきの生検を伴う内視鏡検査，場合によっては内視鏡的，外科的治療を行う（表1）．参考に英国のガイドライン[6]（図1），そして本邦でのガイドラインはまだないが，木下らが2011年に提案したサーベイランス法（図2）を紹介する[15]．

III．Advanced imaging modalityを用いたBarrett食道癌の存在診断

本邦では癌の発見はWhite Light Endoscopy（WLE），Narrow Band Imaging（NBI）を用いた内視鏡検査による，異常部位の狙撃生検診断が一般的である．英国のガイドラインでは，サーベイランスはまずはHR（high resolution）-WLEが第一選択で，chromoendoscopyやNBIに代表されるvirtual chromoendoscopyの有意性の報告はないことが記載されている[6]．

欧米ではIMの存在が重要であるため，Barrett食道のdysplasia，IMを観察する方法としてmethylen blue染色，crystal violet染色，pit pattern観察，NBIが有用であることが報告されている．

表1 ASGE の Barrett 食道サーベイランス

NDBE	Consider no surveillance. if surveillance is elected, perform EGD every 3 to 5 years with 4-quadrant biopsies every 2 cm. Consider endoscopic ablation in select cases.
IGD	Clarify presence and grade of dysplasia with expert GI pathologist. Increase antisecretory therapy to eliminate esophageal inflammation. Repeat EGD and biopsy to clarify dysplasia status.
LGD	Confirm with expert GI pathologist. Repeat EGD in 6 months to confirm LGD. Surveillance EGD every year, 4-quadrant biopsies every 1 to 2 cm. Consider endoscopic resection or ablation.
HGD	Confirm with expert GI pathologist. Consider surveillance EGD every 3 months in select patients, 4-quadrant biopsies every 1 cm. Consider endoscopic resection or RFA ablation. Consider EUS for local staging and lymphadenopathy. Consider surgical consultation.

NDBE : Nondysplastic Barrett's esophagus
IGD : indeterminate for dysplasia
LGD : low-grade dysplasia
HGD : high-grade dysplasia
RFA : radiofrequency ablation.

(ASGE Standards of Practice Committee, Standards of Practice Committee of the American Society for Gastrointestinal Endoscopy: The role of endoscopy in Barrett's esophagus and other premalignant conditions of the esophagus. Gastrointest Endosc 2012; 76: 1087-1094)[14]

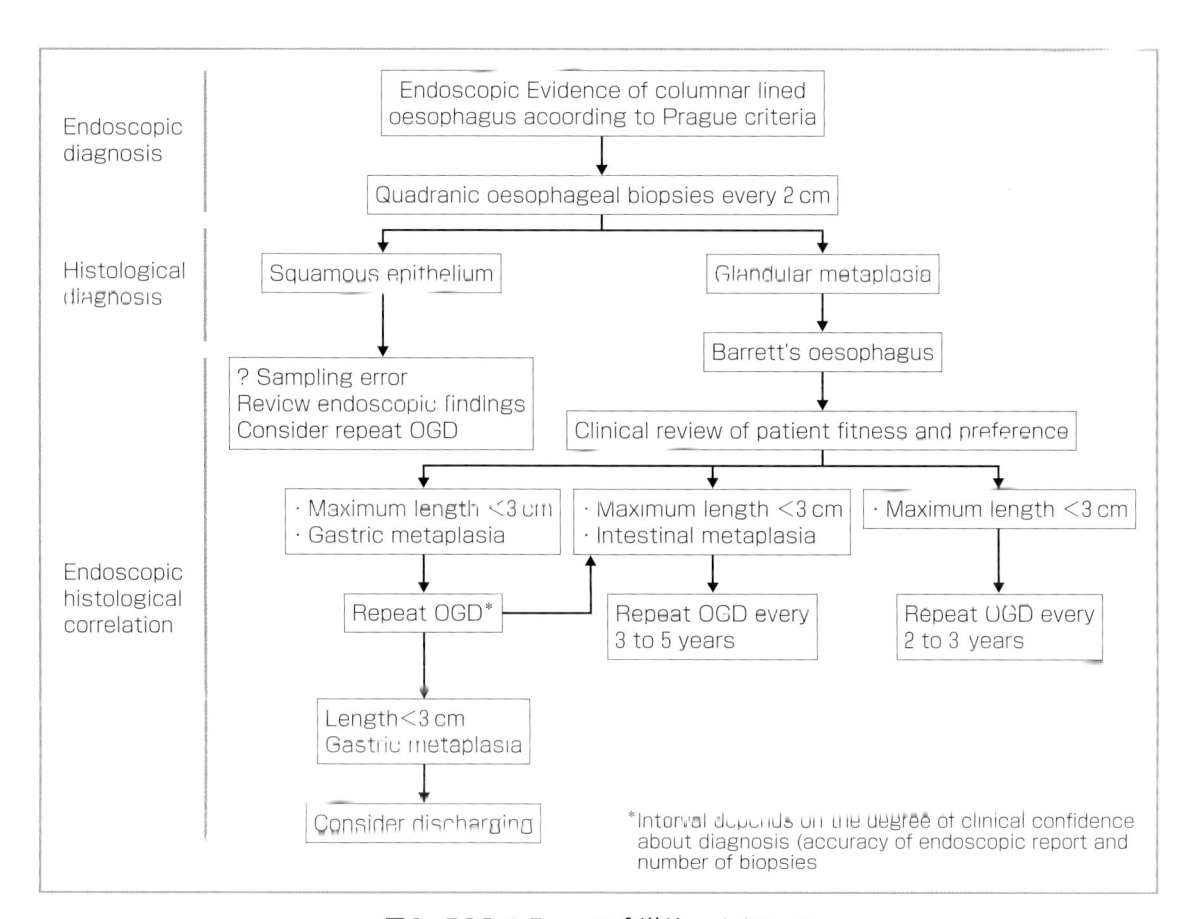

図1 BSG の Barrett 食道サーベイランス

〔Fitzgerald RC, et al : British Society of Gastroenterology guideline on the diagnosis and management of Barretts oesophagus. Gut 2014 ; 63 : 7-42[6]〕

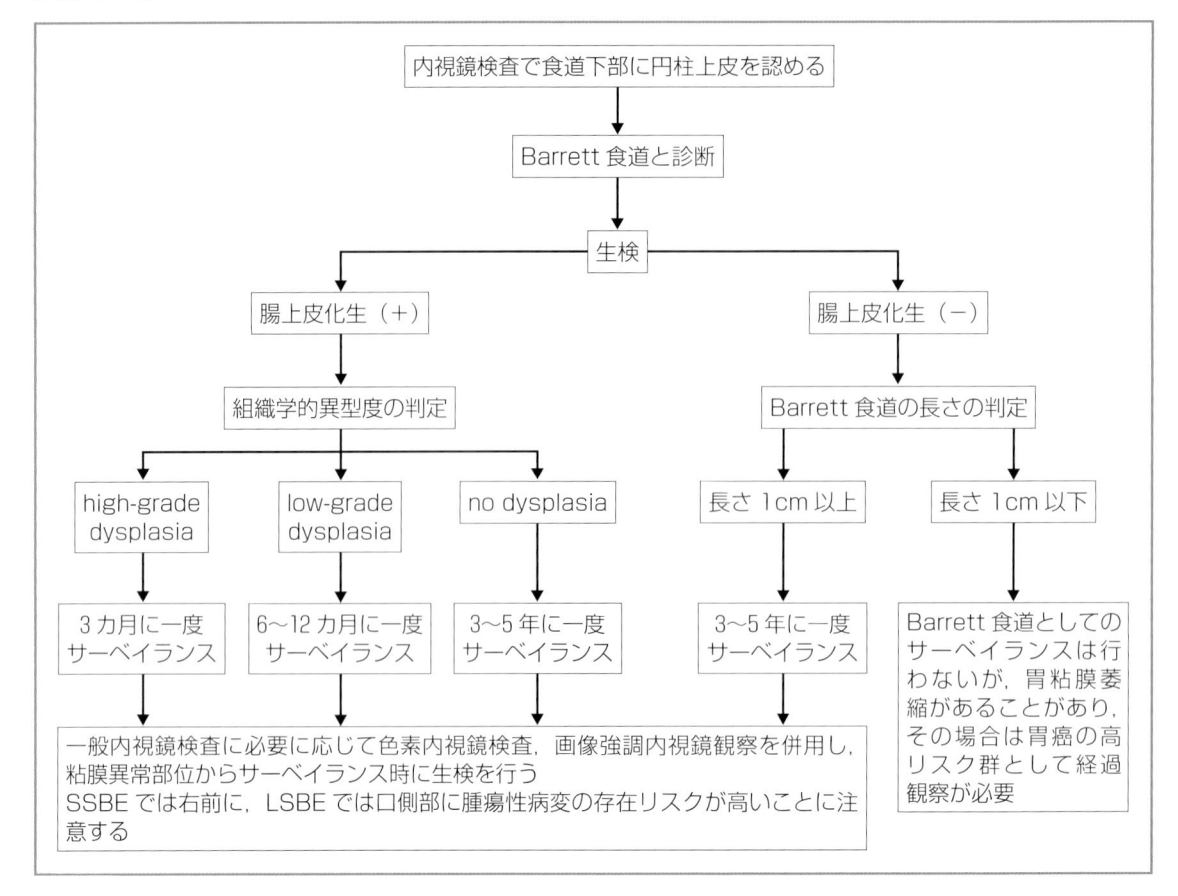

図2 Barrett食道のサーベイランス（日本の現状から考える私案）
〔木下芳一, 天野祐二：Barrett食道癌のサーベイランス. 消化器外科 2011；34：1321-1328[15], p.1326 掲載〕

1. メチレンブルー

歴史的にメチレンブルーはHGD, IMC in Barrett esophagusの発見に有用である初めてのagentとしてCantらにより報告された[16]. メチレンブルーは腸上皮に吸収されることを利用した色素である. しかし, 最近の九つの検討のメタ解析では, IMやdysplasiaの検出においてランダム生検より優位な結果はなかったことが報告された[17]. またメチレンブルーによるDNA損傷も指摘され[18], 現状ではあまり用いられてはいない.

2. クリスタルバイオレット

クリスタルバイオレットを用いたround, oval, closed, ridge/villousのpit patternの比較で, open typeでdysplasiaの検出率が高かったことが報告されている[19].

3. 酢 酸

1.5%酢酸散布は蛋白の変性により粘膜表面が白色化し, 表面構造が強調される. 数分持続し, 元の色調の粘膜に戻る. 癌部ではwash-outの時間が正常粘膜より早い. Pohlらは酢酸散布によるターゲット生検はHGD, 癌の診断に96.7%の感度, 66.5%の特異度を報告した[20]. また, 単一施設からの報告であるが, 酢酸を用いたstudyでランダム生検より著しく高いdysplasiaの診断ができたことが報告された[21].

4．NBI

　NBIによるdysplasiaを伴ったBarrett食道サーベイランスの前向き試験が報告されている．Sharmaら[22]は123患者のrandomized crossover trialでdysplasiaの検出率においてhigh-definition（HD）-WLE vs NBIが30％ vs. 21％（p=0.01）であり，NBI＋ターゲット生検はSeattleプロトコールよりも少ない生検数でIMを検出できることを報告した．Curversら[23]は65患者の検討でNBI vs HD-WLEがHGD検出率18％ vs. 0％，LGD検出率57％ vs. 43％，少ない生検個数（8.5％ vs. 4.7％/patient：p＜0.01）であったことを報告した．Mannathら[24]は8 studyのメタ解析を行い，446患者2,194病変においてNBI拡大観察はHGDの発見に高い診断精度を示し，感度96％，特異度94％，SIMでは95％，65％と報告した．

　一方で，NBIに関してはmucosal pattern，vascular patternの所見の統一性について問題点も指摘されている．

　NBIによる報告は多数みられるが，expert，non-expert endoscopist間での腸上皮化生，dysplasia image interobserver agreement regardingが中等度であることが指摘されている[25),26)]．

5．AFI

　AFIは励起光を照射した際に消化管組織中の蛍光物質から生じる自家蛍光を捉え画像化する装置である　AFIを用いるとdysplastic lesionが緑色のバックグラウンドに赤紫のareaとして認識できる．しかし，その偽陽性率は80％と高いことが報告されている[27]．

　AFIのmulticentre studyがヨーロッパで行われ，AFI陽性areaは組織のmolecular abnormalityとの関係があり，p53，IHC，cyclin A，aneuploidyの変化がSeattleプロトコールと同等の成績であったことを報告した[28]．

6．Confocal Laser Endomicroscopy（CLE）

　レーザー光で1,000倍の画像が得られ，細胞レベルでの構造，血管を明らかにすることができるimage technologyである[29]．SharmaらはCLE，HD-WLE，NBIを用いた多施設前向き試験を行い，HD-WLE単独に比べdysplasia発見に改善があったと報告した[30]．またCantoらのRCTでは192人の患者でHD-WLEとSeattleプロトコール，CLE＋ターゲット生検の比較を行い，neoplasiaの診断が6％から22％に向上し，生検個数が4.8倍減少したことを報告した[31]．

7．まとめ

　メチレンブルー，インジゴカルミン，酢酸，AFI，FICE，NBIを含む14の検討についてメタ解析が行われ，dysplasia cancerのdiagnostic yieldが著しく向上したことが報告された[32]．しかし現状ではadvanced imaging modalitiesが推奨されるevidenceは不十分であることが指摘され，HD-WLEが最低限のスタンダードな方法であるとも報告された[32]．そのほかのmodalitiesは紹介された第三次的なhigh volume centerで行われるべきである[33]．

Ⅳ．Barrett 食道腺癌の存在診断

　存在診断に関する報告は近年欧米からもあり，右前に存在していることが多いと報告されている[34)〜36)]．当院での 2014 年 8 月までの検討においても同様であり，SSBE では 50/62（81％）認めた．LSBE でも右前に多い傾向にあった．SSBE に比べ，LSBE では左側にみられる症例もあった（**図 3, 4**）．

　肉眼型は隆起型が多く，SSBE で 46/62（74％）であった．これに対して LSBE では隆起，陥凹で半数ずつであった．発赤調の強い症例は 80％程度であった．分化型腺癌が多く SSBE で 95％，LSBE で 88％であった（**表 2**）．

1．SSBE を背景とする Barrett 食道腺癌

　SSBE を背景とする Barrett 食道腺癌の発見には右前の領域に注意する必要がある．発赤調を呈することが多いため，NBI 非拡大の画像で茶褐色の領域として認識されることが多い．また Barrett 食道の口側にみられることが多い．

　症例を提示する．背景には柵状血管が観察できる．病変は 2 時方向にみられるⅡc 病変である（**図 5a**）．大きさは 1 cm 大と推定される．NBI 非拡大の写真では強い発赤を呈する病変であるため，brownish area として認識できる（**図 5b**）．典型的な右側壁方向に発生した SSBE 背景の Barrett 食道腺癌の症例である．

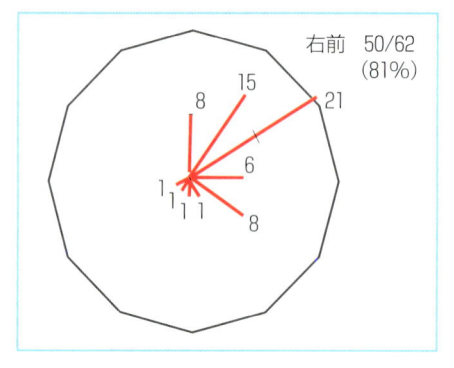

図 3 SSBE に発生した表在型 Barrett 食道腺癌の周在性

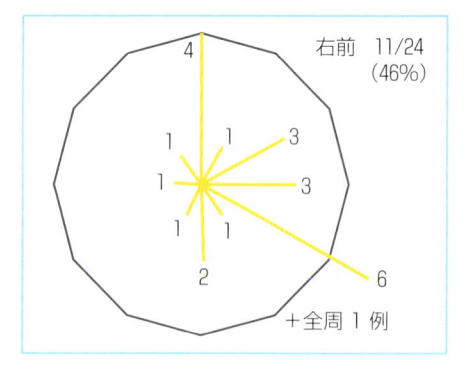

図 4 LSBE に発生した表在型 Barrett 食道腺癌の周在性

表 2 表在型 Barrett 食道腺癌の内視鏡的特徴と組織型

		SSBE (%) (n=62)	LSBE (%) (n=24)
肉眼型	隆起型	46 (74)	11 (46)
	陥凹型	16 (26)	13 (54)
色　調	発赤	51 (82)	18 (75)
組織型	分化型	59 (95)	21 (88)
	未分化型	3 (5)	2 (8)
合計		62	24

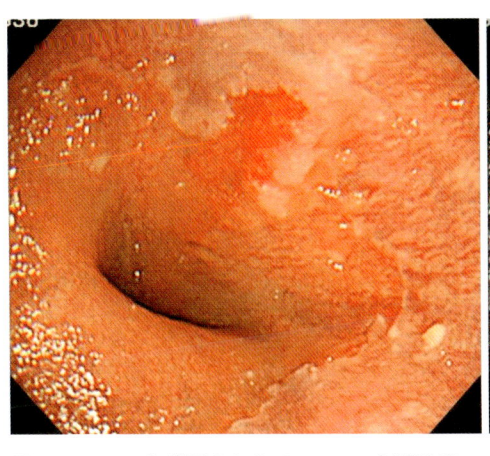

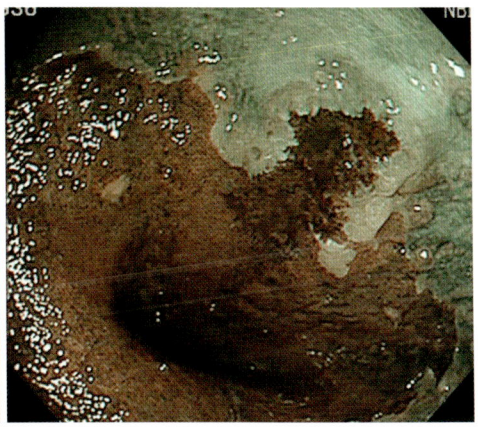

図5 SSBE を背景とした Barrett 食道腺癌
a：下部食道，2時方向に発赤調の陥凹性病変を認める．12時，6時方向には柵状静脈が確認できる．
b：NBI 非拡大では2時方向の発赤が brownish area として確認できる．

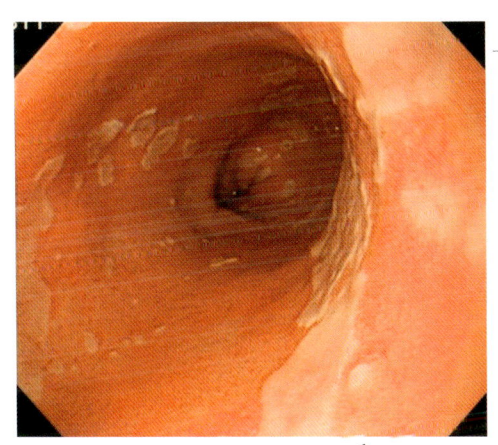

図6 LSBE を背景とした Barrett 食道腺癌
a：71歳，男性．LSBE で経過観察中．
b：WLE でわずかな発赤が扁平上皮下の口側に確認できる．
c：NBI 非拡大で brownish area が認識できる．

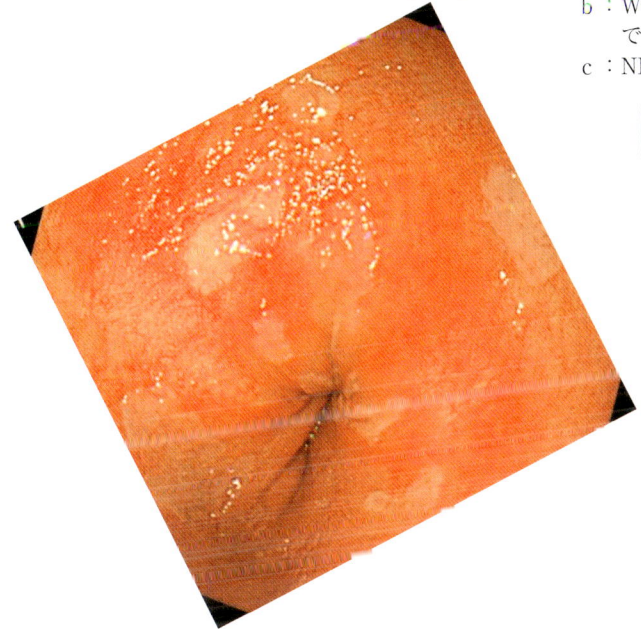

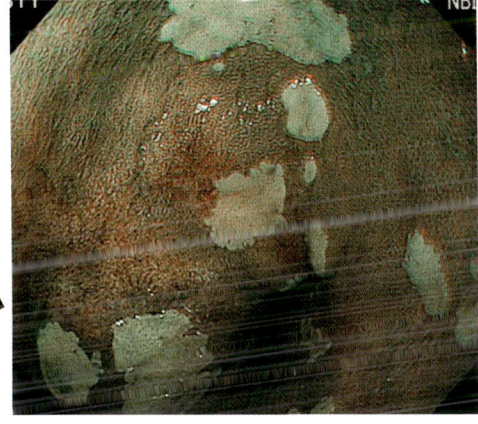

表3 SSBEとLSBEの比較

	SSBE	LSBE
部位	右前	右側壁
肉眼型	隆起型＞＞陥凹型	隆起型＝陥凹型
色調	発赤＞＞色調変化なし	発赤＞色調変化なし
NBI	Brownish area	Brownish area

2．LSBEを背景とするBarrett食道腺癌

　LSBEを背景にした表在型Barrett食道腺癌は発見が難しいことがある．図6はLSBEの症例である．島状に扁平上皮島が確認できる（図6a）．WLEで淡い発赤が認識できる（図6b）NBI非拡大でbrownish areaが確認でき（図6c），生検で高分化型腺癌であった．LSBEではNBI非拡大を用いbrownish areaのスクリーニングを行い，brownish area発見ののち拡大観察し，病変性状について診断する必要がある．Cassaniら[36]も同様に，LSBEのBarrett食道腺癌は62％が1〜5時方向にみられていることを報告し，endoscopic surveillanceについては，surveillanceとSeattleプロトコールに従ったランダム生検の将来的な検討の必要性を述べている．

3．表在型Barrett食道腺癌発見のコツ

　表3で示すようにSSBE，LSBEには差がある．本邦で多く発見されるSSBE背景の表在型Barrett食道腺癌が右前に多い隆起性病変である．大半が分化型腺癌であるため発赤調が強くNBI弱拡でbrownish areaとして認識できることが多い．LSBEでは右側壁に病変は多いが，肉眼型は陥凹と隆起はほぼ同数であった．分化型腺癌が多いためやはり発赤を呈するものが多いが，色調変化に乏しい症例も25％程度にみられた．LSBEでは発見が難しい症例が多いと考えられる．

まとめ

　欧米ではSeattleプロトコールによるランダム生検による診断が主流であるが，それも疑問視される報告もあり，今後変わりつつあることが予想される．欧米からの表在型Barrett食道癌に対するESDの報告もあり[37]，target biopsyの重要性が高まりつつある．従来の報告どおり右側壁に病変の存在が多い．また発赤した隆起性病変が多い．しかし，発赤を伴わない病変も20％程度に認める．陥凹性病変や正色調の病変も20％程度に認める．とくにLSBEでは，発赤や隆起の頻度はSSBEに比べ低い傾向にあった．したがって，まずは右側壁の発赤調病変に注意すべきであるが，そのほかにもわずかな発赤に対してはNBI非拡大による茶褐色調のareaに気をつける必要がある．

文献

1) Yousef F, Cardwell C, Cantwell MM, et al : The incidence of esophageal cancer and high grade dysplasia in Barrett's esophagus : a systematic review and meta-analysis. Am J Epidemiol 2008 ; 168 : 237-249

2) de Jonge PJ, van Blankenstein M, Looman CW, et al : Risk of malignant progression in patients with Barrett's oesophagus : a Dutch nationwide cohort study. Gut　2010 ; 59 : 1030-1036
3) Bhat S, Coleman HG, Yousef F, et al : Risk of malignant progression in Barrett's esophagus patients : results from a large population based study. J Natl Cancer Inst　2011 ; 103 : 1049-1057
4) Wang KK and Sampliner RE : Updated guideline 2008 for the diagnosis, surveillance and therapy of Barrett's esophagus. Am J Gastroenterol　2008 ; 103 : 788-797
5) Spechler SJ, Sharma P, Souza RF, et al : American Gastroenterological Association medical position statement on the management of Barrett's esophagus. Gastroenterology　2011 ; 140 : 1084-1091
6) Fitzgerald RC, Petro MD, Ragunath K, et al : British Society of Gastroenterology guideline on the diagnosis and management of Barretts oesophagus. Gut　2014 ; 63 : 7-42
7) Harrison R, Perry I, Haddadin W, et al : Detection of untestinal metaplasia in Barrett's esophagus : an observational comparator study suggests the need for a minimum eight biopsies. Am J Gastroenterol　2007 ; 102 : 1154-1161
8) Gatenby PA, Ramus JR, Haddadin W, et al : Relevance of the detection of intestinal metaplasia in non-dysplastic columnar-lined esophagus. Scand J Gastroenterol　2008 ; 43 : 524-530
9) Takubo K, Aida J, Naomoto Y, et al : Cardiac rather than intestinal type background in endoscopic resection specimens of minute Barrett's adenocarcinoma. Hum Pathol　2009 ; 40 : 65-74
10) Abrams JA, Kapel RC, Lindberg GH, et al : Adherence to biopsy guidelines for Barrett's esophagus surveillance in community setting in the United States. Clin Gastroenterol Hepatol　2009 ; 7 : 736-742
11) Phol H, Aschenbech J, Drossel R, et al : Endoscopy in Barrett's oesophagus : adherence to standard and neoplasia detection in the community practice versus hospital setting. J Intern Med　2008 ; 264 : 370-378
12) Goda K, Singh R, Oda I, et al : Current status of endoscopic diagnosis and treatment of superficial Barrett's adenocarcinoma in Asia-Pacific region. Dig Endosc　2013 ; 25(Suppl 2) : 146-150
13) 日本食道学会 編：臨床・病理　食道癌取扱い規約（第10版補訂版）．金原出版，2008
14) ASGE Standards of Practice Committee, Standards of Practice Committee of the American Society for Gastrointestinal Endoscopy : The role of endoscopy in Barrett's esophagus and other premalignant conditions of the esophagus. Gastrointest Endosc　2012 ; 76 : 1087-1094
15) 木下芳一，天野祐二：Barrett食道癌のサーベイランス．消化器外科　2011 ; 34 ; 1321-1328
16) Canto MI, Setrakian S, Petras RE, et al : Methylene blue stain intestinal metaplasia in Barrett's esophagus. Gastrointest Endosc　1996 ; 44 : 1-7
17) Ngmruengphong S, Sharma VK, Das A, et al : Diagnostic yield of methylene blue choromoendoscopy for detecting specialized intestinal metaplasia and dysplasia in Barrett's esophagus : a meta-analysis. Gastrointest Endosc.　2009 ; 69 : 1021-1028
18) Davies J, Burke D, Oliver JR, et al : Methylene blue not indigocarmine causes DNA damage to detecting specialized intestinal metaplasia and dysplasia in Barrett's esophagus : a meta-analysis. Gastrointest Endosc　2009 ; 69 : 1021-1028
19) Yuki T and Amano Y : Evaluation of modified crystal violet choromoendoscopy procedure using new mucosal pit pattern classification for detection of Barrett's dysplastic lesions Dig Liver Dis　2006 ; 38 : 296-300
20) Pohl J, Pech O, May A, et al : Incidence of macroscopically occult neoplasia in Barrett's esophagus are random biopsies disensable in the era of advanced endoscopic imageing? Am J Gastroenterol　2010 ; 105 : 2050-2056
21) Longcroft WG, Duke M, Mead R, et al : Acetic acid spray is an effective tool for the endoscopic detection of neoplasia in patients with Barrett's Esophagus. Clin Gastroenterol Hepatol　2010 ; 8 : 843-847
22) Sharma P, Hawes RH, Bansal A, et al : Standard endoscopy with random biopsies versus narrow band imaging targeted biopsies in Barrett's esophagus : a prospective, international, randomized control. Gut　2013 ; 62 : 15-21

23) Curvers WL, Bohmer CJ, Mallant-Hent RC, et al : Narrow band imaging for characterization of high grade dysplasia and specialized intestinal metaplasia in Barrett's esophagus : meta-analysis. Endoscopy 2008 ; 40 : 799-805
24) Mannath J, Subramanian V, Hawkey CJ, et al : NBI for characterization of high-grade dysplasia and specialized Intestinal metaplasia in Barrett's esophagus : a meta analysis. Endoscopy 2010 ; 42 : 351-359
25) Espino A, Cirocco M, DaCosta R, et al : Advanced imaging technologies for the detection of dysplasia and early cancer in Barrett esophagus. Clin Endosc 2014 ; 47 : 47-54
26) Silva FB, Dinis-Ribeiro M, Vieth M, et al : Endoscopic assessment and grading of Barrett's esohagus using magnification endoscopy and narrow-band imaging : accuracy and interobserver agreement of different classification (with videos). Gastrointest Endosc 2011 ; 73 : 7-14
27) Kara MA, Peters FP, Ten kate FJ, et al : Endoscopic video autofluorescence imaging may improve the detection of early neoplasia in patients with Barrett's esophagus. Gastrointest Endosc 2005 ; 61 : 679-685
28) Di Pietro M, Boerwinkel DF, Shariff MK, et al : The combination of autofluoressecnce endoscopy and molecular biomarkers is a novel diagnosis tool for dysplasia in Barrett's oesophagus. Gut 2015 ; 64 : 49-56
29) Gupta A, Attar BM, KoduroP, et al : Utility of CLE in identifying high-grade dysplasia and adenocarcinoma in Barrett's esophagus : a systemic review and meta analysis. Eur J Gastroenterol Hepatol 2014 ; 26 : 369-377
30) Sharma P, Meining AR, Coron E, et al : Real time increased detection of neoplastic tissue in Barrett's esophagus with probe-besed confocal laser endomicroscopy ; final results of an international multicenter prospective randomized control trial. Gastrointest Endosc 2011 ; 74 : 465-472
31) Canto MI, Anandasabapathy S, Brugge E, et al : In vivo endomicroscopy improves detection of Barrett's esophagus related neoplasia : a multicenter international randomized controlled trial. Gastrointest Endosc 2014 ; 79 : 211-221
32) Qumseya BJ, WangH, Badie N, et al : Advanced imaging technologies increase detection of dyaplasia and neoplasia in patients with Barrett's esophagus : A meta analysis and systemic review. Clin Gastroenterol Hepatol 2013 ; 11 : 1562-1570
33) Di Pietro M, Alzoubaidi D and Fitzgerald RC : Barrett's esophagus and cancer Risk : How research advance can impact clinical practice. Gut and Liver 2014 ; 8 : 356-370
34) Pech O, Gossner L, Manner H, et al : Prospective evaluation of the macroscopic types and location of early Barrett's neoplasia in 380 lesions. Endoscopy 2007 ; 39 : 588-593
35) Enestvedt BK, Lugo R, Guarner-Argente C, et al : Location, location, location : does early cancer in Barrett's esophagus have a preference? Gastrointest Endosc 2013 ; 78 : 462-467
36) Cassani L, Sumner E, Slaughter JC, et al : Directional distribution of neoplasia in Barrett's esophagus is not influence from the gastroesophageal junction. Gastrointest Endosc 2013 ; 77 : 877-882
37) Chevaux JB, Plessevaux H, Journet-Mourin A, et al : Clinical outcome in patients treated with endoscopic submucosal dissection for superficial Barrett's neoplasia. Endoscopy 2014 ; 47 : 103-112

第7章 Barrett 食道癌の範囲診断

〔小山恒男〕

はじめに

　Barrett 食道癌のサーベイランスにおいて，酢酸[1]やメチレンブルー[2]の有用性が報告されているが，範囲診断に対する報告は少ない．Barrett 食道癌では，胃癌同様にⅡb 進展を伴う場合があり，通常内視鏡では側方範囲診断が困難となることがある．筆者は endoscopic submucosal dissection（ESD）にて治療した Barrett 食道癌を対象とし，割り入り標本の実体顕微鏡像上に癌の範囲をマッピングし，内視鏡像と対比することで内視鏡上の側方進展範囲を検討した．この結果，通常内視鏡による随伴Ⅱb の正診率は 25%（4/16）であったが，拡大観察では 94%（15/16）と，拡大内視鏡による表面構造，血管構造の観察が，範囲診断に有用であることを報告した[3]．また，自験 Barrett 食道癌では約 20% に同時多発癌を認めたため，注意を要する．本稿では，自験例を元に，Barrett 食道癌の側方進展範囲診断のポイントに関して解説する．

Ⅰ．通常内視鏡による範囲診断

　Barrett 食道腺癌は隆起型の頻度が 67% と高いが，0-Ⅱb 型や 0-Ⅱc 型を合わせると表面平坦・陥凹型は 33% の頻度でみられる．また，0-Ⅰ，0-Ⅱa，0-Ⅱc 型癌の半数の症例で多少ともⅡb 病変を随伴しており，注意を要する[3]．通常内視鏡による範囲診断では，色調の変化が重要であり，Barrett 食道癌の 94% は発赤調である[3]．

Ⅱ．NBI 内視鏡による範囲診断

　Barrett 食道癌は上述のように，発赤調の病変が多いため，NBI では brownish area として認識される．扁平上皮癌のように境界明瞭な brownish area を呈することはまれだが，範囲診断にある程度有用な所見といえる．

Ⅲ．NBI 拡大内視鏡による範囲診断

　NBI 拡大観察では表面構造と血管構造に注目する．腺癌では組織型が混在することが

あり，病変の中央部から外へ向けて観察すると，異型の強い部分と弱い部分に境界が認められ，範囲診断を誤診することがある．まずは，弱拡大で背景粘膜の構造を把握し，病変外から病変部へと向けて観察することが重要である[3]．

表面構造を観察するポイントはvilli様構造の密度，大小不同，不整度であり，white zone 幅の均一度も重要な情報となる．一方，pit 様構造の場合は，密度，大小不同，不整度に加え周囲の血管構造の変化が重要な情報を伝えてくれる[3]．

表面構造が不明瞭化していた場合は，高倍率で血管構造を観察する．その際に重要なポイントは口径不同と走行不整，異常分岐の有無である．また，networkの形成も重要な情報であり，networkがある場合は高分化型腺癌と診断することができる．以下に実際の症例を提示し，具体的な読影法を示す．

【症例1】50歳台，男性（図1）

C2M5のSSBEを認め，6時方向でもっとも長く舌状に伸びていた（図1a）．深吸気時には下部食道が伸展され，全体像を把握することができた．12時方向と3時方向に発赤

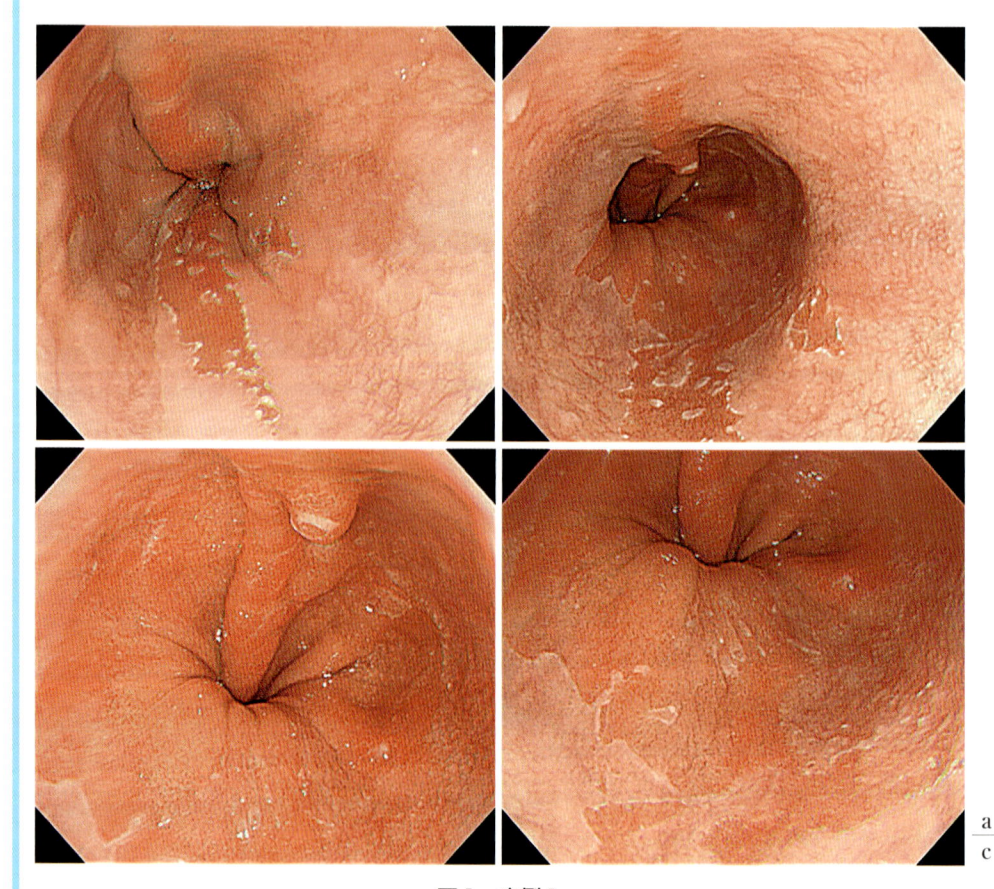

図1　症例1

a：通常内視鏡像．C2M5のSSBEを認め，6時方向で，もっとも長く舌状に伸びていた．
b：通常内視鏡像．深吸気時には下部食道が伸展され，全体像を把握することができた．12時方向と3時方向に発赤隆起部を認めたが，その境界は不明瞭であった．
c：通常内視鏡像．さらに肛門側へ近づくと，胃の襞上縁と柵状血管の下端がほぼ一致しており，同部をEGJと診断した．EGJの3時方向と12時方向に発赤調の領域を認めた．
d：通常内視鏡像．6時方向にも平坦な発赤領域を認めたが，その境界は不明瞭であった．

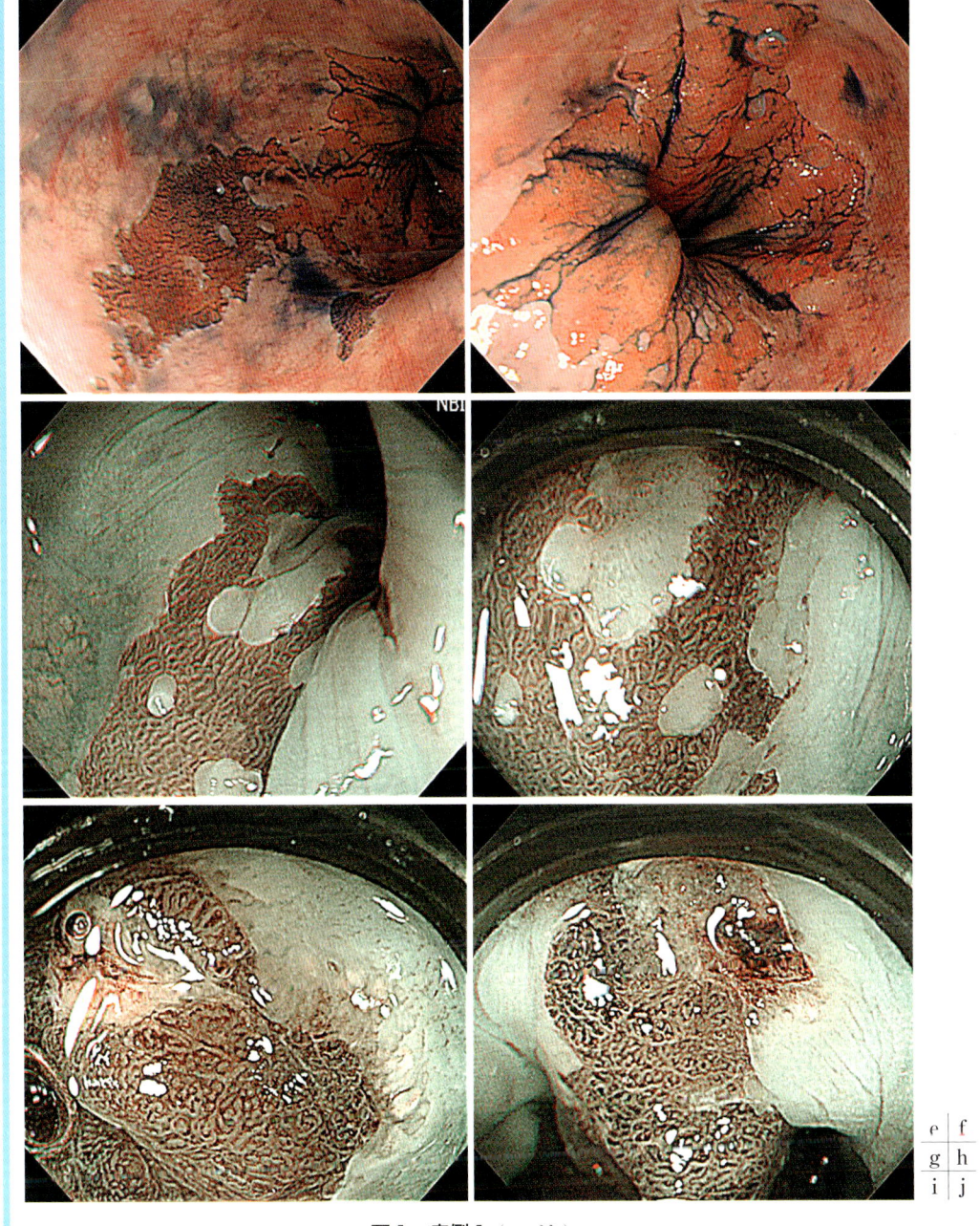

図1 症例1（つづき）

e：インジゴカルミン内視鏡像．インジゴカルミンを散布し，口側から順に観察を行うと，最口側は表面平滑で，規則正しい粘膜模様が認められた．
f：インジゴカルミン内視鏡像．12時から4時にかけ粘膜模様が粗糙になっていたが，病変境界は不明瞭であった．
g：6時方向のNBI内視鏡像．規則正しいvilli構造が認められ，同部は非腫瘍と診断した．
h：6時方向のNBI拡大内視鏡像．その肛門側では不整なvilli様構造が認められ，その境界を明瞭に認識することができた．
i：3時方向のNBI拡大内視鏡像．不整型のvilliとpitが混在しており，高分化型腺癌と診断した．
j：12時方向のNBI拡大像．irregular villous patternであり，tub1と診断した．

図1 症例1（つづき）

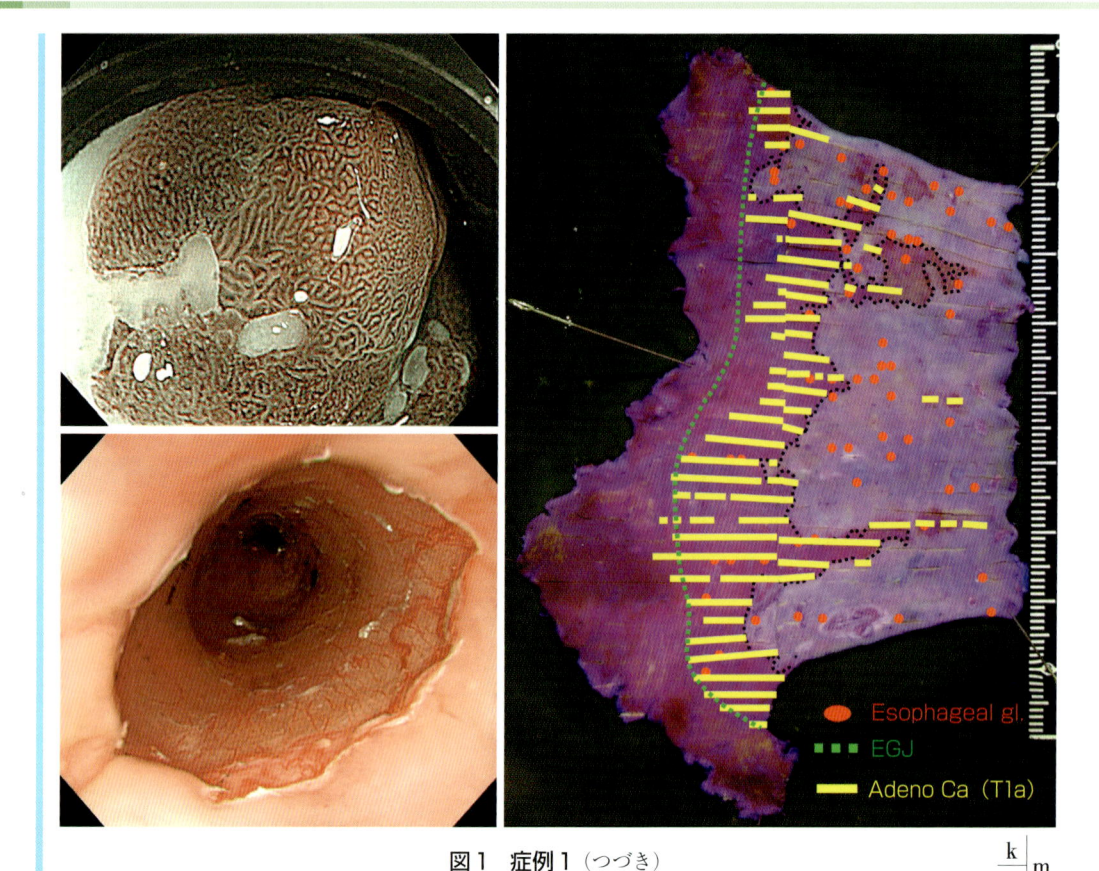

k：8時方向のNBI拡大内視鏡像．同部にもirregular villous patternが認められた．
l：ESD後の内視鏡像：全周性のT1aM癌と診断し，全周ESDを施行した．
m：マッピング：癌の範囲を黄色線で示した．最終診断はadenocarcinoma，tub1，T1a-DMM，ly0，v0，HM0，VM0，0-Ⅱc+Ⅱa，80×52 mmであった．
（Narrow band imaging）

$\frac{k}{l}\Big|m$

　隆起部を認めたが，その境界は不明瞭であった（図1b）．さらに肛門側へ近づくと，胃の襞上縁と柵状血管の下端がほぼ一致しており，同部をEGJと診断した．EGJの3時方向と12時方向に発赤調の領域を認めた（図1c）．6時方向にも平坦な発赤領域を認めたが，その境界は不明瞭であった（図1d）．

　インジゴカルミンを散布し，口側から順に観察を行うと，最口側は表面平滑で，規則正しい粘膜模様が認められた（図1e）．12時から4時にかけ粘膜模様が粗糙になっていたが，病変境界は不明瞭であった（図1f）．通常観察，インジゴカルミン散布観察にて病変の存在診断は可能であったが，側方進展範囲診断は困難であったため，次にNBI拡大観察を行った．

　NBI拡大観察では，いきなりフルズームにはせず，弱拡大で表面構造を観察することが重要である．口側から観察を始めると，6時方向には規則正しいvilli構造が認められ，同部は非腫瘍と診断した（図1g）．その肛門側には不整なvilli様構造が認められ，その境界を明瞭に認識することができた（図1h）．さらに3時方向（図1i），12時方向（図1j），8時方向（図1k）のNBI拡大観察でも同様に不整型のvilli様構造が認められ，全周性の表層拡大型病変と診断し，ESDにて一括切除を施行した（図1l）．

最終診断は adenocarcinoma, tub1, T1a-DMM, ly0, v0, HM0, VM0, 0-Ⅱc+Ⅱa, 80×52 mm で R0 切除であった（図 1m）．本例では，通常観察やインジゴカルミン散布にて存在診断は可能であったが，範囲診断は困難であった．しかし，NBI 拡大観察にて表面構造を観察することが範囲診断に有用であった．

【症例2】60 歳台，男性（図2）

　前医で 4 年間に 8 回の内視鏡検査が施行され，合計 37 個のランダム生検が施行され，この内 7 個が異型上皮と診断され，紹介となった．C2M9 の Barrett 食道で，3 時方向の舌状部に平坦な隆起性病変を認めた（図 2a）．同部に近接すると，口側境界は明瞭に認識されたが，側方および肛門側境界は不明瞭であった（図 2b）．さらに肛門側へ進むと，胃の襞上縁と柵状血管下端は一致しており，同部を EGJ と診断した（図 2c）．前医では内視鏡による病変認識は困難で，ランダム生検で診断された病変だが，通常観察でも病変の発見は可能であった．しかし，肛門側，側方の進展範囲は困難であり，引き続き NBI 拡大観察を行った．

　まず，スコープを口側へ抜き，Barrett 食道の最口側から観察を始めた．舌状に伸びた Barrett 食道の口側には規則正しい small round pit が認められ，胃底腺で構成された Barrett 粘膜と診断した（図 2d）．これに対し，病変部分には pit 様構造が密で，Network 血管が認められた．両者の境界は明瞭であり，高分化型腺癌と診断した（図 2e）．

　肛門側境界を診断するために，スコープをいったん胃側へ進め，引き戻しながら観察し

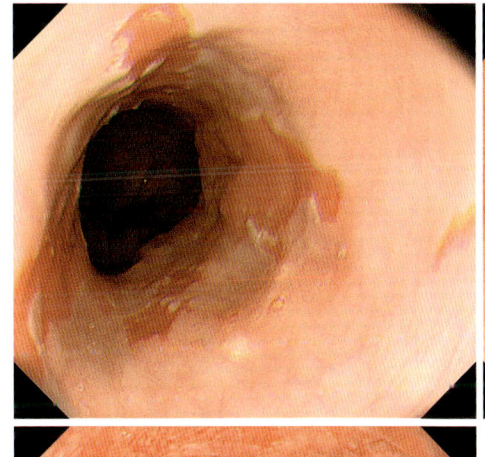

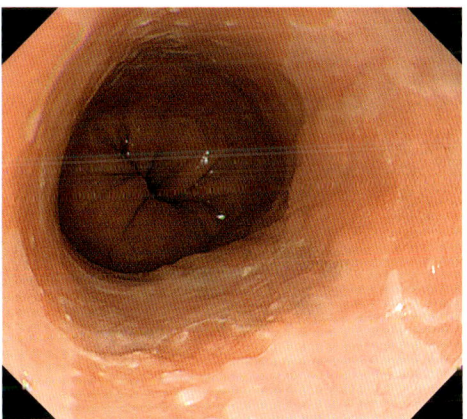

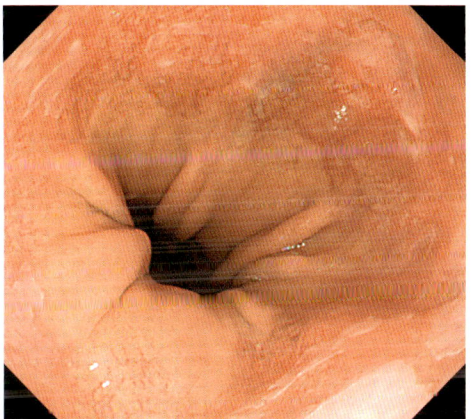

図2　症例2
a：通常内視鏡像．C2M9 の Barrett 食道を認めた．3 時方向の舌状部に一部隆起を認めた．
b：通常内視鏡像．同部に近接すると，口側境界は明瞭に認識されたが，側方および，肛門側境界は不明瞭であった．
c：通常内視鏡像．胃の襞上縁と柵状血管下端は一致しており，同部を EGJ と診断した．

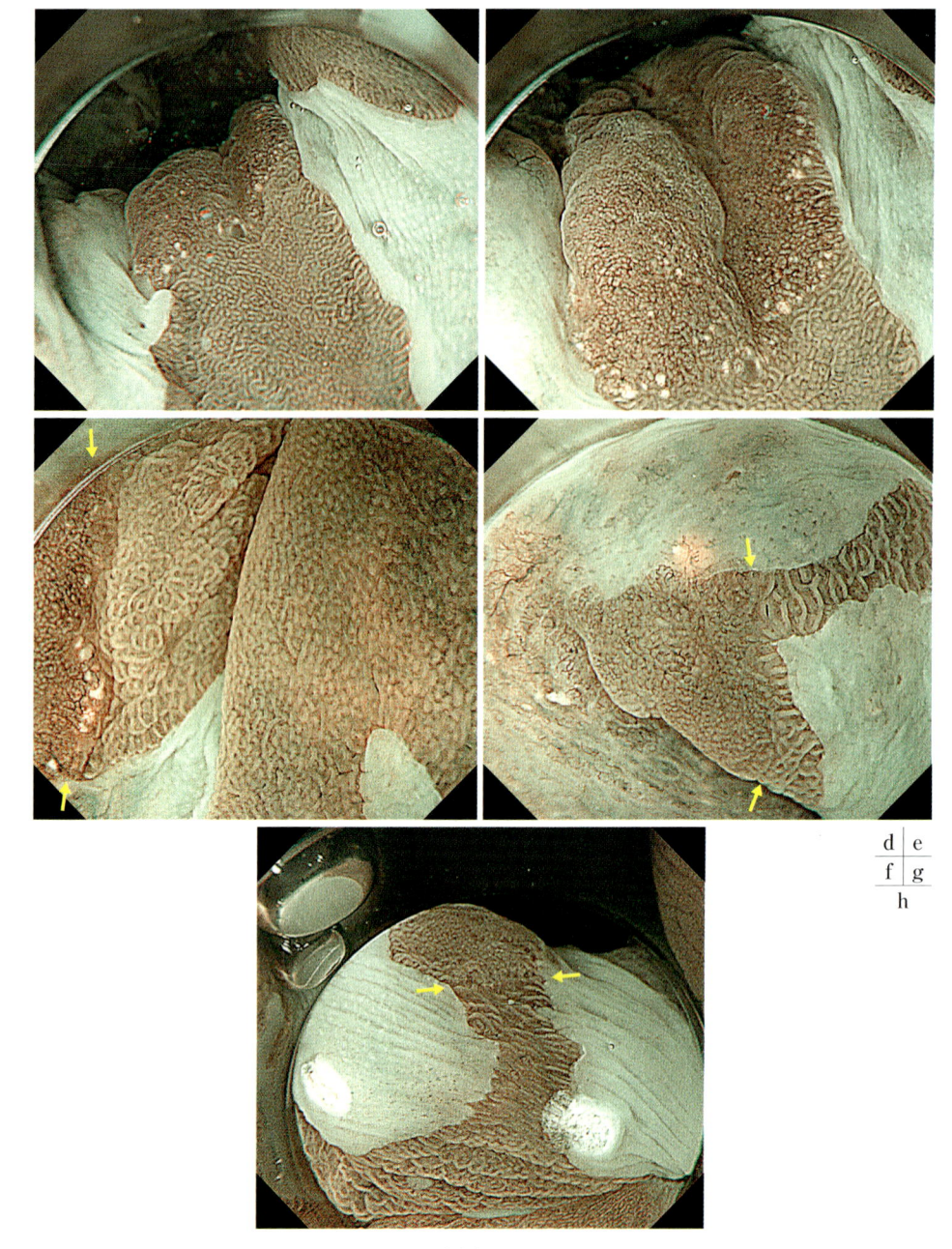

図2 症例2（つづき）

d：NBI拡大内視鏡像．口側には規則正しいsmall round pitが認められ胃底腺で構成された Barrett 粘膜と診断した．
e：NBI拡大内視鏡像．病変部分にはpit様構造が密に認められ，network血管が認められた．背景粘膜との境界は明瞭であり，高分化型腺癌と診断した．
f：NBI拡大内視鏡像．肛門側境界を診断するため，スコープをいったん胃側へ進め，引き戻しながら観察したところ，規則正しいvilli様構造の境界部（矢印）を発見し，同部を肛門側境界と診断した．
g：NBI拡大内視鏡像．側方の進展範囲を診断するため，同様に側方から観察したところ，右側には規則正しいvilli様構造が認められたが，左側には密で，不整なpit様構造が認められ，同部（矢印）が境界と診断した．
h：マーキング近傍．矢印より上部には不整なvilli様構造が，下部には密度の低い規則正しいvilli様構造が認められ，同部を病変境界と診断した．

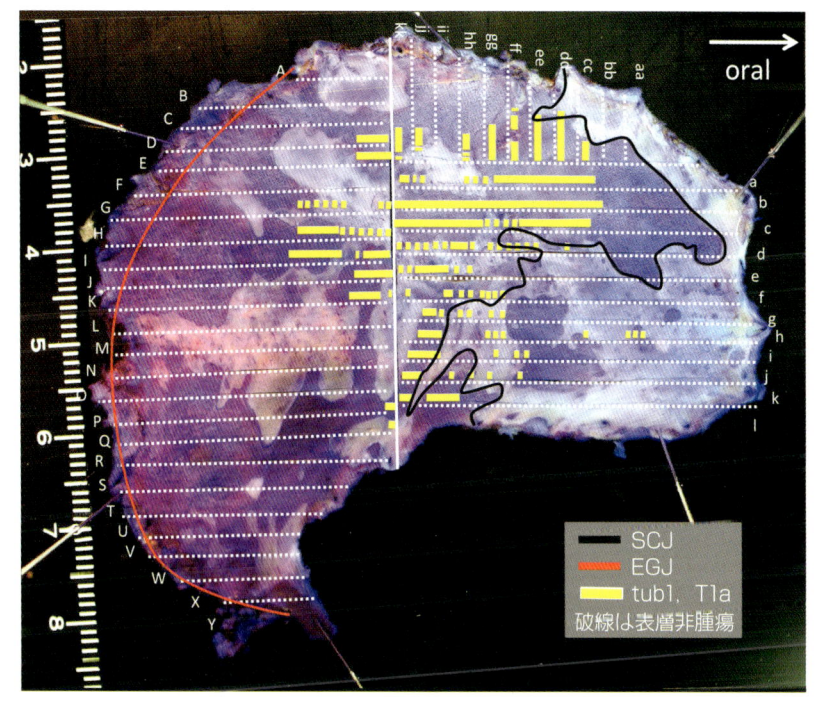

図2 症例2（つづき）
i：マッピング．黄色線が癌の範囲を示している．最終診断は adenocarcinoma, tub1, T1a-DMM, ly0, v0, HM0, VM0, 0-IIb+IIa, 37×36 mm であった．

たところ，Barrett 食道の下部には規則正しい villi 様構造が認められた．さらにスコープを引き抜くと，病変との境界部が確認された（図2f）．今度は，側方の進展範囲を診断するため，右側から観察したところ，規則正しい villi 様構造と密で不整な pit 様構造の境界が認められた（図2g）．NBI 弱拡大で範囲診断を行い，境界部の外側にマーキングを施行した（図2h）．T1a-DMM の Barrett 食道癌と診断し，ESD による一括切除を施行した．

図2i にマッピングを示す．黄色線が癌の範囲を示している．最終診断は tub1, T1a-DMM, ly0, v0, HM0, VM0, 0-IIb+IIa, 37×36 mm であり，NBI 拡大内視鏡で診断した範囲に癌が存在した．このように，通常観察では範囲診断が困難な IIb 合併例であっても，NBI 拡大で表面構造，血管構造を観察することで，正確な範囲診断を行うことができる．

IV．同時多発癌に注意

自験例では 30%に同時多発癌を認めた．以下に実例を示す．

【症例3】60歳台，男性（図3）
下部食道にくびれを要する 0-I 型病変を認めた（図3a）．通常状態では，下部食道が虚脱し，十分な観察はできなかったが，深吸気には下部食道が開大し，病変の肛門側，前壁側に境界明瞭な 0-IIa 発赤性病変を認めた（図3b）．0-IIa 病変の口側を拡大観察すると，規則正しい villi 様構造が認められた．一方，病変部では不整型の villi 様構造が認め

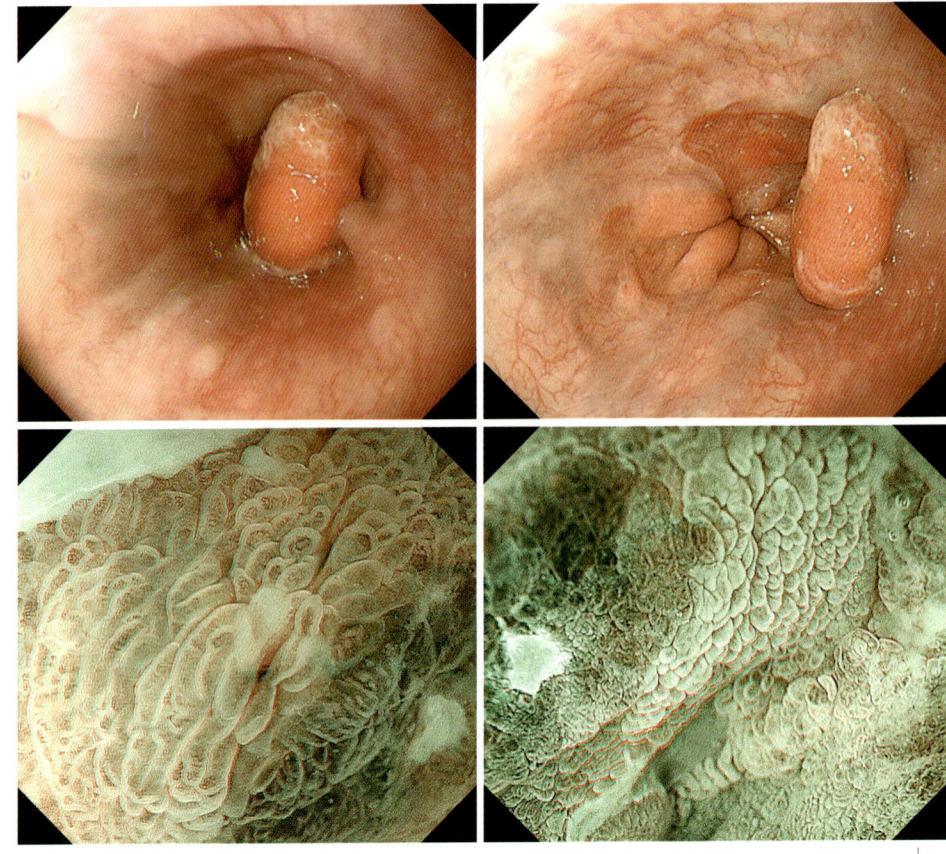

図3 症例3

a：通常内視鏡像．腹部食道に立ち上がり急峻の0-Ⅰ型病変を認めた．
b：通常内視鏡像．深吸気には下部食道が開大し，病変の肛門側，前壁側に境界明瞭な0-Ⅱa発赤性病変を認めた．
c：NBI拡大観察像．0-Ⅱa病変の口側を拡大観察すると，規則正しいvilli様構造が認められた．一方，病変部では不整型のvilli様構造が認められ，その境界は明瞭であった．
d：NBI拡大観察像．主病変との連続性を確認するため，0-Ⅱa病変の右壁側を拡大観察すると，規則正しいvilli様構造が認められ，0-Ⅰと0-Ⅱa病変の間には非腫瘍性上皮があると診断した．

a	b
c	d

られ，その境界は明瞭であった（図3c）．主病変と0-Ⅱa型病変の連続性を確認するため，両者の間を拡大観察すると，規則正しいvilli様構造が認められ，0-Ⅰと0-Ⅱa病変の間には非腫瘍性上皮があると診断した（図3d）．胃癌と同様にBarrett食道癌も多発傾向があるため，その観察時には注意を要する．

おわりに

Barrett食道癌の側方進展範囲診断のコツを表に示す．
今後は，本邦においてもBarrett食道癌が増加すると予測されており，一例一例を大切にし，記録に残す必要がある．

表　Barrett食道癌の側方進展範囲診断のコツ

1. まずは通常観察で発赤，隆起，陥凹の範囲を認識する．
2. 約半数に0-Ⅱb進展を伴っているので，通常光で想定した境界部より，さらに広い可能性を考慮する．
3. Barrett粘膜の表面構造は多岐に渡るため，まずは背景粘膜をNBI弱拡大で観察し，その症例における背景粘膜のパターンを認識する．
4. NBI弱拡大で，周囲から病変部へ向けて観察し，表面構造が変わる場所を同定する．
5. 酢酸散布を併用すると，表面構造をより明瞭に観察することができる．
6. 境界が不明瞭な場合は，想定した境界の内外から生検を採取し，組織学的な情報も加味する．

文　献

1) Shareef T, Rupam B, Orestis T, et al : Acetic acid chromoendoscopy in Barrett's esophagus surveillance is superior to the standardized random biopsy protocol : results from a large cohort study. Gastrointest Endosc　2014 ; 80 : 417-424
2) Canto MI, Setrakian S, Willis J, et al : Methylene blue-directed biopsies improve detection of intestinal metaplasia and dysplasia in Barrett's esophagus. Gastrointest Endosc　2000 ; 51 : 560-568
3) 小山恒男，友利彰寿，高橋亜紀子，他：Barrett食道癌の内視鏡診断―拡大内視鏡を併用した側方範囲診断．胃と腸　2011 ; 46 : 1836-1842

第8章 Barrett食道癌の扁平上皮下進展の診断

〔前田有紀,平澤 大,山形 拓〕

はじめに

欧米では,1960年代は食道癌の大半が扁平上皮癌であったが[1],現在はBarrett食道癌が過半数を占め,さらに増加傾向にある[2].本邦でも逆流性食道炎やBarrett食道の増加とともに,Barrett食道癌の報告例が増加している[3].また,本邦では3cm未満や非全周性のshort segment Barrett esophagus(SSBE)の頻度が高く[4],Barrett食道癌もSSBE由来の病変が多いという特徴がある[5].SSBE由来のBarrett食道癌は扁平上皮・円柱上皮接合部(squamo-columner junction;SCJ)と接していることが多く,時に隣接する正常扁平上皮の下へ側方進展する[6].また,生検やプロトンポンプ阻害薬によって病変の形態が変化し,当初露出していた癌が再生した扁平上皮に被覆される症例も経験する.扁平上皮下進展部では癌を直接観察できないため,内視鏡による範囲診断が難しく,切除範囲の決定を困難にする一因となっている[7].

本稿ではBarrett食道癌の扁平上皮下進展とその内視鏡的特徴について解説する.

Ⅰ. 扁平上皮下進展の頻度

Barrett食道表在癌における扁平上皮下進展の頻度は36〜40%,SCJに接する病変に限定すると43〜90%と報告されており,高頻度である[6,8〜11].いずれも本邦からの報告であり,検討対象の多くはSSBE由来のBarrett食道癌である.

当科で2005〜2014年に内視鏡的粘膜下層剝離術(endoscopic submucosal dissection;ESD)を施行したBarrett食道癌20病変のうち,long segment Barrett esophagus(LSBE)由来が4病変,SSBE由来が16病変であった.LSBE由来の4病変はいずれもSCJと接しておらず,扁平上皮下進展もなかった.SSBE由来の16病変のうち,SCJに接する病変は15病変であった.このうち扁平上皮下進展を伴う病変は10病変(67%)であった.

Ⅱ. 扁平上皮下進展の通常内視鏡所見

Barrett食道癌の扁平上皮下進展部は,通常内視鏡では淡い発赤(図1,青矢印),ある

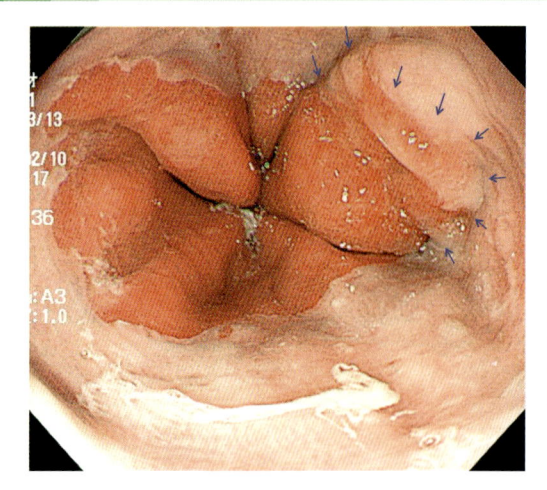

図1 扁平上皮下進展の通常内視鏡所見
扁平上皮領域の淡い発赤

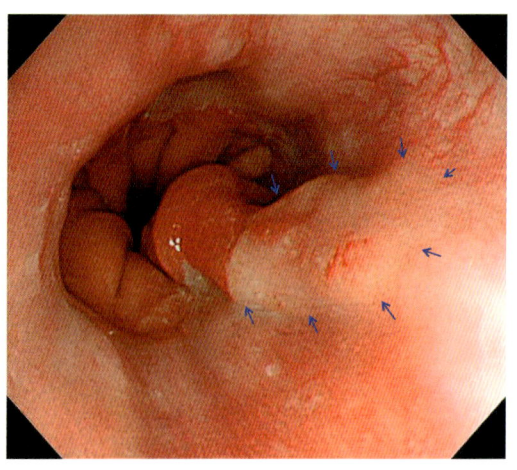

図2 扁平上皮下進展の通常内視鏡所見
粘膜下腫瘍様の扁平隆起

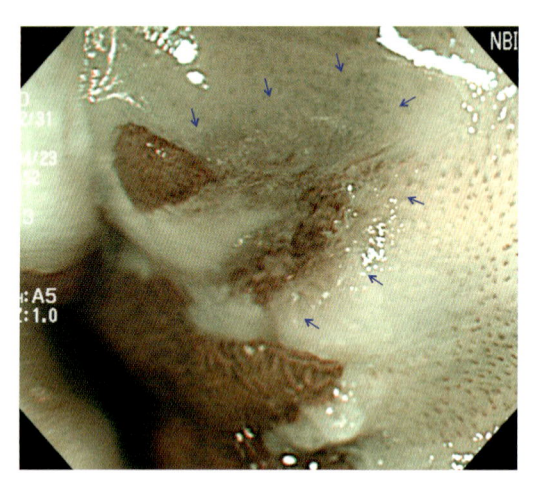

図3 扁平上皮下進展のNBI所見
淡い茶色変化

いは粘膜下腫瘍様の扁平隆起（図2，青矢印）を呈する．SCJ肛門側の露出した病巣から，口側の扁平上皮領域に連続性に淡い発赤調の変化が広がる場合は，扁平上皮下進展の存在を疑う．また，隆起性病変では腫瘍辺縁を覆う菲薄化した扁平上皮，あるいは薄い扁平上皮で被覆された粘膜下腫瘍様の扁平隆起として観察される．

色調の変化は，扁平上皮下に存在する癌腺管の色調を透見していると考えられる．被覆している扁平上皮が薄い場合に色調変化がわかりやすい．深吸気の状態で食道胃接合部を十分に送気伸展すると，被覆している扁平上皮も伸展し薄くなり，色調変化が捉えやすい．一方，被覆している扁平上皮が厚い場合は診断困難なことが多い．

Ⅲ．扁平上皮下進展のNBI所見

通常光観察でみられる扁平上皮下進展部の淡い発赤は，NBI観察では淡い茶色変化として観察される（図3，青矢印）．また，Barrett食道癌の異常血管を薄い扁平上皮下に透

見することもある（図4f）．ただし，扁平上皮下に非腫瘍性の噴門腺が存在する場合も，同様に上皮下に血管を透見するため，鑑別が難しい症例もある．

Ⅳ．扁平上皮下進展の酢酸散布所見

1　酢酸散布法について

　酢酸散布法の原理は，pHの低下により粘膜細胞内のサイトケラチン重合化が促進され，粘膜表面が白色化することによる[12),13)]．円柱上皮では1.5%酢酸を散布後，数秒で粘膜表面は白色化し表面構造が鮮明になる．その効果は可逆的であり，持続は数分程度である．通常観察で表面構造が不明瞭な病変でも，酢酸散布後は表面構造が立体的に明瞭になり拡大観察が可能になる[14),15)]．NBIを併用することで，さらに微細粘膜構造が強調され拡大観察が容易になる．NBIは照射光の到達深度が浅く，白色化した粘膜表面でより反射しやすくなり，コントラストが高くなるためである．

　酢酸散布法の手順を紹介する．まず，通常内視鏡観察に引き続き，病変を十分洗浄して粘液を除去する．次に，関心領域を拡大しピントを合わせる．この状態で1.5%酢酸を10〜20 ml直接散布する．そのまま数秒間待ち，粘膜が白色化した時点から経時的変化を含めて観察，撮影を行う．白色化が不十分な場合には適宜酢酸散布を追加する[16)]．

2　扁平上皮下進展部への酢酸散布

　Barrett食道癌に隣接する扁平上皮領域に1.5%酢酸を散布すると，小さな白色変化を生じる場合がある（図4c, 黄矢印）．NBI拡大観察を行うと，白色変化は辺縁を白く縁どられた小孔や扁平上皮下の溝状の構造物であることが確認できる（Small White Signs；SWS[8)]）（図4g）．この小孔は，扁平上皮下に進展したBarrett食道癌が表層に開口し露出している組織像と対応する（図4i, 黄矢印）．SWSのなりたちは，扁平上皮下に存在するBarrett食道癌が産生する粘液の排出機構と考えられる．酢酸による刺激で粘液産生が亢進し，また，粘膜が白色化することで開口部や扁平上皮下の癌腺管の構造が強調される．さらに，NBIによって色調差が強調されることで，SWSが認識しやすくなる（図4d, 黄矢印）．

　ただし，扁平上皮下の非腫瘍性の食道固有腺や噴門腺でも同様の粘液排出機構を形成しうるため，SWSの成因の鑑別が必要である．非腫瘍性の食道腺と比較して，癌は領域性があり，かつ小型で密な癌腺管が集簇していることが多い．このため，多くのBarrett食道癌の扁平上皮下進展部では領域性のある密在したSWSが観察される．一方，食道腺は密在しておらず，単発でやや大型のSWSを呈することが多い．ただし，小さな癌腺管あるいは異型腺管が扁平上皮下に疎に存在する部位ではSWSの成因の診断が難しい．

　また，2 mm未満のわずかな扁平上皮下進展では，近接する円柱上皮領域（あるいは露出したBarrett食道癌領域）へ粘液が排出され，被覆する扁平上皮にSWSが形成されない場合もある．

　これらより，Barrett食道癌に隣接する扁平上皮に領域性のある密在したSWSがあれば，Barrett食道癌の扁平上皮下進展が強く疑われるが，Barrett食道癌から離れて孤発性にSWSを認める場合は非腫瘍性の食道腺の可能性も考慮すべきである．

V. 症例提示

【症例】70 歳台, 男性 (図4)

　食道静脈瘤の経過観察として上部内視鏡検査を受診し, 食道胃接合部に病変を指摘された. SCJ 右前壁を中心に約半周性の粗糙な粘膜面を認めた (図 4a). 通常光では約半周性の陥凹性病変を認め, 陥凹の中央付近は病変内に突出する薄い扁平上皮で覆われている (図 4b, 青矢印). 酢酸を散布するとこの扁平上皮に白色に縁取られた小孔 (SWS) を多数認める (図 4c, 黄矢印). NBI でこの小孔はより明瞭に観察できる (図 4d, 黄矢印).

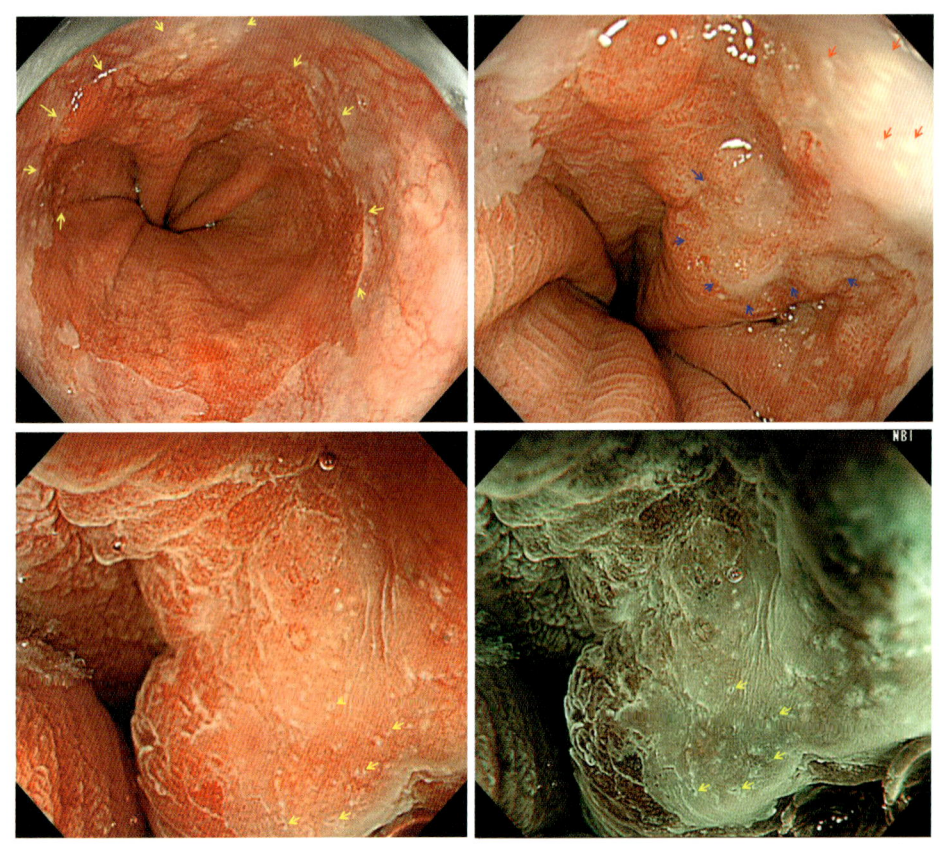

図4　症例

a	b
c	d

a：通常光内視鏡. 約半周性の 0-Ⅱc 病変を認める.
b：通常光内視鏡. 病変の一部は扁平上皮で被覆されている (青矢印).
c：酢酸散布後の通常内視鏡. 被覆する扁平上皮に小孔を多数認める (黄矢印).
d：酢酸散布後の NBI. 白色の小孔がより明瞭である (黄矢印).

また，口側の扁平上皮下に白色構造物を透見する（図4b，赤矢印）．NBIでは扁平上皮下に淡い茶色変化（図4e，青矢印）と白色顆粒状（図4e，赤矢印）の構造物を認める．NBI拡大観察をすると，扁平上皮下に不規則に崩れたnetwork patternを呈する異常血管を透見する（図4f）．同部に酢酸を散布すると，扁平上皮に小孔を多数認め（図4g，黄矢印），比較的大きな開口部では腺構造を呈する組織（Barrett食道癌）が露出していた（図4g，白矢印）．酢酸散布後の新鮮切除標本では，内視鏡所見と同様に，扁平上皮に多数の小孔（SWS）を認めた（図4h，黄矢印）．組織学的にはSWSを認めた領域に一致して，扁平上皮下にBarrett食道癌の浸潤があり，一部扁平上皮内に開口していた（図4i，黄矢印）．扁平上皮下に白色顆粒状の構造物を認めた領域では，壊死組織を貯留し拡張した癌腺管（intraglandular necrotic debris[17]）を非腫瘍性の扁平上皮下に認めた（図4i，赤矢印）．最終診断はBarrett's esophageal adenocarcinoma，tub2，pT1b-SM2（SM 600μm），ly0，v0であった（図4j）．

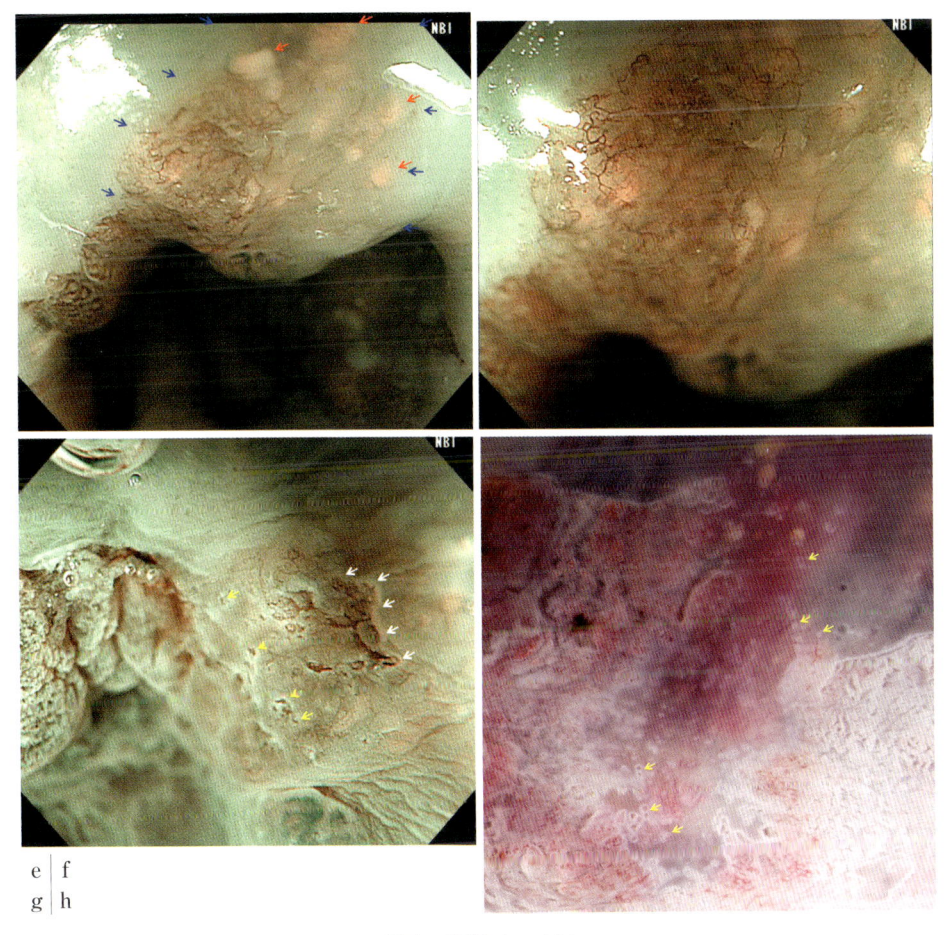

e	f
g	h

図4　症例（つづき）

e：病変口側のNBI．扁平上皮領域に淡い茶色変化（青矢印）や白色顆粒状の構造物（赤矢印）を認める．
f：病変口側のNBI拡大．扁平上皮下に，崩れたnetwork patternの異常血管を透見する．
g：病変口側の酢酸散布NBI．NBI拡大で異常血管を認めた領域に多数の小孔を認め（黄矢印），大きな開口部では腺構造を呈する組織（Barrett食道癌）が露出していた（白矢印）．
h：新鮮切除標本の酢酸散布．内視鏡像と同様に多数の小孔を認める（黄矢印）．

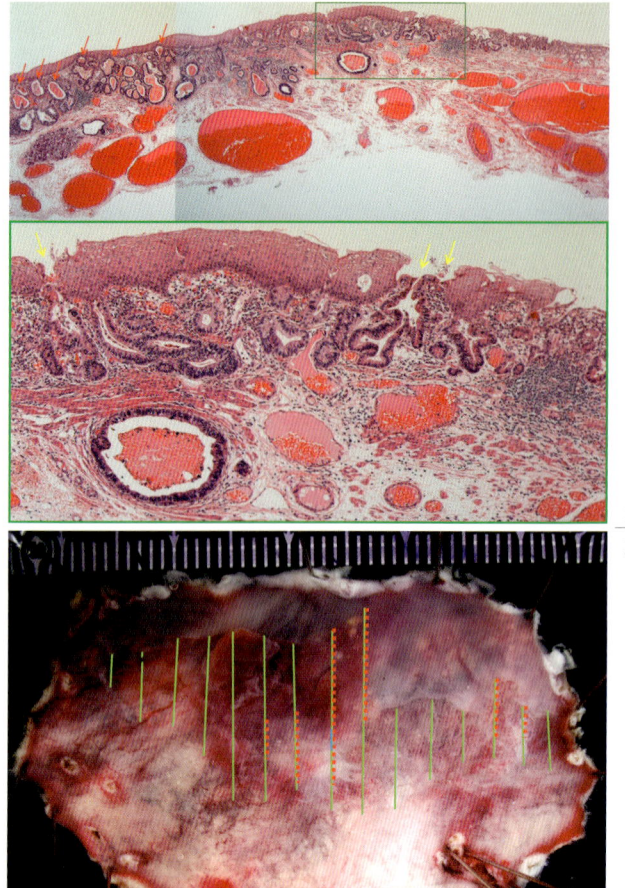

図4 症例(つづき)
i：病理組織像．非腫瘍性の扁平上皮下に Barrett 食道癌の浸潤があり，扁平上皮内へ開口する像もみられる（黄矢印）．図4eで白色顆粒状の構造物を認めた領域には，壊死物質を貯留し，拡張した癌腺管を認めた（赤矢印）．
j：新鮮切除標本と組織構築図

■ おわりに

　本邦の Barrett 食道癌は SSBE 由来の病変が多く，しばしば扁平上皮下進展を伴い，範囲診断が難しい．Barrett 食道癌の扁平上皮下進展を示唆する所見は，通常内視鏡で淡い発赤，NBI で淡い茶色変化，NBI 拡大で扁平上皮下の異常血管，酢酸散布で白色の小孔（SWS）である．Barrett 食道癌に隣接する扁平上皮領域を注意深く観察し，慎重に側方範囲診断を行う必要がある．

文　献

1) Blot WJ, McLaughlin JK : The changing epidemiology of esophageal cancer. Semin Oncol　1999 ; 26(Suppl 15) : 2-8
2) Cook MB, Chow WH, Devesa SS : Oesophageal cancer incidence in the United States by race, sex, and histologic type, 1977-2005. Br J Cancer　2009 ; 101 : 855-859
3) 幕内博康：日本における Barrett 食道癌の現状と今後の展望．日消誌　2008；104：1299-1308

4) 河野辰幸,神津照雄,大原秀一,他:日本人のBarrett粘膜の頻度. Gatroenterol Endosc 2005;47:951-961
5) 郷田憲一,小田一郎,大前雅実,他:Barrett食道表在癌の内視鏡診断―多施設アンケート調査. Gastroenterol Endosc 2013;55:919
6) 下田忠和,九嶋亮二,滝沢 初:食道胃接合部腺癌の病理学的特性. 胃と腸 2009;44:1083-1094
7) 高橋亜紀子,小山恒男,友利彰寿:食道胃接合部癌のNBI拡大観察による診断. 胃と腸 2009;44:1164-1174
8) Yamagata T, Hirasawa D, Fujita N et al:Efficacy of acetic acid-spraying method in diagnosing extension of Barrett's cancer under the squamous epithelium. Dig Endosc 2012;24:309-314
9) 有馬美和子,都宮美華,川島吉之,他:表在型Barrett食道腺癌の扁平上皮下進展と診断. 消化器内視鏡 2014;26:571-577
10) 小山恒男,友利彰寿,高橋亜紀子,他:Barrett食道癌の内視鏡診断 拡大内視鏡を併用した側方範囲診断. 胃と腸 2011;46:1836-1842
11) 大前雅実,藤崎順子,清水智樹,他:表在型Barrett食道腺癌の早期診断と鑑別診断. 消化器内視鏡 2014;26:539-554
12) Guelrud M, Herrera I:Acetic acid improves identification of remnant islands of Barrett's epithelium after endoscopic therapy. Gastrointest Endosc 1998;47:512-515
13) Guelrud M, Herrera I, Essenfeld H et al:Enhanced magnification endoscopy:a new technique to identify specialized intestinal metaplasia in Barrett's esophagus. Gastrointest Endosc 2001;53:559-565
14) Yagi K, Aruga Y, Nakamura A et al:The study of dynamic chemical magnifying endoscopy in gastric neoplasia. Gastrointest Endosc 2005;62:963-969
15) Toyoda H, Tanaka K, Hamada Y et al:Magnification endoscopic view of an early gastric cancer using ascetic acid and Narrow-Band Imaging System. Dig Endosc 2006;18:S41-S43
16) 前田有紀,平澤 大:酢酸撒布(acetic acid instillation). 胃と腸 2012;47:654
17) Watanabe Y, Shimizu M, Itoh T et al:Intraglandular necrotic debris in gastric biopsy and surgical specimens. Ann Diagn Pathol 2001;5:141-147

──Barrett 食道の拡大観察事始め── コラム

　平成6年に関連病院から医局に戻ったとき，ちょうど秋田日赤からいったん大学に戻っていた（戻されていた？）山野泰穂氏と大腸の EMR 標本の実態顕微鏡観察を行っていました．この経験が Barrett 食道の拡大観察の基礎につながりました．さらに腫瘍マーカーの研究をするなかで，癌細胞に対するモノクローナル抗体は癌のみならず腸上皮化生に反応するものが多く，そのなかで 91-9H という抗体に出会いました．これは正常大腸上皮に反応し大腸癌で発現が低下します．胃では分化型胃癌と腸上皮化生，とくに大腸型（type Ⅲ）の腸上皮化生に反応し，対応抗原は硫酸化糖鎖（sulfo-Lewis[a]）です．そこで注目したのが食道の腸上皮化生である Barrett 食道でした．臨床食道噴門研究会（常岡健二会長）ではこのムチンの仕事で初めて研究助成金をいただきました．最初の研究は拡大せず盲目的生検で Barrett 粘膜の長さとムチン発現を見ました．Barrett の長さが長い程，ムチンは腸型，とくに大腸型ムチンの発現が強くなり，Barrett 癌ではさらに強い陽性反応を示し，この経験から Barrett 癌の前癌病変は腸上皮，とくに大腸型腸上皮化生と確信するようになりました（J Gastroenterol 1998; 33: 811-815, J Gastroenterol 2000; 35: 583-592）．それならば，この腸上皮を拡大内視鏡で見つけたいと思ってオリンパスの Q240Z で片端からメチレンブルー染色→拡大観察→撮影→生検→免疫染色を繰り返しました．この結果が GIE に掲載されました（Gastrointest Endosc. 2002; 55: 641-647）．海外の内視鏡医からも Barrett 粘膜の拡大分類が発表されていますが，私の分類は単なる形態によるものではなく，細胞形質発現，細胞増殖能，メチレンブルー色素の吸収能力など，細胞の機能と拡大像が密接に関係していることを証明した点で意義があると思います．GIE を見たオリンパスの後野さんが札幌医大を訪ねてきました．当時 NBI は色素の散布ができない気管支鏡分野で臨床研究がされており，札幌医大でも呼吸器内科に試作機が持ち込まれていました．そこで呼吸器内科の教授の了解を得て，気管支鏡室で Barrett 食道の NBI 内視鏡検査を始めました．写真に示すように試作機ではスコープの基部を通常光と狭帯域光で光源を差し換える必要があり，同じ画像を撮るのに苦労しましたが，この結果が最初の Barrett 食道の NBI 観察として，J Gastroenterol に掲載されました（J Gastroenterol. 2004; 39: 14-20.）．NBI 試作機を幸運にも使用できた背景は，一つにはすでに札幌医大呼吸器内科で臨床試験が始まると決まっていたこともありますが，NBI 開発のメッカ，がんセンター東で吉田茂昭先生，佐野 寧先生のもと研修していた浜本康夫君（現 慶應大学講師）がちょうど医局に帰ってきていたのが大きいと感謝しています．なお後野和弘博士の論文 "Appearance of enhanced tissue features in narrow-band endoscopic imaging"（J Biomed Opt. 2004; 9: 568-77.）はこの分野では驚異的な 82 件の引用があること（Pub Med 2015/4/28 現在）を最後に付記したいと思います．

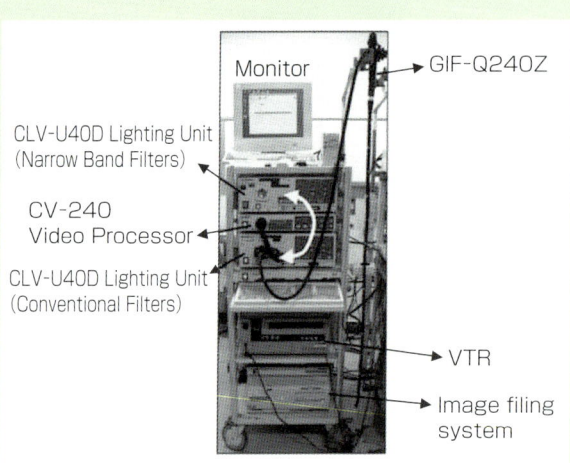

（遠藤　高夫）

第9章 Barrett食道癌の深達度診断

a 内視鏡の立場から

〔高橋亜紀子,小山恒男〕

はじめに

　Barrett食道癌は深達度により,リンパ節転移,他臓器転移率が異なるため,術前診断が重要である.

　Barrett食道癌の深達度は,癌が深層粘膜筋板を越えない病変をT1a,粘膜下層にとどまる病変をT1bとしている.T1aはさらに三つに分類され,円柱上皮層または浅層粘膜筋板にとどまる病変をT1a-SMM,浅層粘膜筋板を越えるが深層粘膜筋板に達しない病変をT1a-LPM,深層粘膜筋板に浸潤する病変をT1a-DMMとしている.

　T1bではSM層を相対的に3等分し,上1/3にとどまる病変をSM1,中1/3にとどまる病変をSM2,下1/3にとどまる病変をSM3としている[1].内視鏡治療例ではSM層の相対的分類は不可能だが,食道癌取扱い規約では内視鏡切除例でのSM亜分類に関する記載はない[1].本邦では食道扁平上皮癌にならって200 μmまでとする報告が多いが,欧米では500 μmとすることが多い[2].本稿ではSM1を500 μmまでの浸潤と定義し,Barrett食道癌の深達度診断について解説する.

I. 総　論

　深達度診断をするうえで大事なポイントは,病変の厚みと空気量による変形である.

　通常,食道胃接合部(EGJ)は閉じており,内視鏡観察は難しいが,深吸気時には縦隔内圧が陰圧になるため,食道内腔が広がり観察しやすくなる.筆者らは精査時でも鎮静剤を使用せず,深吸気を利用しながらEGJを観察し,その後鎮静剤を投与するようにしている.

　送気や深吸気により病変が平坦化し,形態が変化する場合は深達度T1aと診断する.送気しても厚みが残る場合や,形態が変化しない硬さがある場合は深達度T1bと診断する.

【症例1】深吸気によるEGJの同定（図1）

　通常観察で下部食道右壁に隆起性病変を認めたが，内腔が虚脱し十分には観察できなかった（図1a）．深吸気時にはSCJが十分に伸展され，柵状血管と胃のひだを良好に観察することができた（図1b）．本例では柵状血管下端と胃のひだ上縁が一致しており，同部をEGJと診断した．このように深吸気の利用は，EGJの正確な同定に有用である．

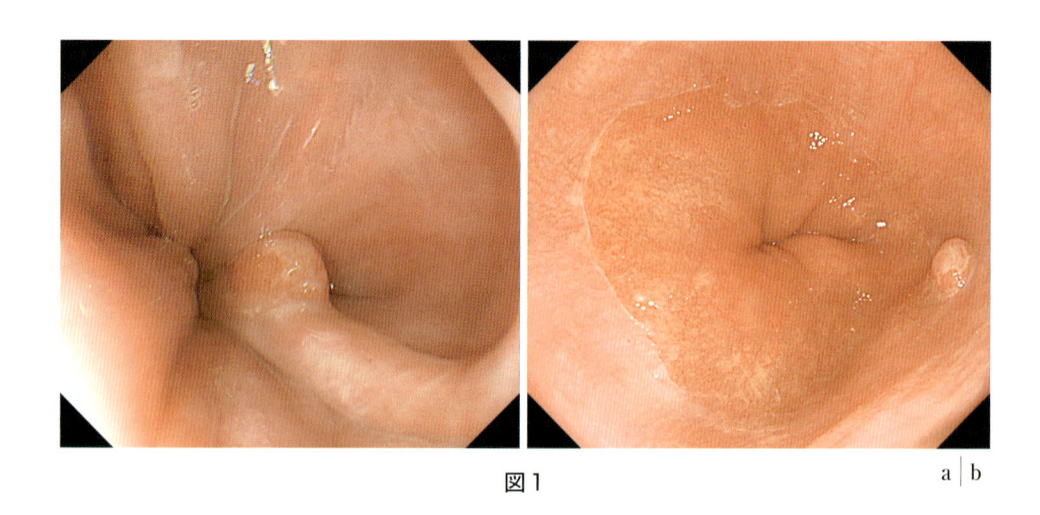

図1　　　　　　　　　　　　　　　　　　　　　a|b

【症例2】空気量による病変の形態変化（図2）

　SCJ右壁に2コブ様の隆起を認めた．肛門側の隆起は厚みがあり，胃のひだ上縁は同部で途絶し深達度T1bと考えられた（図2a）．しかし，深吸気時には，同部分は平坦化し厚みも消失したため，深達度T1aと判断し得た（図2b）．ESDにて一括切除し，最終診断は深達度T1aであった．このように深吸気を利用して，病変の形態変化を観察することが重要である．

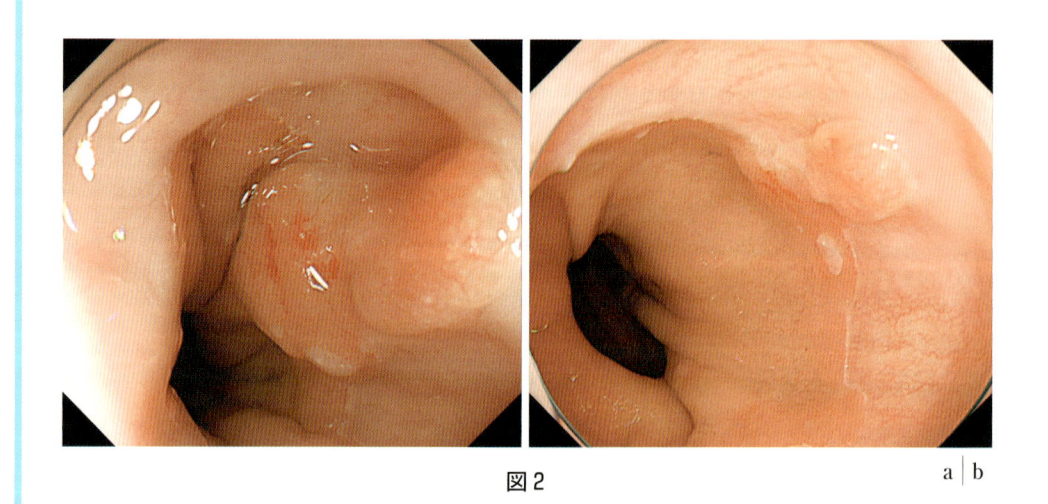

図2　　　　　　　　　　　　　　　　　　　　　a|b

Ⅱ. 肉眼型別の深達度診断

深達度診断のポイントは肉眼型別に異なるため，それぞれを解説する．

1. 0-Ⅰ

くびれの有無，基部の太さを観察する．くびれがあり基部が細い病変は T1a である．くびれがなく基部が太い病変は T1b を考える[3]．くびれや基部の太さがわかりにくい場合は，鉗子で基部をすくい上げたり，SSBE 内の病変では反転像の情報も加味し判断するとよい．

【症例3】くびれがあり基部が細い病変（0-Ⅰp）（図3）

SCJ 口側右壁に発赤した隆起性病変を認め，一部にびらんを伴っていた．立ち上がりは急峻でくびれを有しており，深達度 T1a と診断した（図3a）．ESD 標本のルーペ像では，基部は細く筋板は保たれており，深達度は T1a-DMM であった（図3b）．

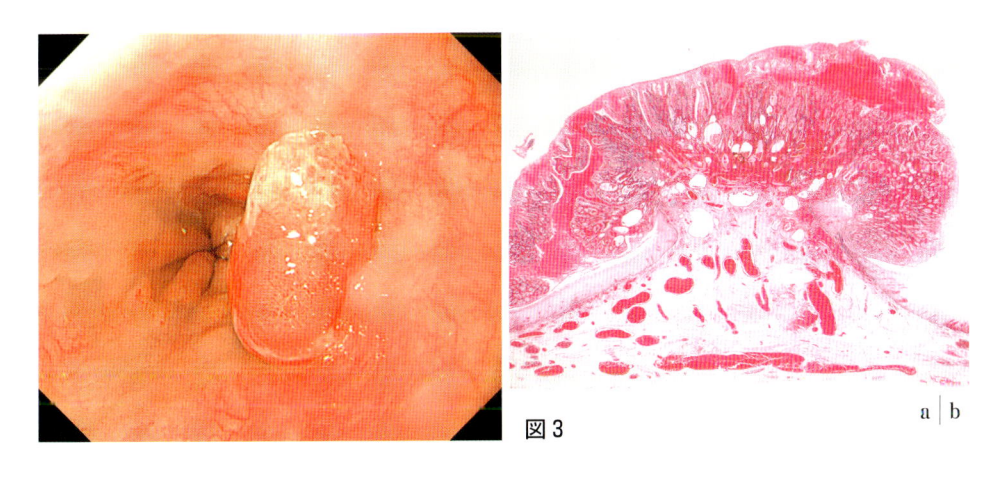

図3

【症例4】くびれがなく基部が太い病変（0-Ⅰs）（図4）

SCJ 口側右壁に発赤した不整形な隆起性病変を認め，基部は太く扁平上皮で覆われていた（図4a）．ESD 標本のルーペ像では，基部のくびれはなく，SM への浸潤距離 1,000 μm，浸潤幅 6,000 μm の T1b であった（図4b）．

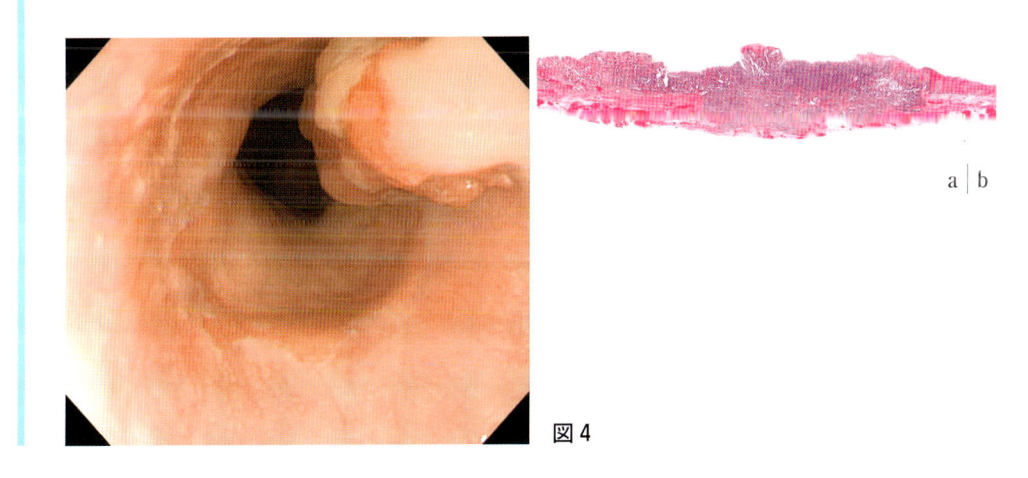

図4

【症例5】基部の観察法（図5）

　見下ろし像では基部は細く，くびれがある隆起性病変であった（図5a）．見上げ観察すると基部は太く，くびれはなく，最終診断は深達度T1bであった（図5b）．このように見下ろし像だけでなく，見上げ像からも基部の情報を得る必要がある．
　0-Ⅰ病変の深達度診断では，くびれの有無と径の太さが重要である．

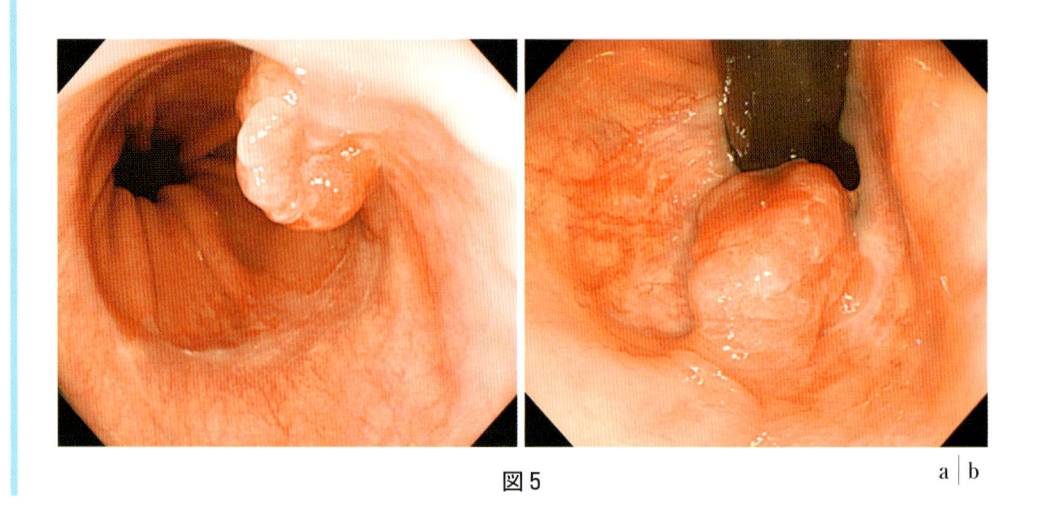

図5　a｜b

2．0-Ⅱa

　基本的にT1aであるが，病変内に色調の差や陥凹，びらん，潰瘍を伴っている場合，深達度が一段深い可能性を考える．

【症例6】表面平滑な0-Ⅱa型病変（図6）

　SCJ口側右壁に発赤した扁平隆起を認め，表面平滑であった（図6）．ESDにて一括切除し，深達度はT1aであった．このように扁平隆起で表面平滑な場合はT1aを考える．

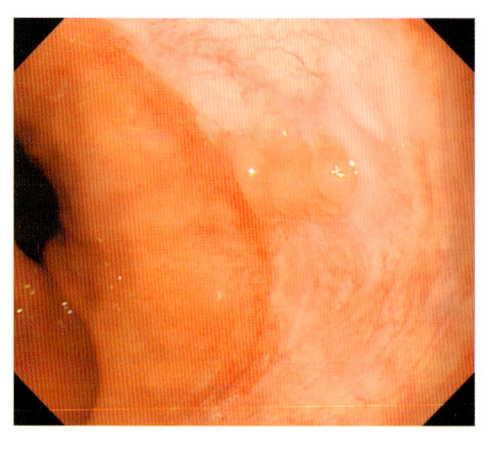

図6

3．0-Ⅱb

随伴Ⅱbの場合は基本的にT1aである．

4．0-Ⅱc

0-ⅡcではP陥凹内が均一であれば深達度T1aだが，陥凹内隆起や深い陥凹が存在した場合には深達度T1bを考える．また病変内に色調の差やびらんや潰瘍を伴っている場合，表面構造が不明瞭化していた場合にも，深達度が一段深い可能性を考える．

【症例7】陥凹が浅く容易に変形する0-Ⅱc型病変（図7）

SCJ肛門側右壁に発赤調で浅い陥凹性病変を認めた（図7a）．軽度の脱気にて陥凹部は変形し，陥凹境界がより明瞭となった（図7b）．ESDにて一括切除し，深達度T1aであった．このように陥凹が浅く容易に変形する場合は深達度T1aと診断する．

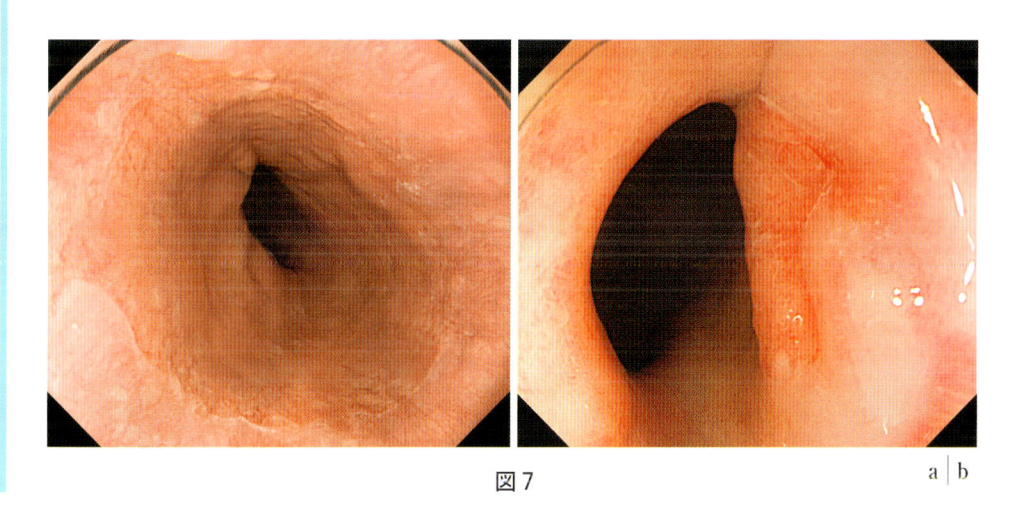

図7　a｜b

【症例8】陥凹が浅く軟らかい0-Ⅱc型病変（図8）

SCJ肛門側後壁に発赤した陥凹性病変を認め，周囲が少し隆起していた（図8a）．インジゴカルミン散布像では陥凹部分がより明瞭となり（図8b），縦ひだが病変内を通過したことから深達度T1aと診断した（図8c）．ESDにて一括切除し，陥凹部肛門側で2カ所50μmのSM浸潤を認めたが，幅600μmの微小浸潤であった．このように空気量の調整による変形や，縦ひだの所見は深達度診断に有用である．

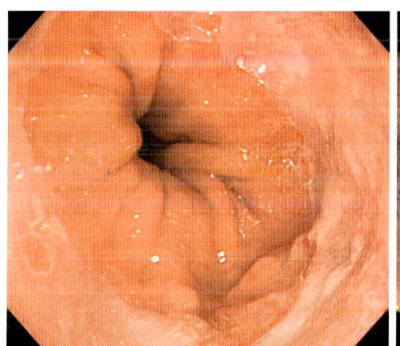

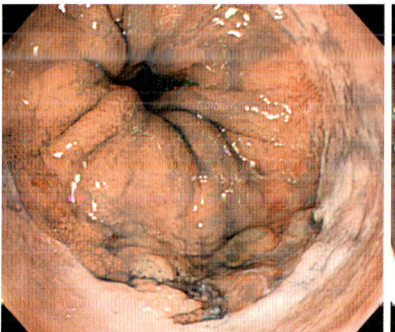

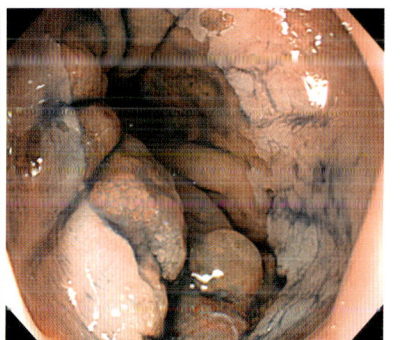

図8　a｜b｜c

【症例9】陥凹が深く SMT 様隆起を伴う 0-Ⅱc 型病変（図9）

　SCJ 肛門側に右壁にびらんを伴う陥凹を認め，ひだが太まっていた（図9a）．先端透明フードで SCJ を押し広げると，深い陥凹が観察された．びらん面の形態は変化したが，その左側の SMT 様隆起には恒常性が認められた（図9b）．

　最終診断では中央部は T1a であったが，SMT 様隆起部で T1b であった．このように SMT 様隆起を伴う場合は深達度 T1b を考えるべきである．

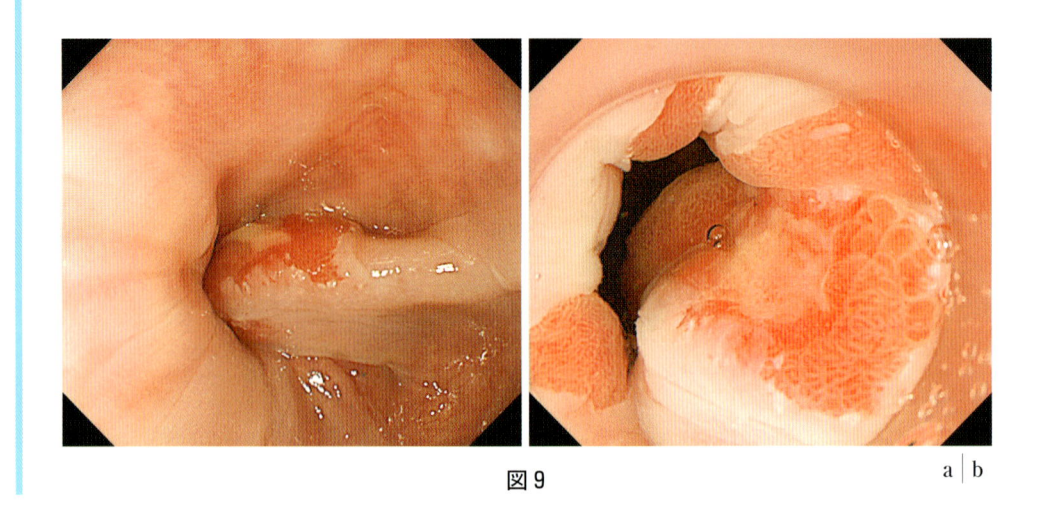

図9　　　　　　　　　　　　　　　　　　　　　　　　　　a｜b

おわりに

　Barrett 食道癌の深達度診断では，深吸気を利用した厚みや変形の観察が重要である．また，深達度診断のポイントは肉眼型別に異なるため，注意を要する．

文　献
1）日本食道学会 編：臨床・病理　食道癌取扱い規約（第10版補訂版）．2008，金原出版，東京
2）Alvarez Herrero L, Pouw RE, van Vilsteren FG, et al：Risk of lymph node metastasis associated with deeper invasion by early adenocarcinoma of the esophagus and cardia：study based on endoscopic resection specimens. Endoscopy　2010；42：1030-1036
3）高橋亜紀子，小山恒男，久保俊之，他：表在型 Barrett 食道腺癌の診断と治療戦略—表在型 Barrett 食道腺癌の深達度診断　現状と限界．消化器内視鏡　2014；26：549-554

第9章　Barrett食道癌の深達度診断

b　EUSの立場から

〔吉永繁高，宮本康雄，関根茂樹〕

はじめに

　Barrett食道表在癌の治療方針決定に深達度診断は必須である．本項ではBarrett食道表在癌に対する超音波内視鏡（EUS）の深達度診断に関して欧米および本邦の現状を述べ，実際の症例を供覧しつつ考察する．

Ⅰ．欧米の現状

　欧米においてBarrett食道癌に対するEUSによる深達度診断の報告は多数あるが，多くはT stageを大まかに診断するものであり，T1内で診断するものは少ない．おもな報告[1]〜[7]を表1に示す．使用機器は専用機と細径プローブが約半数ずつで，評価内容は基本的に粘膜（M）内病変，粘膜下層（SM）浸潤病変の鑑別がおもである．Barrett食道も長いものやLong segment Barrett's esophagus（LSBE）症例が多かった．正診率は70〜95％と良好であるがSM浸潤に対する感度は27〜100％とばらつきがあった．直接の比較はできないが細径プローブよりも専用機のほうが正診率，感度ともに高かった．

Ⅱ．本邦の現状

　本邦においてBarrett食道癌に対するEUSによる深達度診断のまとまった報告は，限られた施設からしかない[8],[9]．

　有馬らはリニア型の超音波内視鏡専用機を用いた診断能を検討し，正診率68％，感度はpT1aが57％，pT1b-SM1が63％，pT1b-SM2/SM3が89％と粘膜内病変を深読みする傾向にあったと報告しており[9]，とくに隆起性病変においてバルーンによる圧迫で深読みすることが多かったと考察している[8]．その一方で，細径プローブにおいて，Barrett食道は逆流性食道炎により粘膜下が線維化していたり，粘膜筋板が疎になっていたりするため，層構造の分離が不明瞭になりやすく，さらに食道腺や脈管などが混在して不均一に描出されることがあり深達度の評価を難しくしていると考察している[8],[9]．

表1　欧米における Barrett 食道表在癌に対する EUS による深達度診断の報告のまとめ

著者	発表年	使用機器	評価内容	Barrett 食道に関する記載	正診率(%)	感度(%)※	特異度(%)※
Scotiniotis, et al.[1]	2001	専用機※※	MかSMか	長さの平均値 7.0±2.6 cm（2〜11 cm）	95	100	94
Buskens, et al.[2]※※※	2004	専用機※※/細径プローブ	MかSMか	記載なし	87	95	79
Larghi, et al.[3]	2005	専用機※※/細径プローブ	M1, 2かそれ以深か	EMR症例ではLSBE 19例, SSBE 21例	85	記載なし	記載なし
Pech, et al.[4]	2006	細径プローブ	MかSMか	LSBE 25例, SSBE 30例	76	27	89
Rampado, et al.[5]※※※※	2008	細径プローブ	MかSMか	記載なし	70	記載なし	記載なし
Chemaly, et al.[6]※※※※	2008	細径プローブ	MかSMか	記載なし（病変の44.2%が上・中部食道）	71	記載なし	記載なし
Thomas, et al.[7]	2010	専用機※※	MかSMか	長さの中央値 4 cm（1〜12 cm）	84	66	93

※感度，特異度は SM 浸潤に対するもの
※※専用機はすべてラジアル型
※※※正診率，感度，特異度の記載がないためデータより算出
※※※※食道腺癌症例のみ抜粋

Ⅲ．当院における現状

　2008年1月より2013年12月までに外科的または内視鏡的に切除された Barrett 食道癌は48症例49病変であったが，そのうち EUS が施行されたのは19症例19病変であった．病変の概要を**表2**に示す．8症例がラジアル型の超音波内視鏡専用機（GF-UMQ200, UMQ240, UM2000, オリンパス社）を用いてバルーン法にて，11症例では20 MHz 超音波細径プローブ（UM-3R, オリンパス社）を用いて，隆起が高いものは12 MHz 超音波細径プローブ（UM-2R, オリンパス社）を用いて脱気水充満法にて scan した．細径プローブを用いるときは water jet 機能付きの内視鏡（GIF-Q260J, オリンパス社）を用いて脱気水を用手にて注入しつつ scan した．深達度診断は7層に分離されたうちの第3層（3/7層）の高エコー層に変化がないものを T1a-M，わずかに変化を認めるものを T1b-SM1，明らかな狭小化，途絶を認める場合を T1b-SM2 以深と診断した．

　EUS 診断と病理診断の結果を**表3**に示す．診断一致率は57.9%（11/19），SM 浸潤の感度は63.6%であった．T1a-M と診断した9病変中，病理診断も T1a-M であったものは5病変であった．4病変は浅読みであり2病変は T1b-SM2 以深であった．

表2 当院においてEUSを施行したBarrett食道表在癌の概要

病変数		19
LSBEの有無	あり	5
	なし	14
病変部位	Ut	0
	Mt	0
	Lt	5
	Ae/EGJ	14
おもな肉眼型	0-Ⅰ	5
	0-Ⅱa	8
	0-Ⅱb	2
	0-Ⅱc	4
深達度	T1a-SMM	0
	T1a-LPM	1
	T1a-DMM	7
	T1b-SM1	3
	T1b-SM2以深	8

表3 当院におけるBarrett食道表在癌に対するEUSによる深達度診断の結果

EUS診断	病理診断			合計
	pT1a-M	pT1b-SM1	pT1b-SM2以深	
cT1a-M	5	2	2	9
cT1b-SM1	1	0	0	1
cT1b-SM2以深	2	1	6	9
合計	8	3	8	19

【症例1】正診例(図1)

症例は70歳代,男性.扁平上皮-腺上皮境界(SCJ)に接して1～2時方向に15mm程度の発赤調で浅い陥凹性病変を認める(図1a).20MHz超音波細径プローブを用いたscanにて第3層に明らかな変化なく深達度cT1a-Mと診断したが,管腔が広がらずscan困難であった(図1b).最終的に粘膜内病変と診断し内視鏡的に切除した.組織学的に,高分化型腺癌が深層の粘膜筋板まで浸潤(pT1a DMM)していたが,明らかな粘膜下層浸潤は認めなかった(図1c,1d).

図1 症例1（正診例）
a：SCJに接して1時〜2時方向に15 mm程度の発赤調で浅い陥凹性病変を認める．
b：20 MHz超音波細径プローブを用いたscanにて第3層に明らかな変化なく深達度cT1a-Mと診断したが，管腔が広がらずscan困難であった（病変は11時〜3時方向）．
c：症例1のマッピング．
d：切片8の病理組織像（40倍）．病理上，高分化型腺癌が深層の粘膜筋板まで浸潤（pT1a-DMM）していたが明らかな粘膜下層浸潤は認めなかった．

【症例2】浅読み例（図2）

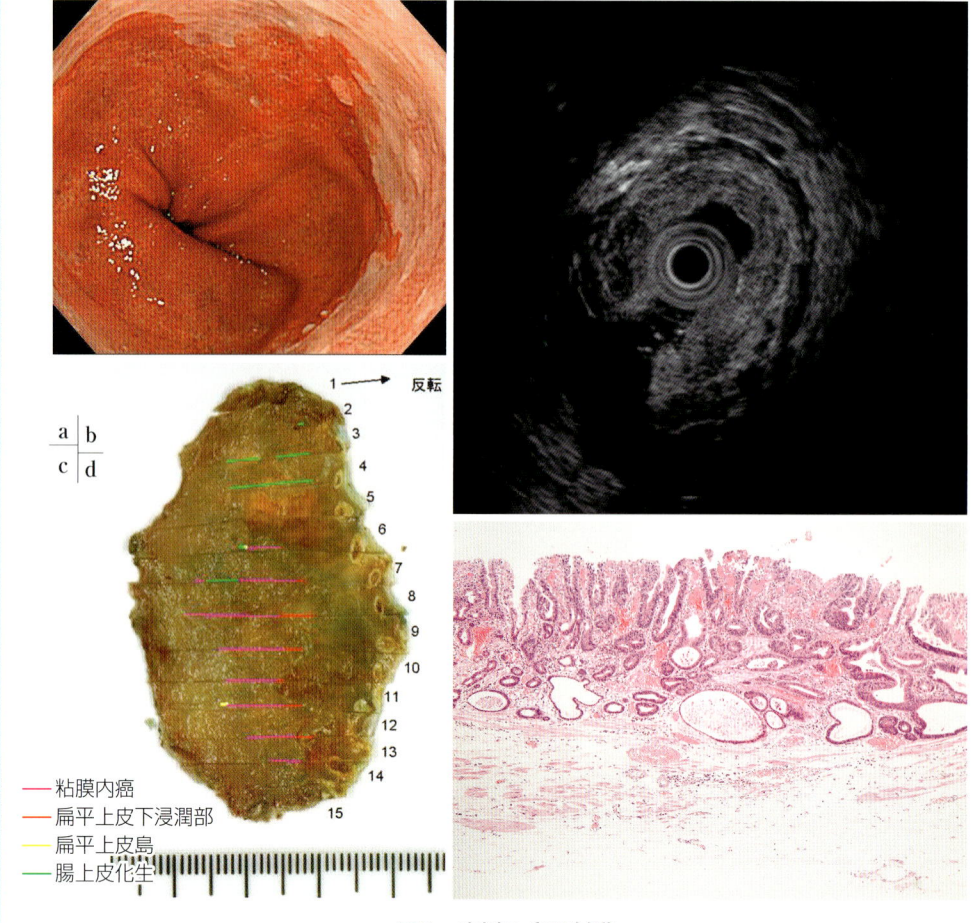

　症例は50歳代，男性．SCJに接して12時〜3時方向に20 mm程度の発赤調の陥凹性病変を認め，内部に一部扁平上皮が残存していた（図2a）．20 MHz超音波細径プローブを用いたscanにて第3層に明らかな変化なく深達度cT1a-Mと診断したが，やはり管腔が広がらず，またプローブを水平に当てることが難しくscan困難であった（図2b）．最終的に粘膜内病変と診断し内視鏡的に切除した．組織学的に，高分化型腺癌が深層の粘膜筋板まで浸潤，粘膜下層への浸潤も散在性に認めた（pT1b-SM2，図2c, 2d）．深部では一部低分化傾向を示し，リンパ管侵襲を認めた．EUS観察自体もあまり適切にできておらず，また粘膜下層浸潤部が散在かつ大きな腫瘍胞巣がみられないためEUSにて粘膜下層浸潤が診断できなかったと考えられた．

　一方T1b-SM2以深と診断した9病変中6病変が組織学的にT1b-SM2以深であった．3病変は深読みであり2病変はT1a-DMMであった．

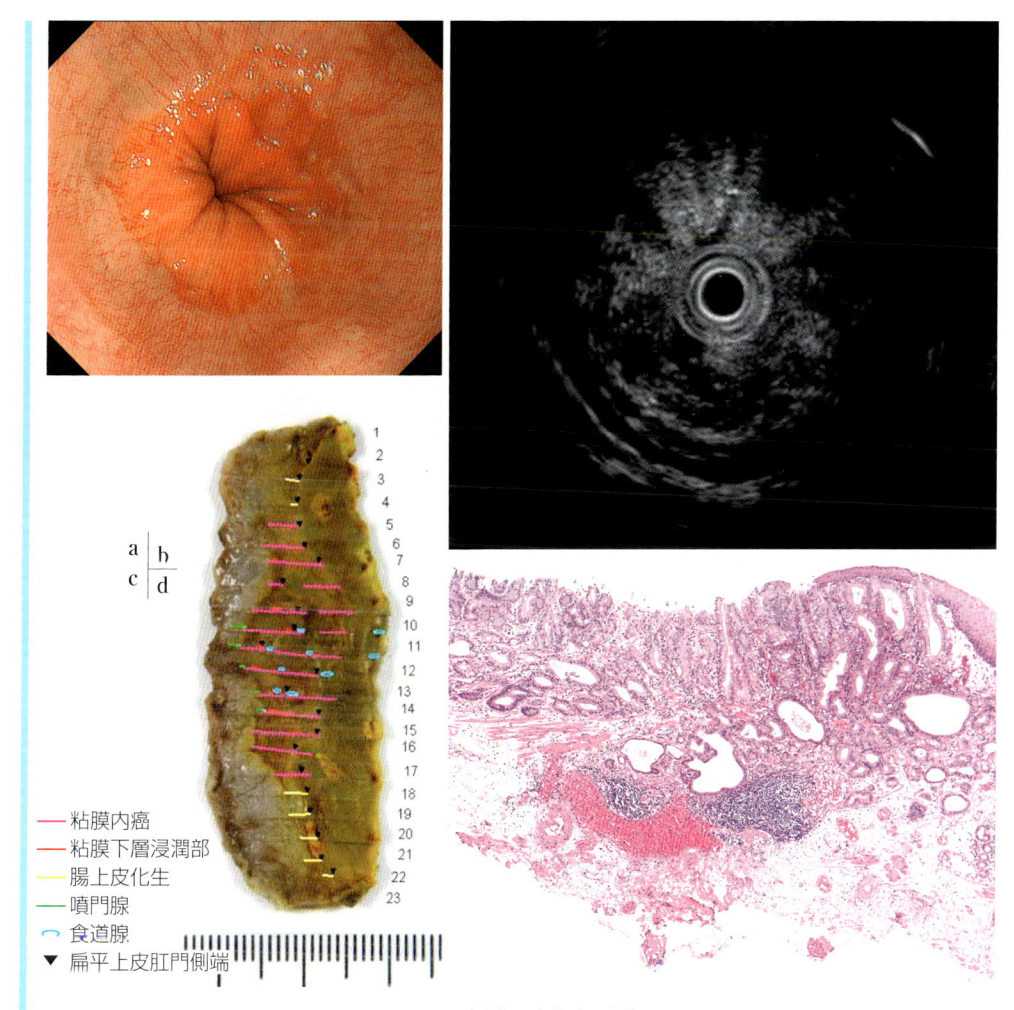

図2　症例2（浅読み例）

a：SCJに接して12時～3時方向に20 mm程度の発赤調の陥凹性病変を認める．内部に一部扁平上皮が残存している．
b：20 MHz超音波細径プローブを用いたscanにて第3層に明らかな変化なく深達度cT1a-Mと診断したが，管腔が広がらずscan困難であった．（病変は5時～9時方向）
c：症例2のマッピング．
d：切片11の病理組織像（40倍）．高分化型腺癌が深層の粘膜筋板まで浸潤．散在性に粘膜下層への浸潤を認めた．

【症例3】結果的に正診であったが最深部を評価できていなかった例（図3）

　症例は70歳代，男性．下部食道9時方向にやや丈の高い目立つ隆起と，その前壁側に比較的丈の低い小さな隆起からなる20 mm程度の隆起性病変を認め（図3a），周囲にはLSBEと思われる円柱上皮の広がりを認め，扁平上皮島が散見される．12 MHz超音波細径プローブを用いたscanにて丈の高い隆起部直下の第3層に非薄化を認め（図3b），またscanによっては第3層が途絶して描出されたため深達度cT1a-SM2以深と診断した．以上の結果より下部食道・胃噴門切除術が施行された．組織学的に丈の高い隆起部直下において粘膜下層が非薄化しているように見えるが，小胞巣状の腺癌細胞の浸潤の大部分は錯綜する粘膜筋板までで，粘膜下層浸潤は認めるものの散在性かつ少量であり，この部分での深達度はpT1b-SM1であった（図3c，3d，3e）．また隆起深部の粘膜下層に豊富な

血管を認めた．組織学的に最深部は丈の低い隆起部にあり，丈の高いところと同様に小胞巣状の腺癌細胞がわずかに粘膜下層に浸潤しており，同部位で深達度 pT1b-SM2 であった（図 3f）．結果として術前診断同様 pT1b-SM2 であったが EUS にて最深部を診断しえたとはいいがたく，丈の高い隆起部において相対的に菲薄化して見えた粘膜下層と豊富な血管を EUS で第 3 層の菲薄化と診断したと考えられた．

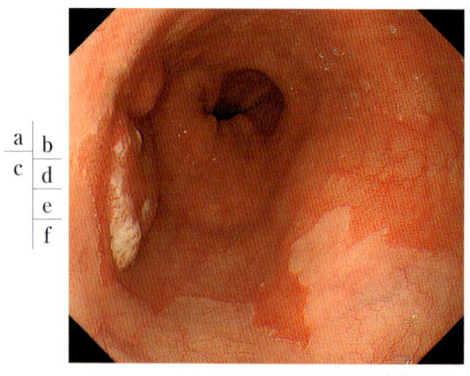

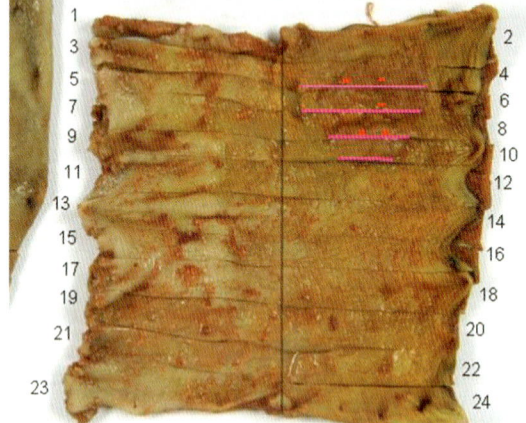

図 3 症例 3（結果的に正診であったが最深部を評価できていなかった例）

a：下部食道 9 時方向に 20 mm 程度の隆起性病変を認める．周囲には LSBE と思われる円柱上皮の広がりを認める．
b：12 MHz 超音波細径プローブを用いた scan にて第 3 層に菲薄化を認める（矢印）．（病変は 5 時～9 時方向）
c：症例 3 のマッピング．
d：切片 4 のルーペ像（病変は点線部）．丈の高い隆起部直下において粘膜下層が菲薄化しているように見える．また周囲に比べ隆起深部の粘膜下層に豊富な血管を認める．
e：切片 4 の病理組織像(20 倍)．小胞巣状の腺癌細胞の浸潤の大部分は錯綜する粘膜筋板までで，粘膜下層浸潤は認めるものの散在性かつ少量であった(矢印)．
f：切片 8 の病理組織像（40 倍）．小胞巣状の腺癌細胞がわずかに粘膜下層に浸潤しており，小範囲で SM2 までの浸潤を認めた（矢印）．

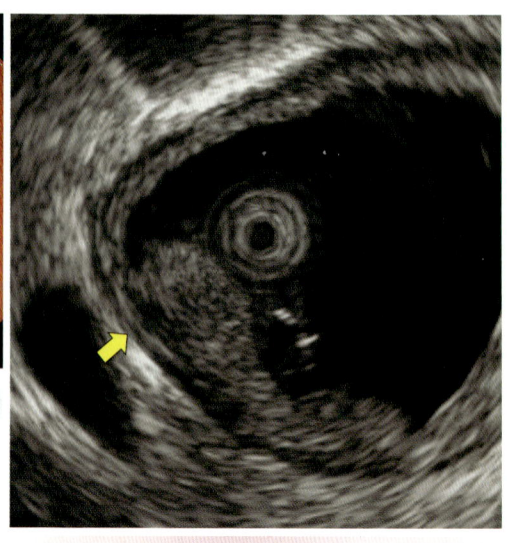

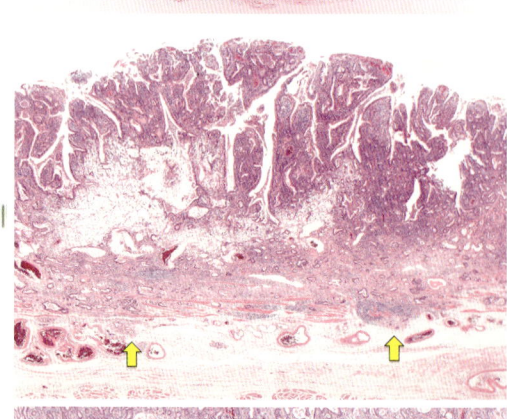

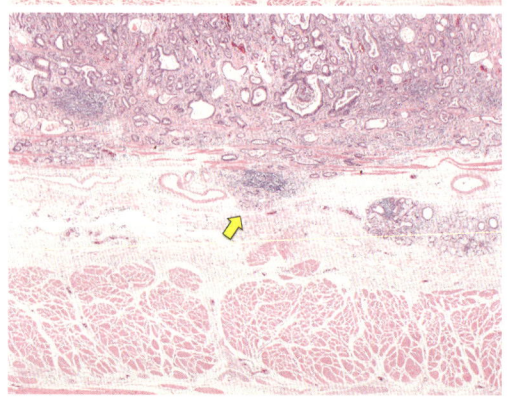

【症例4】深読み例（図4）

　症例は50歳代，男性．SCJに接して1時方向に長軸方向に長い20 mm程度の発赤の強いびらんを伴う陥凹性病変を認める（図4a）．20 MHz超音波細径プローブを用いたscanにて第3層に菲薄化を認め深達度cT1a-SM2と診断した（図4b）．以上の結果より噴門側胃切除術が施行された．組織学的に，中〜高分化型腺癌が錯綜し一部で二重化する粘膜筋板内に浸潤していたが粘膜下層への浸潤は認めなかった（pT1a-DMM，図4c〜e）．病変直下に線維化や相対的な粘膜下層の狭小化などは認めず，腫瘍の厚さや豊富な血管などが複合的にEUS診断を誤らせる結果になった可能性も否定できないが，明らかな要因は

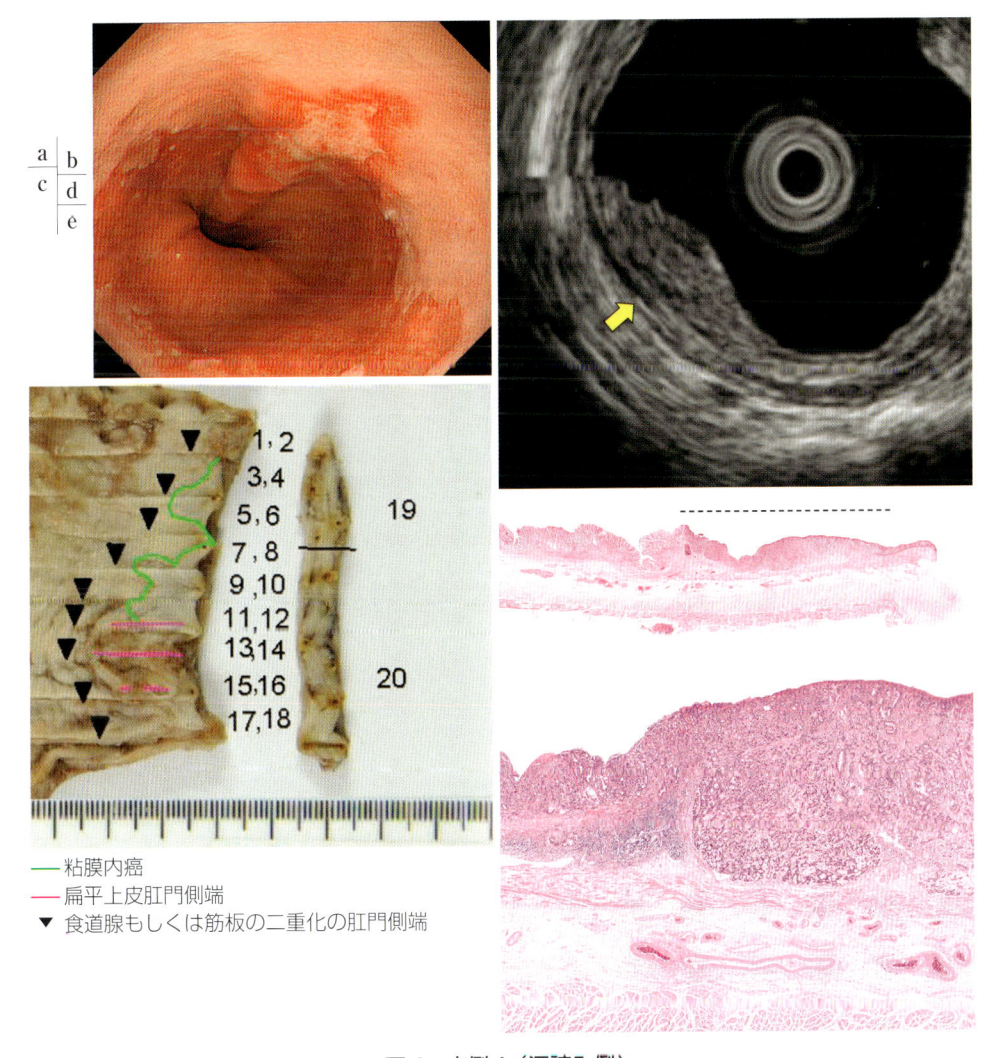

― 粘膜内癌
― 扁平上皮肛門側端
▼ 食道腺もしくは筋板の二重化の肛門側端

図4　症例4（深読み例）
a：SCJに接して1時方向に長軸方向に長い20 mm程度の発赤の強いびらんを伴う陥凹性病変を認める．
b：20 MHz超音波細径プローブを用いたscanにて第3層に菲薄化を認める（矢印，病変は7時〜9時方向）．
c：症例4のマッピング．
d：切片12のルーペ像（病変は点線部）．病変直下およびその周囲の粘膜下層に豊富な血管を認めたが，線維化や粘膜下層の狭小化などは認めなかった．
e：切片12の病理組織像（20倍）．中〜高分化型腺癌が錯綜し一部で二重化する粘膜筋板内に浸潤していたが粘膜下層への浸潤は認めなかった．

検索しえなかった．また，組織学的に静脈およびリンパ管侵襲を認め，左噴門リンパ節への転移も1個認めた．

またT1b-SM1と診断した病変に組織学的にT1b-SM1であった症例は1例もなく，T1b-SM1癌3例中2例はT1a-Mと診断されていた．

IV. 考　察

少ない報告ながらも，欧米の成績のほうが本邦の成績より良好であった．方法の違いなどもあると思われるが，何よりも病変の位置の違いがあると考えられる．本邦のBarrett食道癌はshort segment Barrett esophagus（SSBE）を背景に食道胃接合部〜下部食道に位置することがほとんどであるが，超音波細径プローブを用いた場合，同部位は脱気水注入でも膨らみにくく，とくに接合部はカーブしておりプローブを水平にあてることも困難である．それに対し，欧米ではLSBEを背景に上部・中部食道にも発生しているが，上部・中部食道は管腔が真っ直ぐであり，下部食道に比べ膨らみやすい．Chemalyらは細径プローブを用いた場合Mid and proximal esophagusの病変の正診率が87.1％であったのに対し，Distal esophagusの病変では47.1％と有意差をもって低かったと報告しており，位置が診断に与える影響があると考察している[6]．その対策として専用機の使用やソフトバルーン法などが挙げられるが，病変の視認が困難なことがあり[10]，またバルーンで病変を圧迫することにより粘膜下層が菲薄化するなど深達度診断を誤らせる要因になることがある[6),8),10]．また当院でもpT1b-SM1病変の診断が困難であったように有馬らもpT1a-DMM/pT1b-SM1の診断が困難であったと報告しており，背景となるBarrett食道自体の要因も大きいと考える[8]．このようにBarrett食道表在癌に対するEUSはその発生部位・背景より潜在的に困難であり，今後もさらなる工夫が期待される．

まとめ

Barrett食道表在癌に対するEUSの深達度診断には今後scan方法の確立などの検討，改善の余地があるが，本邦では食道胃接合部〜下部食道に多いBarrett食道表在癌に対してはEUS診断のみでは限界があり，他のmodalityと併せた総合的な診断が必要であると考える．

文　献

1) Scotiniotis IA, Kochman ML, Lewis JD, et al : Accuracy of EUS in the evaluation of Barrett's esophagus and high-grade dysplasiaor intramucosal carcinoma. Gastrointest Endosc　2001 ; 54 : 689-696
2) Buskens CJ, Westerterp M, Lagarde SM, et al : Prediction of appropriateness of local endoscopic treatment for high-grade dysplasia and early adenocarcinoma by EUS and histopathologic feature. Gastrointest Endosc　2004 ; 60 : 703-710
3) Larghi AL, Lightdale CJ, Memeo L, et al : EUS followed EMR for staging of high-grade dysplasia and early cancer in Barrett's esophagus. Gastrointest Endosc　2005 ; 62 : 16-23
4) Pech O, May A, Gunter E, et al : The impact of endoscopic ultrasound and computed tomography on the TNM staging of early cancer in Barrett's esophagus. Am J Gastroenterol　2006 ; 101 : 2223-2229

5) Rampado S, Bocus P, Battaglia G, et al : Endoscopic ultrasound : accuracy in staging superficial carcinomas of the esophagus. Ann Thorac Surg 2008 ; 85 : 251-256
6) Chemaly M, Scalone O, Durivage G, et al : Miniprobe EUS in the pretherapeutic assessment of early esophageal neoplasia. Endoscopy 2008 ; 40 : 2-6
7) Thomas T, Gilbert D, Kaye PV, et al : High-resolution endoscopy and endoscopic ultrasound for evaluation of early neoplasia in Barrett's esophagus. Surg Endosc 2010 ; 24 : 1110-1116
8) 有馬美和子, 多田正弘, 田中洋一, 他：Barrett食道癌の超音波内視鏡診断. 胃と腸 2011；46：1852-1860
9) 有馬美和子, 都宮美華, 福田 俊, 他：Barrett食道癌の拡大内視鏡診断と超音波内視鏡診断. 臨牀消化器内科 2014；29：675-682
10) Esaki M, Matsumoto T, Moriyama T, et al : Probe EUS for the diagnosis of invasion depth in superficial esophageal cancer : a comparison between a jelly-filled method and water-filled balloon method. Gastrointest Endosc 2006 ; 63 : 389-395

──経鼻内視鏡の有用性──

コラム

　新型細径経鼻スコープ（GIF-XP290N）は経口ハイビジョンスコープとほぼ同等の胃粘膜模様の内視鏡画像が得られ，胃陥凹性病変の診断に有用であると報告されている[1,2]．Barrett食道は，食道であるが，扁平上皮でなく，腺上皮であり胃粘膜に類似した画像を呈する．細径経鼻内視鏡をNBI併用近接観察することにより，Barrett食道の粘膜模様を観察可能である．さらに生検により組織採取が可能である．そこでBarrett食道の粘膜模様と組織学的腸上皮化生の合併の有無について検討した[3]．Barrett食道は116例（85.9％）に認めた．全例SSBEであり，さらにSSBE：17 cases，USSBE：99 casesであった．粘膜模様パターンは，oval & round pattern：29 cases，long straight pattern：26 cases，villous pattern：47 cases，cerebriform pattern：8 cases，irregular pattern：6 casesであった（**図1**）．組織学的には腸上皮化生を8例に認めた．その内訳はvillous pattern：3 cases，cerebriform pattern：2 cases，irregular pattern：3 casesであった．

　以上より細径経鼻内視鏡においてもBarrett食道の診断は可能であり，粘膜模様の観察も可能なことからBarrett食道癌の早期の発見につながる可能性もあると思われる．

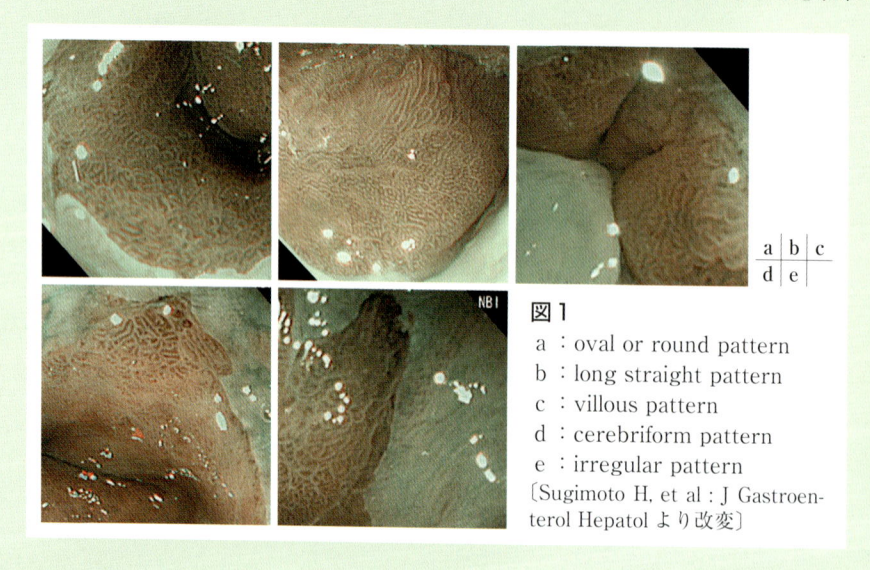

a	b	c
d	e	

図1
a：oval or round pattern
b：long straight pattern
c：villous pattern
d：cerebriform pattern
e：irregular pattern
〔Sugimoto H, et al：J Gastroenterol Hepatol より改変〕

参考文献

1) kawai T, Fukuzawa M, Gotoda T: Evolution of Ultra thin endoscope. Dig Endosc 2013; 25(4): 46
2) Kawai T, Yanagizawa K, Naito S, et al: Evaluation of gastric cancer diagnosis using new ultrathin transnasal endoscopy with narrow-band imaging: Preliminary study. J Gastroenterol Hepatol. 2014 Suppl 4: 33-36.
3) Sugimoto H, Kawai T, Naito S et al: Surveillance of short segment Barrett's esophagus using ultra thin transnasal endoscopy. J Gastroenterol Hepatol 2015；30(Suppl 1)：41-45

（河合　隆）

第10章 鑑別診断

〔竹内　学，佐藤祐一，小林正明〕

はじめに

　本邦における食道癌の多くは扁平上皮癌であるが，近年 *Hericobacter pylori*（*H. pylori*）感染率の低下に伴う胃食道逆流症（GERD）が増加しており[1,2]，欧米のようにBarrett食道癌の占める割合が本邦でも増すことが懸念されている．日本食道学会の食道癌全国登録では，1990年頃は食道腺癌の割合が約1%であったが，2006年には3.9%とわずかに増加している[3]．本邦では欧米に比べLSBE（long segment Barrett's esophagus）の頻度は少なく，Barrett食道の大多数はSSBE（short segment Barrett's esophagus）である[1]．したがって，SSBEを背景としたBarrett食道癌を発見・診断することが重要で，そのためには食道胃接合部（EGJ）に認めるBarrett食道表在癌との鑑別を要する疾患を熟知しておくことが大切である．

　EGJは胃酸逆流の影響を受けやすく，それに伴い発赤や白濁を呈する隆起や陥凹，びらん・潰瘍などの多彩な変化を認める．またEGJは生理的狭窄部のため，観察が比較的難しく，深吸気による内腔拡大や肛門側からの反転操作による観察が必要である．本稿ではBarrett食道表在癌との鑑別に重要なEGJ近傍に認める病変を具体的に述べ，そのポイントにつき解説する．

I. 炎症性ポリープ

【症例1】60歳台，男性（図1）

　SCJ（squamocolumnar junction）2時方向に表面比較的平滑で，白色・発赤が混在する径6mm大のⅠ～Ⅲ型ポリープを認めた（図1a）．背景粘膜の円柱上皮には明らかな柵状血管は認めず，Barrett食道なしと判断した．近接像ではごく軽度の凹凸を認めたが，表面の粘液・滲出物付着のため表面構造の認識は困難であった（図1b）．また隆起肛門側には均一な形状の顆粒状構造が確認された．色素内視鏡観察では，表面は比較的平滑で上皮性腫瘍を疑わせる所見は認められず（図1c），Narrow Band Imaging（NBI）観察でも表面構造は不明瞭であり，隆起口側には逆流性食道炎によるmucosal breakを認めた（図1d）．以上より炎症性ポリープと診断し，生検を施行した．組織学的には表層に一部びらんを認め，間質に炎症細胞浸潤を伴う腺窩上皮の過形成であった（図1e）．

図1 炎症性ポリープ

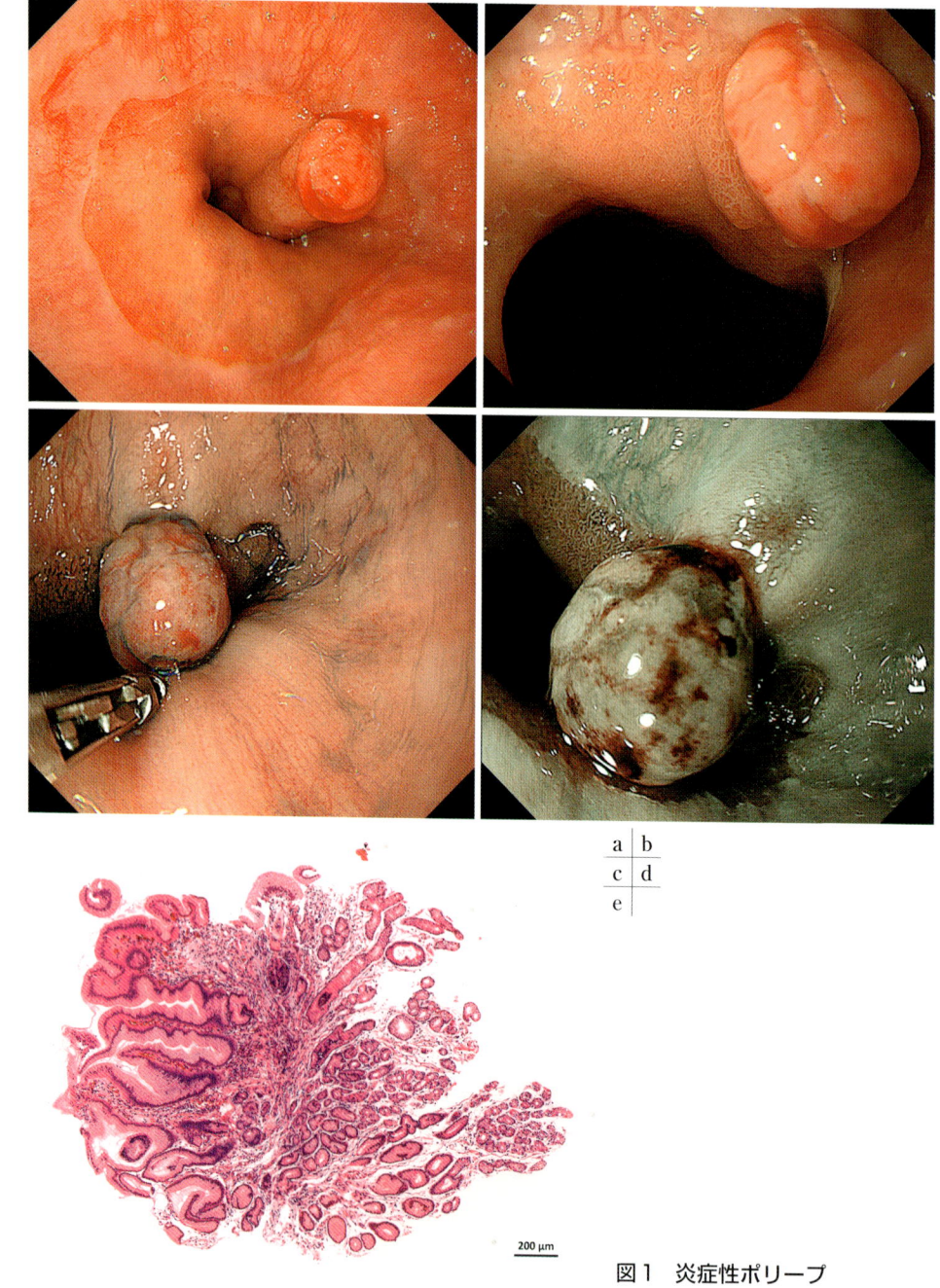

【症例2】90歳台，女性（図2）

　SCJに接する2時方向に境界不明瞭な発赤調軽度隆起性病変を認めた（図2a）．近接しての拡大観察では，比較的整った畝状の顆粒状構造が確認され，その境界は不明瞭であることより腺窩上皮の過形成変化と診断し（図2b），生検組織診断でも同様の診断であった．

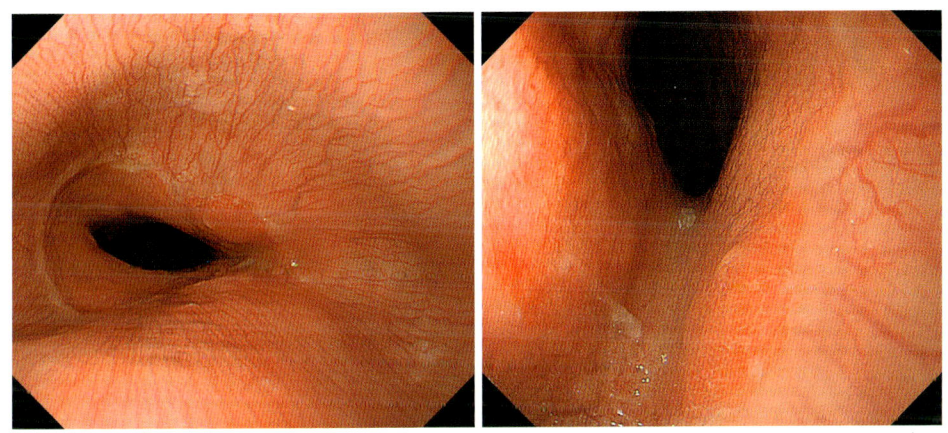

図2　炎症性ポリープ　　a｜b

【症例3】30歳台，男性（図3）

　SCJ口側の粘膜は全周性に白濁肥厚しており，その左壁には径6mm大の白色・発赤混在する隆起性病変を認めた（図3a）．隆起口側部は白濁した扁平上皮に被覆され，頂部も扁平上皮が薄く覆い，滲出物の付着も伴っており，表面は平滑であった．隆起近傍の前壁側には過形成性の変化と考えられる微細顆粒状構造を呈する軽度発赤隆起も認めた．反転像でも隆起表面は平滑であったが，表面全体に滲出物が付着しており，その構造は不明瞭であった（図3b）．NBI非拡大観察でも隆起口側は白濁肥厚した扁平上皮に被覆されていた（図3c）．隆起頂部のNBI併用拡大観察でも薄い白濁した滲出物を認めるも，表面構造は認識されなかった（図3d）．以上の所見より炎症性ポリープと診断し，生検を施行した．表層上皮は脱落し，びらんを形成し，隆起の主体は高度の炎症性細胞浸潤であった（図3e）．炎症細胞は異型を示すも腫瘍性の変化は認めず，炎症性ポリープと診断した（図3f）．

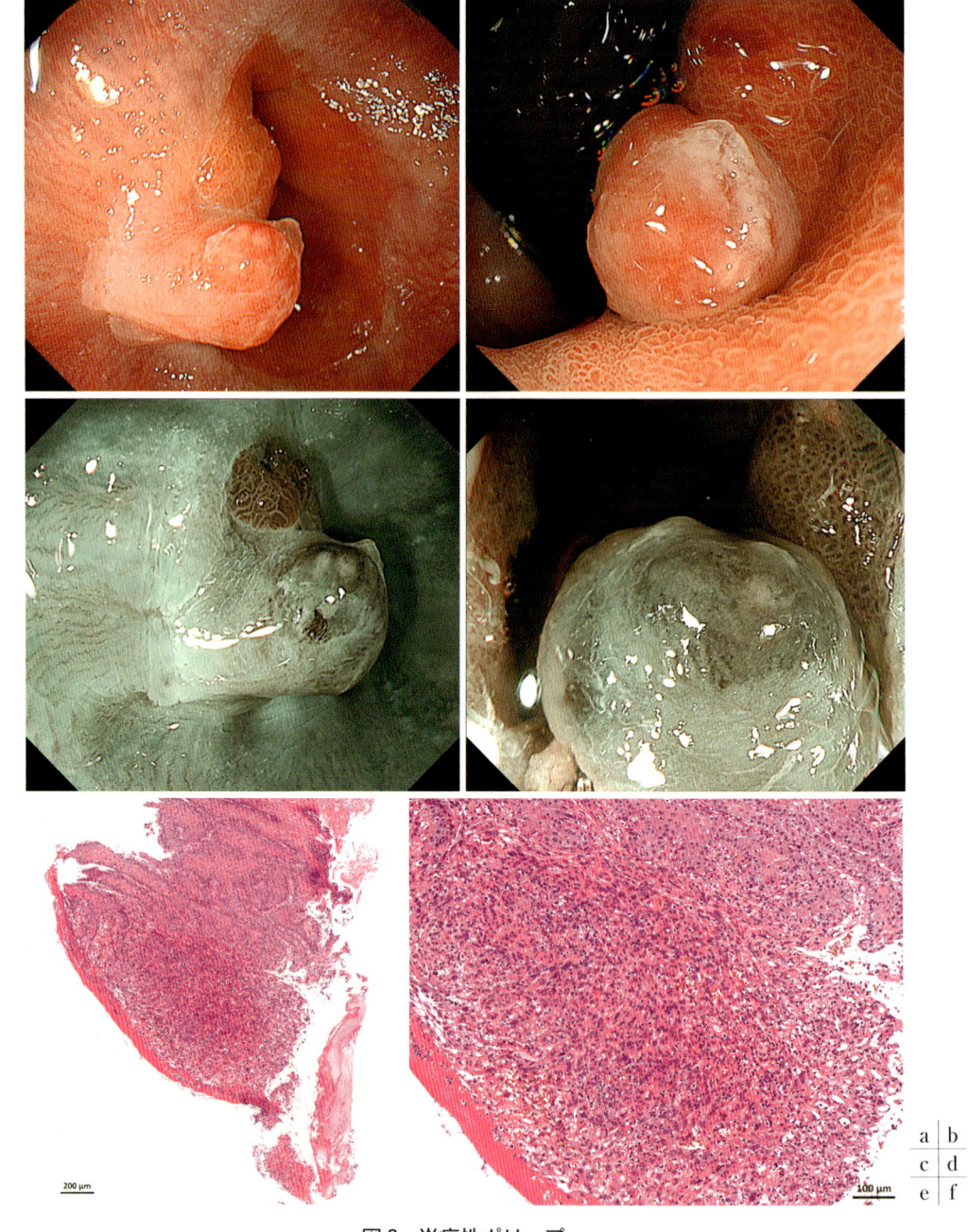

図3 炎症性ポリープ

　EGJ に発生する炎症性ポリープは，胃食道逆流に伴い炎症細胞浸潤をきたし形成される隆起性病変であり，隆起性 Barrett 食道癌との鑑別が重要である．内視鏡的には本症例のように滲出物付着により表面構造の評価が難しい場合が多く，病理組織学的にも炎症細胞浸潤が高度であると炎症異型が強く，腫瘍との鑑別に苦慮する場合もある．しかし，その内視鏡的特徴は，白色調が混在する発赤調隆起性病変で，比較的表面は平滑でびらんを伴うことが特徴とされている[5]．臨床的には PPI（proton pump inhibitor）内服により消失することもあり，炎症を軽減させて再検することも方法の一つである．

Ⅱ．胃底腺ポリープ

【症例4】60歳台，女性（図4）

　SCJ肛門側に全周性の柵状血管を認め3 cm以下であることよりSSBEであった．そのSSBE肛門側の左壁に径6 mm大の周囲とほぼ同色調の隆起性病変を認めた（図4a）．表面は平滑で，粘液や滲出物は伴っていなかった（図4b）．NBI観察では配列の整ったpit構造を認め，胃底腺ポリープと診断した（図4c）．本症例ではRAC（regular arrangement of collecting venules）を認め，胃体部には胃底腺ポリープが散見された．

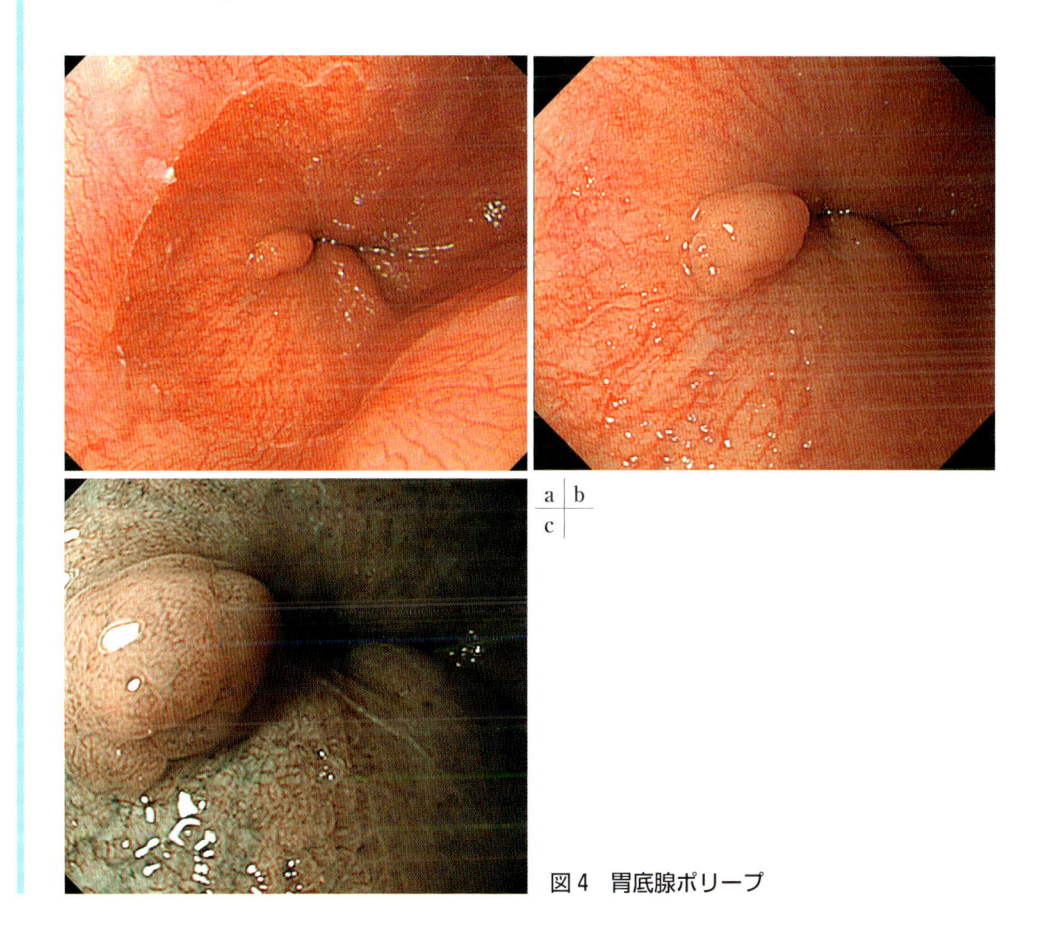

図4　胃底腺ポリープ

　胃底腺ポリープは周囲粘膜と同色調で表面平滑あるいは分葉状を呈することが特徴であり，Barrett食道癌との鑑別に苦慮することは少ない．しかし通常胃体部に好発する胃底腺ポリープが本症例のようにEGJにも発生する場合があり，注意が必要である．

III. 乳頭腫

【症例5】80歳台，女性（図5）

SCJ に接する1時方向に径3mm大の白色扁平隆起を認め，周囲扁平上皮は白濁肥厚し，さらに隆起口側には5mm未満の mucosal break を認め gastroesophageal reflux disease (GERD)(LA-A) を合併していた（図5a）. 隆起部近接像では表面平滑な白色調顆粒状変化が確認されたが，隆起の境界は不明瞭であった（図5b）. NBI 観察では白色顆粒状部分に微細血管は認めなかった（図5c）. 以上の所見より乳頭腫と診断し，生検を施行した．病理組織像では，異型のない扁平上皮が乳頭状に過形成しており，乳頭腫と診断した（図5d）.

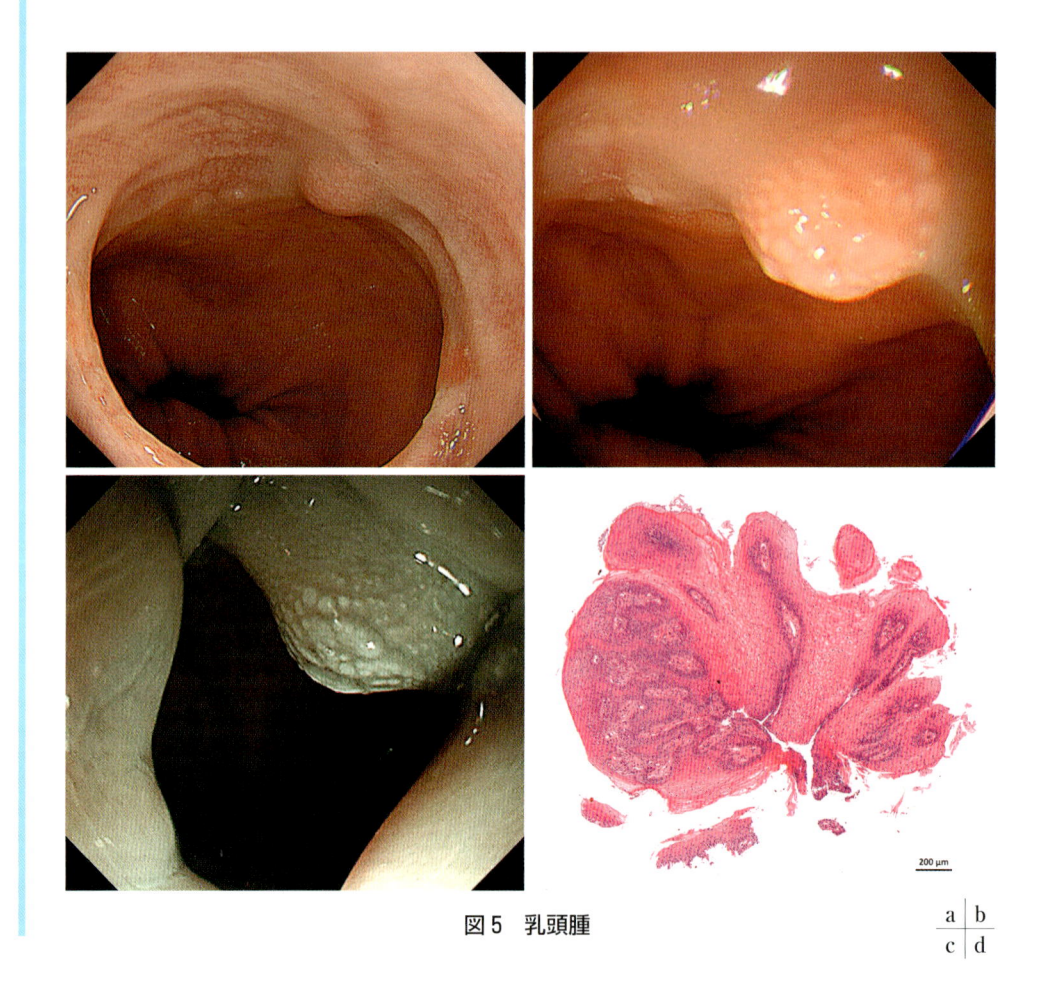

図5　乳頭腫

a	b
c	d

【症例6】50歳台，女性（図6）

SCJ 口側の4時方向に径5mm大の桑実状白色調隆起性病変を認めた（図6a）. 表面には光沢感があり，均一な顆粒状・乳頭様構造を呈していた（図6b）. NBI 観察では乳頭様構造内に拡張するドット状血管を認め，乳頭腫と診断した（図6c）. 生検標本では，異型のない扁平上皮の過形成性変化を認め，乳頭腫の診断であった（図6d）.

食道乳頭腫の内視鏡典型像は透明感を有する白色調小隆起であり，多くは単発性に発生する．表面はこまかく分葉したイソギンチャク様あるいは桑実状を呈することが多く，

NBI拡大観察では顆粒の中に拡張・蛇行した微細血管が観察される．食道扁平上皮癌との鑑別は必須であり，ヨード染色で淡染を示すことが多いとされる．

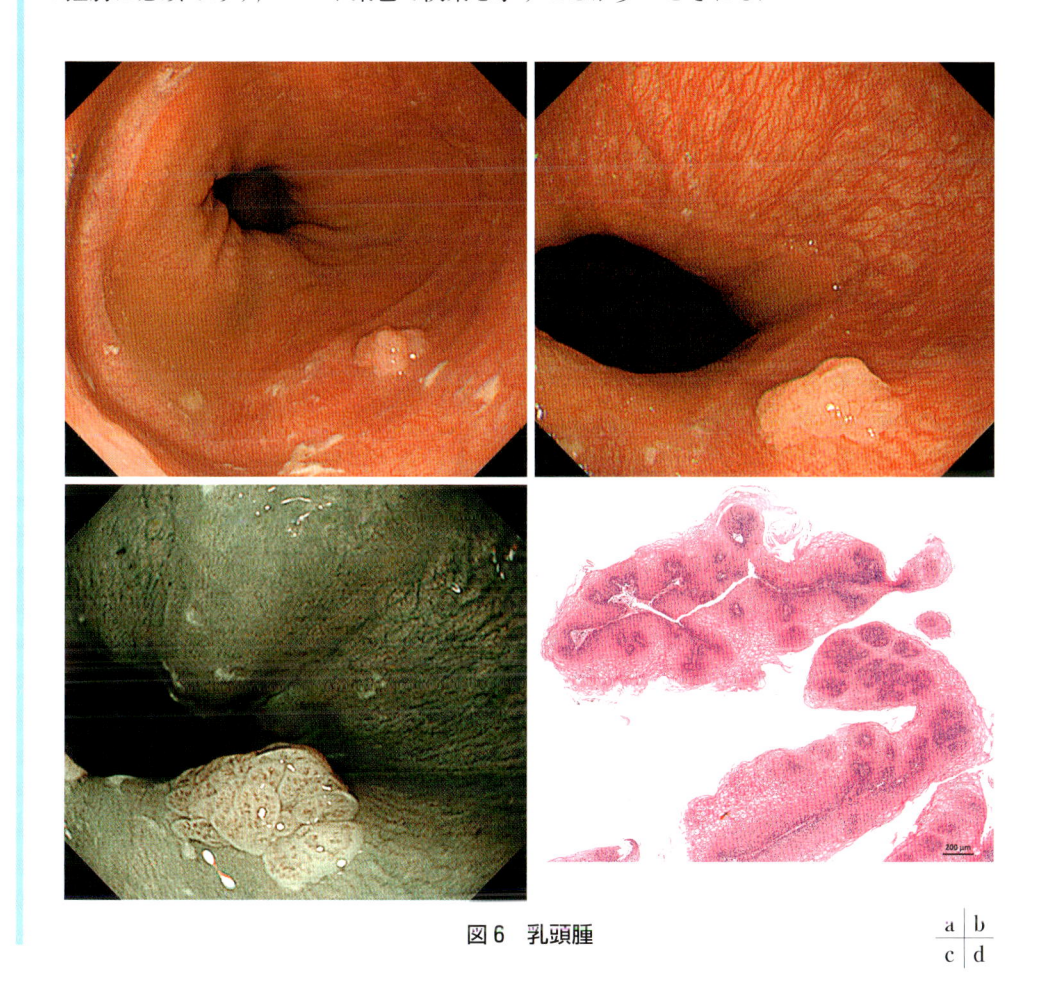

図6 乳頭腫

a	b
c	d

Ⅳ．噴門部癌

【症例7】60歳台，男性（図7）

　SCJ肛門側前壁に発赤調を呈する隆起性病変を認め，左壁寄りの一部丈の高い隆起を示した．表面構造は保たれ，びらんは伴っておらず，送気による伸展性も良好であった（図7a）．色素観察でも表面構造は周囲粘膜に比べ粗糙で，その境界は比較的明瞭であった（図7b）．隆起部のNBI観察では脳回状から管状構造を呈し，腺管密度が高く，配列に不整を認めることより高分化型粘膜内癌と診断した（図7c）．背景の胃粘膜は噴門部まで萎縮を認めるOpen typeであり，癌周囲には明らかなBarrett食道の所見は認めず，SCJに接する胃噴門部癌と診断しESDを施行した．切除標本ルーペ像では口側隆起部は扁平上皮に接し，病変直下および肛門側には食道噴門腺は認めなかった（図7d）．病変肛門側の境界部の組織像では肛門側非腫瘍はgoblet cellを伴い腸上皮化生粘膜であった（図7e）．病変は高分化型腺癌でありgoblet cellや刷子縁を伴い，腸型粘液形質を呈していた（図7f）．

a	b
c	
d	
e	f

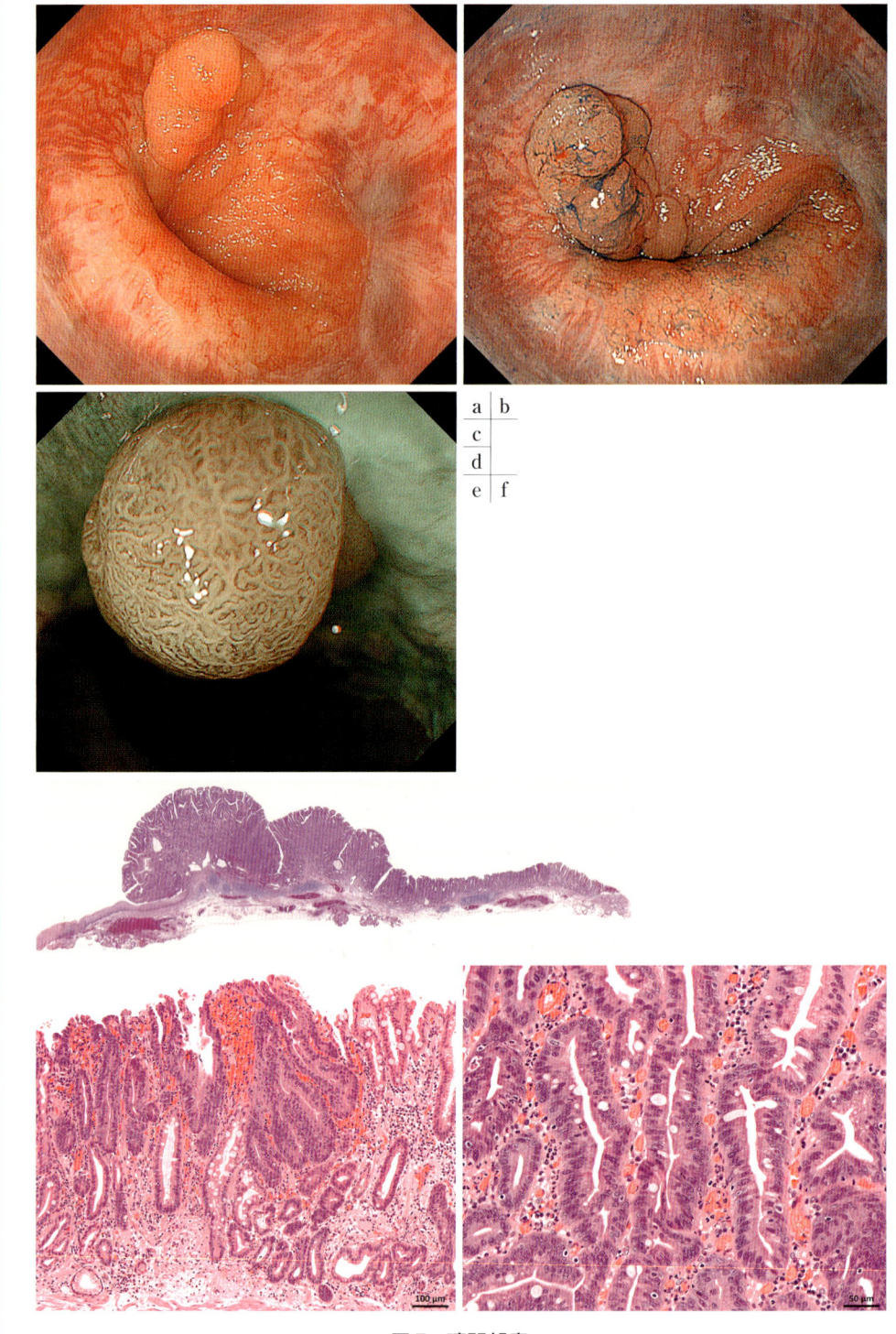

図7 噴門部癌

　Barrett 腺癌は食道内に発生した腺癌であり，噴門部癌は胃癌として扱われるが，下田らは Seiwert type 2（腫瘍の中心が EGJ より食道側 10 mm，胃側 20 mm にあるもの）のなかで噴門部腺癌と SSBE 腺癌には病理学的に違いはなく，両者の鑑別は困難としている[6]．一方，当科で Barrett 腺癌 15 例，胃噴門部癌 23 例で検討してみると，Barrett 腺癌

において男性が多く（100％ vs. 74％），食道裂孔ヘルニアあるいは GERD を伴う症例が多い傾向にあった（100％ vs. 17％）．また背景胃粘膜においても Barrett 腺癌では *H. pylori* 感染率は 13.3％（2/15）であり噴門部癌 73.9％（17/23）に比べ有意に低く，萎縮に関しても Barrett 腺癌ではほとんど認めないが，噴門部癌では Open type の萎縮を認める症例が 65.2％（15/23）と多い傾向にあった[7]．しかし噴門部癌には *H. pylori* 陰性，萎縮の乏しい症例も含まれ，これらは ultra short SSBE 由来の Barrett 腺癌との区別が困難である．

V．逆流性食道炎

【症例8】80 歳台，女性（図8）

　食道裂孔ヘルニアを伴い，SCJ 口側の 3 時方向に線状の発赤を認め，GERD（LA-B）と診断した．しかし矢印の部分は領域性を有し，辺縁不整であったため，腫瘍との鑑別が困難であった（図 8a）．NBI 非拡大観察では領域を有する brownish area を呈した（図 8b）NBI 拡大観察では密度の高い網状の血管を認めたが，口径不同などの不整所見に乏しいため，炎症性変化と診断した（図 8c）．ヨード染色では辺縁やや毛羽立ちを伴う淡染を呈した（図 8d）．生検標本では表層はびらんで，炎症細胞浸潤を伴い肥厚した扁平上皮も認め，逆流性食道炎と診断した（図 8e）．

a	b
c	d
e	

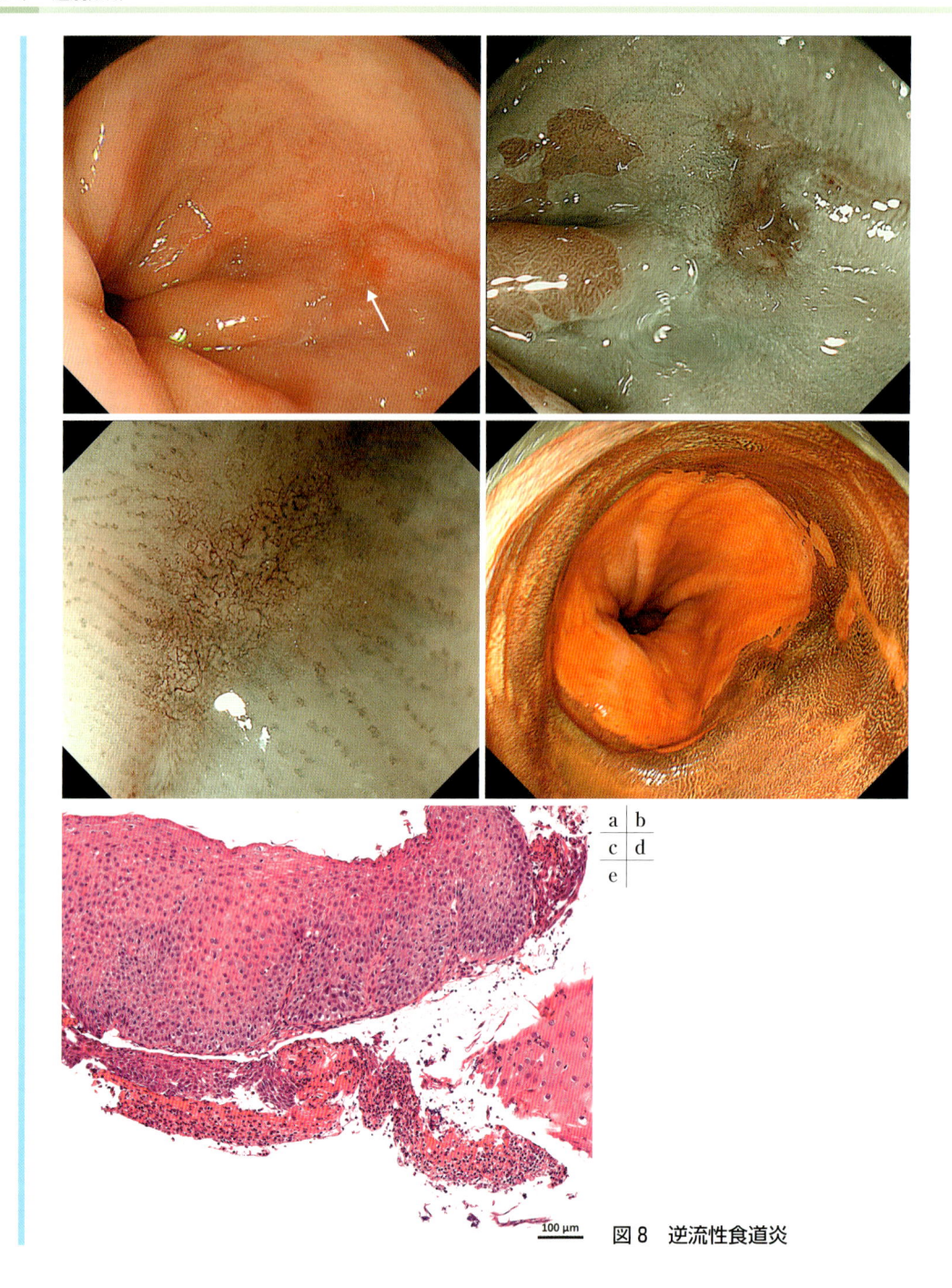

図8　逆流性食道炎

VI. 食道噴門腺

【症例9】70歳台，男性（図9）

　SSBE を背景とし2時方向に Barrett 食道表在癌を認めた．この口側の扁平上皮内に小発赤陥凹を認め（図9a），色素内視鏡では発赤部に一致して腺管構造が確認された（図9b）．同部の NBI 観察では乳頭様構造が確認され（図9c），NBI 拡大観察ではその構造は

a	b
c	d
e	
f	

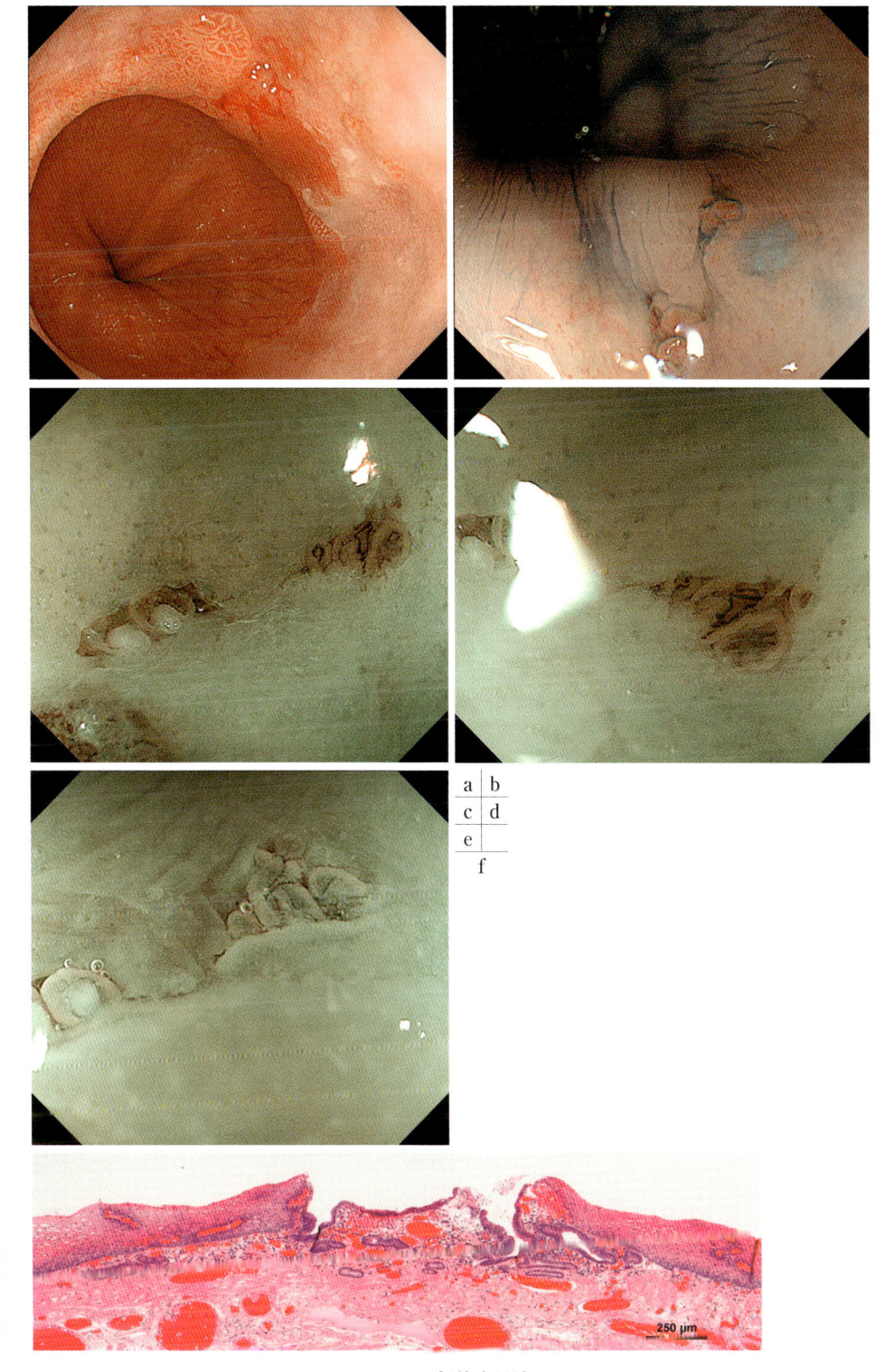

図9 食道噴門腺

均一な乳頭・絨毛様構造であった（図9d）．酢酸併用NBI観察でも配列が整っており不整所見は認めず（図9e），癌の扁平上皮下進展ではなく食道噴門腺の露出と診断した．切除標本では扁平上皮の間に異型のない腺組織が開口していた（図9f）．

Ⅶ. 腸上皮化生

【症例10】70歳台，男性（図10）

　　SSBE前壁側に通常観察で比較的境界明瞭な発赤調平坦病変を認めた（図10a）．境界明瞭な所見より癌を疑いNBI拡大観察を施行したが，管状・絨毛様構造を呈する表面性状は非常に整っており，密度も低くLBC（light blue crest）も散見された（図10b）．また発赤部肛門側のNBI拡大観察でも，周囲粘膜との境界は不明瞭であった（図10c）．以上より非腫瘍性粘膜の腸上皮化生と診断した．本症例は後壁に深達度SM深部浸潤のBarrett食道表在癌を認め，外科的切除を施行した．病理組織像ではgoblet cellを伴う腸上皮化生粘膜であった（図10d）．

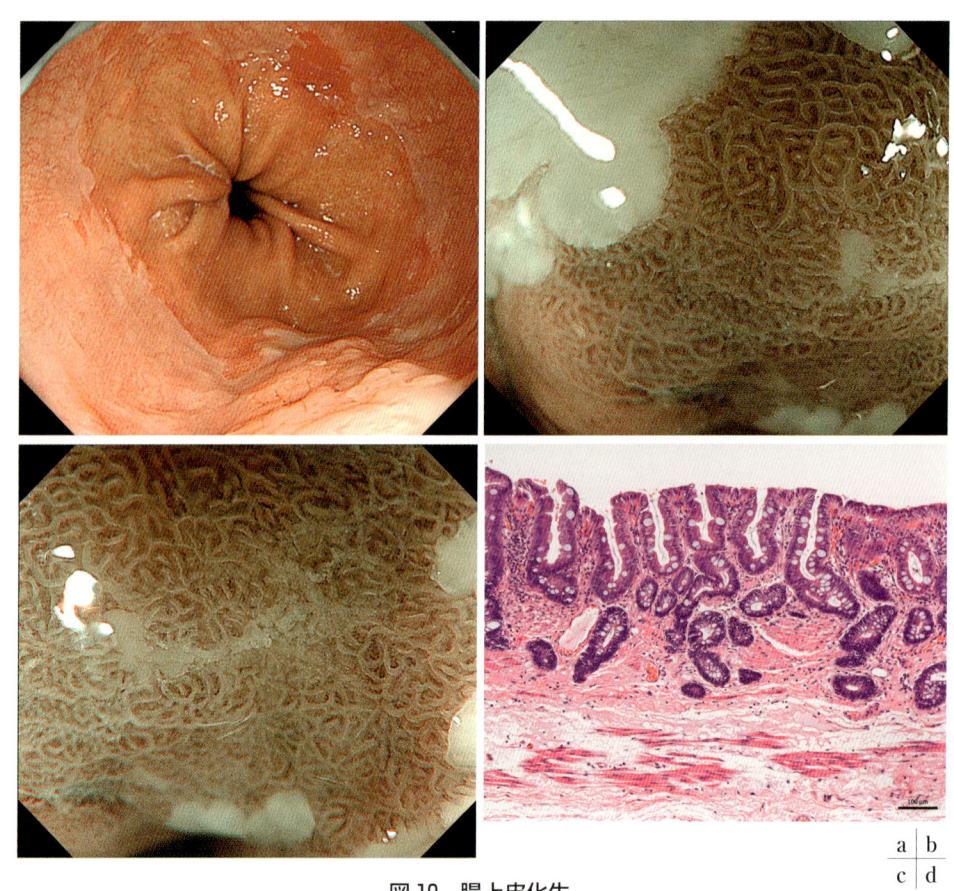

図10　腸上皮化生

おわりに

　Barrett食道表在癌と鑑別すべき疾患として，EGJに発生するさまざまな病変があり，本稿で提示した炎症性ポリープ，胃底腺ポリープ，乳頭腫，噴門部癌，逆流性食道炎，食道噴門腺，腸上皮化生が挙げられる．なかでも炎症性変化が重要であり，高度な炎症を伴っていると，NBI拡大観察を用いてもその表面構造や微細血管の認識が困難で，生検でも炎症異型と腫瘍異型の判断に苦慮する場合があるため，適宜PPI投与による再検などの工夫が必要である．

文　献

1) Fujiwara Y, Arakawa T : Epidemiology and clinical characteristics of GERD in the Japanese population. J Gastroenterol　2009 ; 44 : 518-534
2) Kinoshita Y, Adachi K, Hongo M, et al : Systematic review of the epidemiology of gastroesophageal reflux disease in Japan. J Gastroenterol　2011 ; 46 : 1092-1103
3) Tachimori Y, Ozawa S, Fujishiro M, et al : Comprehensive Registry of Esophageal Cancer in Japan, 2006. Esophagus　2014 ; 11 : 21-47
4) Hongo M : Barrett's oesophagus and carcinoma in Japan. Aliment Pharmacol Ther　2004 ; 20 (Suppl 8) : 50-54
5) 小沢俊文，渡辺秀紀，堀江裕子，他：食道胃接合部における炎症性ポリープの臨床病理学的検討．Gastroenterol Endosc　2002 ; 44 : 980-989
6) 下田忠和，九嶋亮二，瀧沢　初：食道胃接合部腺癌の病理学的特性．胃と腸　2009 ; 44 : 1083-1094
7) 竹内　学，小林正明，渡辺　玄，他：Barrett腺癌の早期診断と鑑別診断．消化器内視鏡　2011 ; 23 : 2141-2147

第11章 Barrett食道癌の内視鏡治療

a ESDの立場から

〔平澤　大〕

はじめに—本邦と欧米におけるBarrett食道癌の占拠部位

　欧米におけるBarrett食道は3cm以上のlong segment Barrett esophagus（LSBE）がほとんどである．一方，本邦におけるBarrett食道は3cm未満のshort segment Barrett esophagus（SSBE）が多いとされている．Barrett食道癌も欧米はLSBE領域で発生するため，癌の占拠部位は胸部下部食道（Lt）〜胸部中部食道（Mt）になる．本邦ではSSBE領域で癌が発見されることが多いため，腹部食道（Ae）〜Lt下端に存在することが多い．さらに最近では，高解像度の内視鏡やNarrow Band Imaging（NBI）に代表されるIEE（Image Enhanced Endoscopy）の普及に伴い食道胃接合部（EGJ）の詳細な観察が可能となり，1cm未満のUSBE（ultra-short Barrett esophagus）も詳細に観察できるようになった．このような背景のもと，本邦ではUSBEに発生するBarrett食道癌も多くみられるようになった．

　EGJ領域は，食道癌取扱い規約ではEGJの上下2cmと定義されている[1]．そのため，本邦で発見されるBarrett食道癌の大部分（USBEから発生するBarrett食道癌とSSBEから発生するBarrett食道癌の多く）が食道胃接合部癌となる．

Ⅰ．内視鏡治療の適応

　内視鏡治療は局所の治療であるため，根治治療のための内視鏡治療の適応はリンパ節転移や遠隔転移がないことが条件になる．消化管癌のリンパ節転移のリスクは癌の壁深達度に相関するため[2]，その適応を決めるには癌の術前の深達度診断が重要になる．

　早期の胃癌や大腸癌に対しては，リンパ節転移をきたさない条件を満たす十分なevidenceがあるため，治療ガイドラインにて内視鏡治療の指針が示されている．食道癌に関しても，扁平上皮癌のevidenceは十分にあるため，転移リスクと外科切除や放射線化学療法から受ける侵襲のリスクを天秤にかけた治療指針が示されている[3]．しかしBarrett食道癌に対しては，本邦では十分なデータが集積されていないのが現状である．

本邦のBarrett食道癌の粘膜内の壁深達度は浅層筋板（SMM）と深層筋板（DMM）に亜分類されているが[4]，それぞれのリンパ節転移の頻度は明らかにされていない．そのため，扁平上皮癌の転移リスクを参照に，DMMが既存のpT1a-MMであるため，SMMまでは内視鏡治療の適応となり，DMMに関しては相対的適応と同等に扱うのが妥当と考えられる．

　一方，欧米の粘膜内癌はEP，SMM，LPM，DMMの4分類で，これらのリンパ節転移率はほぼ0％であり[5]，内視鏡治療の適応と報告されている．しかし，組織型による転移リスクや潰瘍併存時の取り扱いなどに関しては言及されていないため，さらなる詳細な検討のうえで慎重に適応を決定する必要性がある．

Ⅱ．Barrett食道癌に対する内視鏡治療の方法

　内視鏡治療には組織破壊法と切除法が挙げられる（表1）．組織破壊法には焼灼術や光線力学療法（PDT）などが挙げられる．切除法には内視鏡的粘膜切除術（endoscopic mucosal resection；EMR）や内視鏡的粘膜下層剝離術（endoscopic submucosal dissection；ESD）が挙げられる．組織破壊法と切除法には一長一短があるが，切除法は遺残再発が少なく，本邦における内視鏡治療の第一選択となっている．

　ESDは21世紀初頭に開発された治療法である．本邦における早期胃癌の内視鏡治療はかつてEMRが主流であったが，現在はESDにとってかわられた．ESDのメリットは部位や大きさに関係なく一括切除可能なことで，この手技の登場により，内視鏡治療後の遺残再発は激減し，適応拡大によりそれまでは外科切除が必要だった病変は，臓器が温存できる内視鏡治療で治る時代になった．ESDのメリットは表在食道癌にももたらされ，2008年に保険収載され現在は表在食道癌の多くはESDで治療されている[6]．

　本邦の表在食道癌のほとんどは扁平上皮癌で，多くは胸部食道に存在している．一方Barrett食道腺癌は前述のとおりEGJ領域に多いため，一般的な食道ESDより技術的な難易度は高いと思われる．

Ⅲ．欧米のBarrett腺癌の治療

　欧米のほとんどのBarrett食道癌の発生母地はLSBEで，癌もMt～Lt領域に多く存在する．LSBEに存在する早期のBarrett食道癌は平坦病変が多く，また構造異型が弱く，

表　内視鏡治療の方法とその利点・欠点

	切除法	非切除法 （組織破壊法）
方　法	・ポリペクトミー ・EMR ・ESD	・熱エネルギー（ラジオ波，マイクロ波，アルゴンプラズマなど） ・光線力学（PDT）
手　技	煩雑	簡便
再　発	少ない	多い
根治性	高い	やや低い
病理診断	可能	不可能
特　徴	本邦では治療の第一選択	本邦では姑息的治療の位置づけ

色調変化も乏しい病変が多いため，スクリーニング時の存在診断に苦慮する場合がある．

本邦における Barrett 食道癌のスクリーニングは，通常内視鏡に加えインジゴカルミンや酢酸などの色素内視鏡を用いたり，NBI といった画像強調観察法を駆使して診断することが多い．一方で欧米では random biopsy が推奨されている[7]．Random biopsy の場合，内視鏡的に病変が認識できない場合もあるため Barrett 上皮を焼灼するラジオ波焼灼法（RFA）が一般的に行われている[8]．ただし，内視鏡で病変が視認できる場合は，病変部を EMR で切除したあとに背景の Barrett 食道を RFA で焼灼することもある[8]．

組織破壊法は局所遺残再発が切除法より高いことが問題として挙げられる．それを解消するためには病変の存在診断や範囲診断を向上させる必要がある．また ESD も有用な治療法であるが，欧米においてはまだ一般的ではない．技術的な難易度が高く，ESD に対する経験やデータの不足が原因であるが，ESD のメリットは明らかであり，欧米の Barrett 腺癌の治療として ESD は徐々に取り入れられ始めている[9]．

Ⅳ．日本における Barrett 食道癌の治療

欧米の random biopsy と異なり，本邦は target biopsy で組織評価を行う．また NBI 拡大内視鏡や酢酸などの色素内視鏡を駆使して範囲診断を行うため内視鏡治療の第一選択は，欧米の組織破壊法と異なり切除法になる．切除法には EMR と ESD が挙げられるが，一括切除率が高い ESD が主流になりつつある．とくに本邦の Barrett 食道癌は EGJ 領域に多いため，従来の EMR では切除困難なことが多い[6]．EGJ 領域の ESD の難易度は高いが，ESD は一括切除が可能である．また，EMR では牽引や吸引といった粘膜表層に及ぼす物理的刺激により標本に挫滅を生じるが，ESD ではきれいな標本が回収可能である．そのため詳細な組織学的検討が可能で，追加治療の必要性を判断するのに有益である．

Ⅴ．実際の Barrett 腺癌の治療

1．Mt 領域の Barrett 食道癌

【症例1】60 歳台，男性（図1）

切歯から 31 cm の Mt から広がる 7 cm の LSBE を認める（図1a）．図1a の黄色矢印

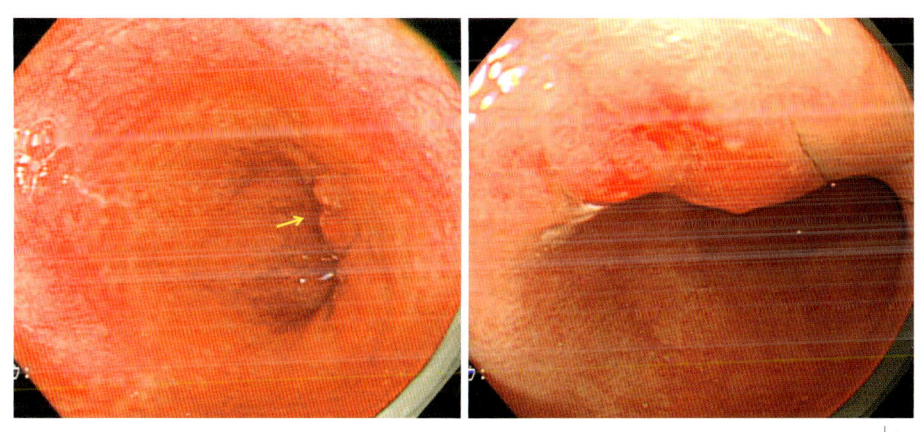

図1　症例1

a | b

124　第11章　Barrett食道癌の内視鏡治療

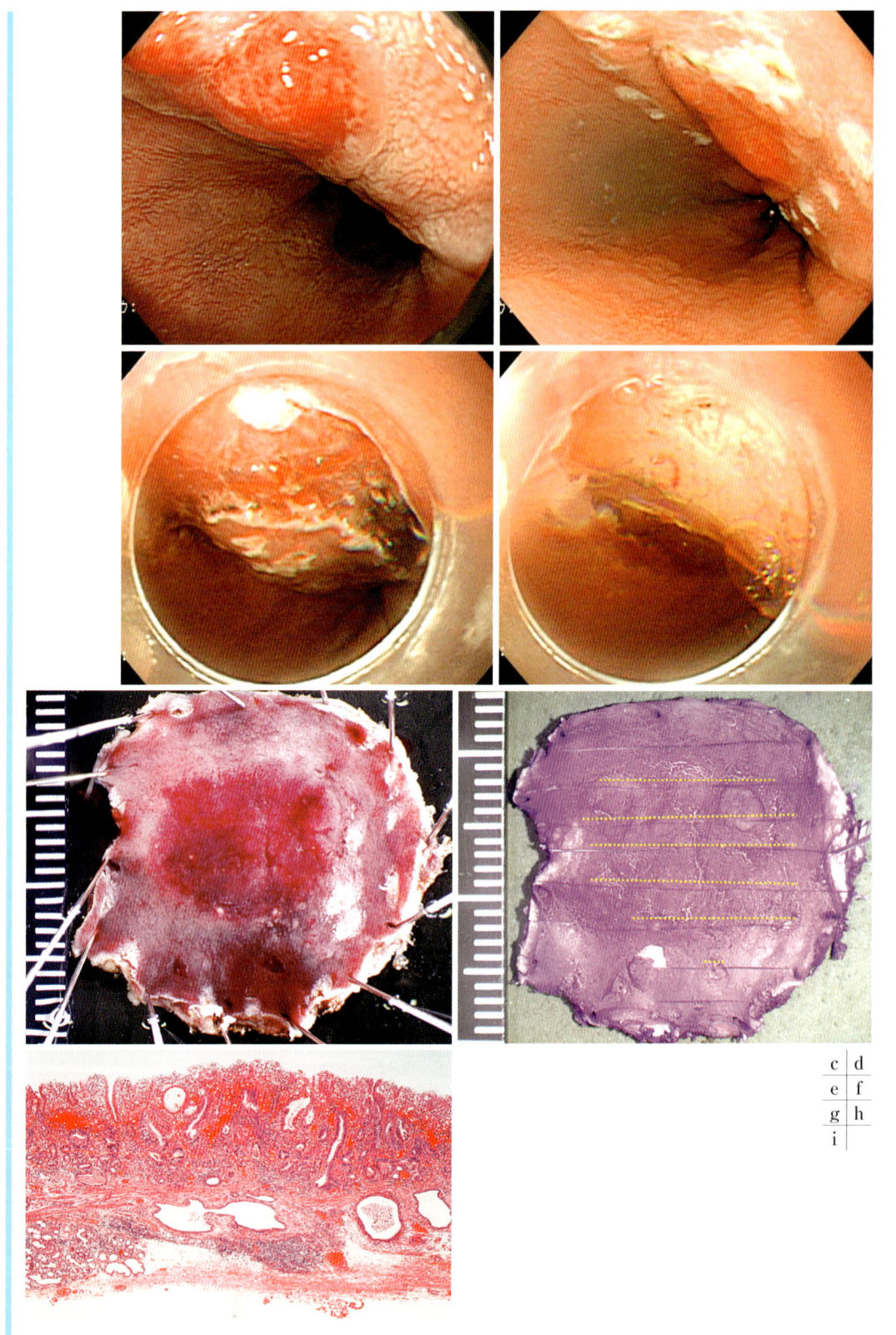

図1　症例1（つづき）

（切歯から34 cmのLt領域）に発赤調の病変を認める．近接観察（図1b）では約15 mmの境界明瞭で易出血性の陥凹性病変であった．1.5％酢酸を散布すると，辺縁の健常粘膜が白色化している（Whiting）のに対して，病変部の酢酸は早期に消失（Wash out）し，境界がより明瞭に観察できる（図1c）．病変の範囲診断後にマーキングを行い（図1d），通常のESDと同様に全周切開（図1e）後に粘膜下層剝離を行った．図1fは切除後の潰瘍である．挫滅のないきれいな切除標本が回収できた（図1g：新鮮切除標本）．図1hに病変のマッピングを示す（クリスタルバイオレット染色後の固定標本）．黒点線部が癌の範囲になる．最終診断は腫瘍径15×15 mmの高分化腺癌で，深達度はSM（垂直浸潤距離300 μm），脈管侵襲陰性，切除断端陰性であった（図1i：癌の最深部）．

　LSBE領域のBarrett食道癌のESDは通常の食道扁平上皮癌のESDとほぼ同様である．ESDは病変部に吸引や牽引などの物理的刺激がほとんど加わらないため，きれいな切除標本が回収できる．そのため正確な病理診断が可能で，追加治療の適否の判断に有用である．ただし，Barrett食道には酸関連の炎症が存在する場合があり，ときに潰瘍を形成することもあるので粘膜下層に強固な線維化が存在することがあり注意を要する．

2．EGJのBarrett食道癌
【症例2】80歳台，男性（図2）

　食道扁平上皮と腺上皮の移行部（squamo-columnar junction）に存在する陥凹性病変である（図2a）．図2bは図2aの黄四角部のNBI拡大観察像である．病変の肛門側に明瞭な微細構造の境界（白矢印）が観察できる．図2cは図2aの青四角のNBI拡大像である．病変の口側の扁平上皮部を捉えているが，Barrett食道癌の扁平上皮下進展（BCUS：Barrett's cancer under the squamous epithelium）はみられなかった（青点線内部）．図2dは病変部に1.5％酢酸を散布した像で，青四角部のNBI拡大像が図2eである．ここは図2cとほぼ同じ部位であるが，酢酸をかけるときわめて小さな孔（黄矢印）や溝様の構造（赤矢印）が観察できる．これはBCUSに特徴的な所見（SWS：small white sign）[10]で，この範囲にBCUSがあると判断した．BCUSも含めてマーキングを行い（図2f），ESDを行った．EGJは管腔がとくに狭いため，先端アタッチメントを上手に利用して視野を展開し粘膜切開を行う（図2g）．粘膜下層剝離時も先端アタッチメントを使って視野を確保しながら剝離を行う（図2h）．図2iはESD後の人工潰瘍で，このようにアタッチメントがないと管腔の確保が困難な部位である．図2jに切除標本の病変のマッピングを提示する．点線部分に癌が存在し，口側の扁平上皮下に約3 mmのBCUSを認めた．図2kにHE染色の病理組織を提示する（図2jの赤点線の切片）．病変の肛門側に食道固有腺があるため，食道内に発生した腺癌（Barrett食道癌）と組織学的にも診断できた．最終診断は腫瘍径24×15 mmの高分化腺癌で深達度はpT1a（SMM），脈管侵襲陰性，断端陰性であった．

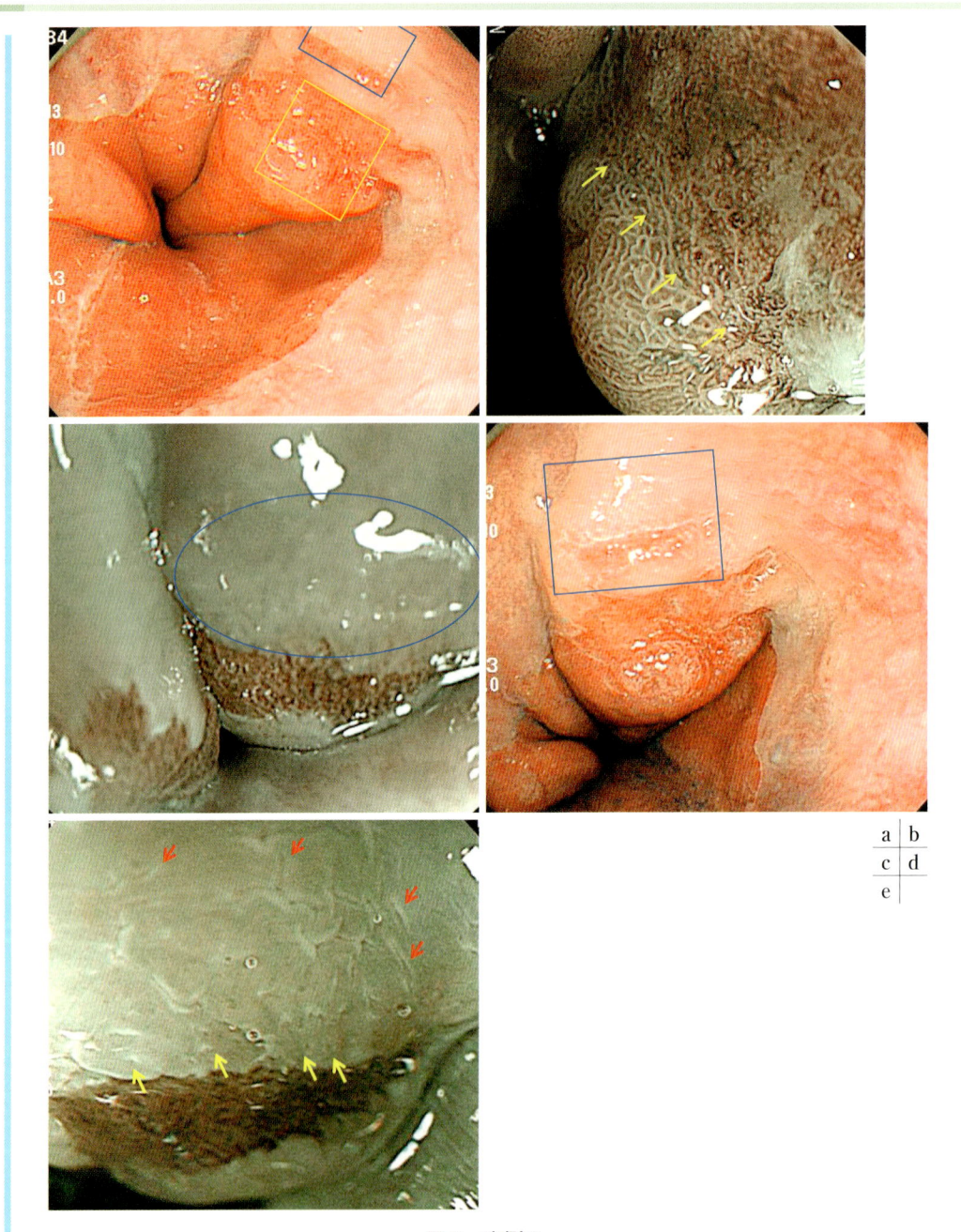

図2 症例2

EGJは，従来のEMRでは切除困難な部位だが，ESDの登場によりこの部位の一括切除率は向上した．また，牽引や吸引といった粘膜表層に及ぼす物理的刺激が少なく，きれいな標本を回収することで，詳細な検討が可能である．とくに提示症例のような知見の少ないBarrett表在癌を検討するにおいてESDは有用な手技と考えられる．

a ESDの立場から **127**

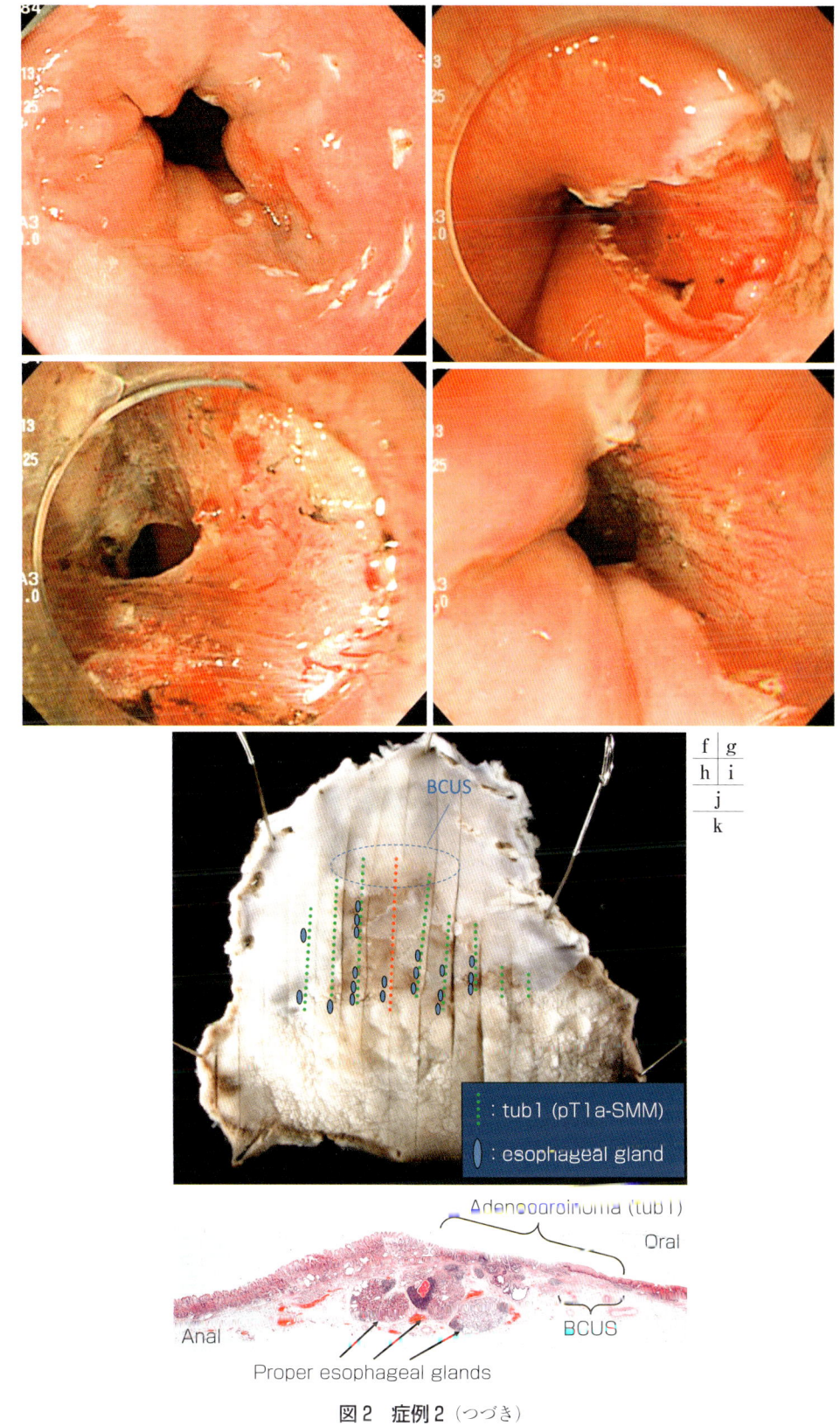

図2 症例2（つづき）

おわりに

　欧米と本邦のBarrett食道癌の治療法の実際について論じた．本邦の主流であるESDは，狙った範囲を一括切除し正確な診断が可能で，遺残再発が少ない優れた治療法である．ただし緻密で煩雑な手技であるため，安全に治療を行うことが肝要である．同時に正しい診断ができなければ側方断端が陽性になったり，過度の切除となるため，正確な診断が必須である．

文献

1) 日本食道学会 編：臨床・病理食道癌取扱い規約（第10版補訂版）．56-57，2008，金原出版，東京
2) 小山恒男，宮田佳典，島谷茂樹，他：第46回食道色素研究会アンケート調査報告（転移のあったm3・sm1食道癌の特徴）．胃と腸　2002；33：71-74
3) 日本食道学会 編：食道癌診断治療ガイドライン2012年4月版．14-18，2012，金原出版，東京
4) 日本食道学会 編：食道癌取扱い規約（第10版補訂版）．40-42，2008，金原出版，東京
5) Bollschweiler E, et al：High rate of lymph-node metastasis in submucosal esophageal squamous-cell carcinoma and adenocarcinomas. Endoscopy　2006；38：149-156
6) 平澤　大，藤田直孝，石田一彦，他：ここまでできる食道ESD．消化器内視鏡　2006；18：179-185
7) Sampliner RE：Update guideline for diagnosis, surveillance, and therapy of Barrett's esophagus. Am J Gastroenterol　2002；97：1888-1895
8) Singh M, Gupta N, Gaddam, et al：Practice patterns among U.S. gastroenterologists regarding endoscopic management of Barrett's esophagus. Gastrointest Endosc　2013；78：689-695
9) Hobel S, Dautel P, Baumbach R, et al：Single center experience of endoscopic submucosal dissection（ESD）in early Barrett's adenocarcinoma. Surg Endosc 2014 Oct 8
10) Yamagata T, Hirasawa D, Fujita N, et al：Efficacy of acetic acid-spraying method in diagnosing extension of Barrett's cancer under the squamous epithelium. Dig Endosc　2012；24：309-314

第11章　Barrett食道癌の内視鏡治療

b　RFAの立場から

〔郷田憲一，土橋　昭，田尻久雄〕

■ はじめに──Barrett表在癌の治療法

　Barrett食道癌のなかで，いわゆる表在癌（粘膜下層までに留まる癌）に対する治療法として，内視鏡的治療と外科的治療がある．低分化型腺癌・粘膜下層浸潤癌（現時点において内視鏡治療の相対的適応となりえるSM1癌は規定されていない）・脈管侵襲陽性・リンパ節転移陽性の症例は内視鏡治療の（絶対的）適応外となり，原則的に外科的切除を要すると判断される．

■ I．Barrett長とdysplasia・腺癌の発生

　Barrett食道は，その長さによりshort segment Barrett esophagus（SSBE）とlong segment Barrett esophagus（LSBE）の二つに大別される．本邦も英国・フランスと同様に全周性3cm以上の場合LSBEと定義され，それ以外がSSBEである．欧米の報告では，Barrett食道が長くなればなるほどdysplasia・腺癌の発生リスクが高まることが報告されており（1cmごとに11％のリスク増大）[1]，3cm以上でdysplasiaの発生リスクが有意に高まる（odds比1.2）との報告もある[2]．さらに従来から，Barrett食道に発生したdysplasia・腺癌の組織学的分布が，SSBEでは単発性・限局性に発生する傾向にあるのに対し，LSBEでは多発性・びまん性に分布する傾向にあることが報告されている[3]．実際にわれわれの行った国内多施設case series studyにおいても，SSBEに比し，LSBEにおいて同時・異時性の多発あるいはBarrett食道内全体にびまん性に発生する傾向が認められた（SSBE 3％ vs. LSBE 11％；$P=0.041$）[4]．

　このようなBarrett食道の長さによるdysplasia・腺癌の発生リスク・分布とともに，本邦と欧米のBarrett食道の長さにおいて明らかな差異がある．また，本邦ではSSBEが圧倒的に多く（LSBE：1％未満）[5]，欧米ではLSBEの頻度がわが国に比し著しく高い（LSBE：25〜40％）．このように異なった腫瘍発生頻度・様式を示すSSBEとLSBEとの罹患率における大きな相違を背景に，本邦と欧米とでは，dysplasia・表在癌に対して異なった治療ストラテジーが構築されてきた．

Ⅱ．本邦と欧米の dysplasia・表在癌に対する内視鏡治療のストラテジー

1．内視鏡的切除術

　SSBE 由来の Barrett 腺癌が大多数を占める本邦において，Barrett 表在癌に対する内視鏡治療のスタンダードは内視鏡的切除術〔endoscopic resection；ER（endoscopic mucosal resection；EMR または endoscopic submucosal dissection；ESD）〕である．SSBE 由来の癌は限局性で多発傾向も強くないこと，また，高精度の術前範囲診断に基づいた本邦におけるきわめて高い一括完全切除率（≧85％）により，ER 後の異時性再発率は 4％未満と低い．さらに SM1 までの癌の ER 後の 5 年生存率は 88.9％と長期成績も良好であることが報告されている[1),6),7)]．LSBE の多い欧米からも EMR の良好な長期成績の報告〔無病生存率 93.8％，経過観察期間 約 5 年（中央値）〕がみられるものの，その論文中にLSBE が低分化型腺癌とともに長期経過中の有意な再発因子であることが明記されている．このことは腫瘍が LSBE に発生した場合，EMR 後に遺残した Barrett 食道が腫瘍の発現母地となる危険性が高いことを示唆している[8)]．また，欧米では Barrett 食道粘膜自体が明らかな発癌リスクとみなされるため，dysplasia・腺癌発生の有無や腫瘍局在部位にかかわらず，Barrett 食道全体が内視鏡治療の対象となる．実際に Barrett 食道全体を焼灼し，元来の重層扁平上皮に被覆されると発癌率を低減しうると報告されている[9),10)]．

　ER は切除標本が得られる唯一の内視鏡的治療法であり，組織分化度・深達度・脈管侵襲など組織学的な確定診断が可能である．しかし，Barrett 食道全体を内視鏡的に切除した場合，嚥下障害を伴う術後狭窄を高頻度（49.7％）に合併し，複数回のブジー・バルーン拡張術やステント留置などを要することとなる[11)]．よって，欧米では ER に加え，内視鏡的焼灼術が単独または ER 併用で行われている．

2．内視鏡的焼灼術

　これまでに報告された内視鏡的焼灼術として，アルゴンプラズマ凝固法（argon-plasma coagulation；APC），光線力学療法（photodynamic therapy；PDT），液体窒素スプレー法（endoscopic spray cryotherapy；ESC），ラジオ波凝固術（radiofrequency ablation；RFA）などがある．

　焼灼法のなかでは PDT が有力視されていたが，high grade dysplasia（HGD）に対する PDT とサーベイランスのみの無作為比較試験において，HGD に対する奏効率 77％で早期癌への進展率を 20％→13％へ低下させることができたが，48％の患者において発癌母地と考えられる Barrett 食道が遺残していた[12)]．RFA は他の手法と異なり，円形のリング状電極を連結させたバルーンを用いることにより広い粘膜面をむらなく焼灼でき，手技的難度も高くない．30 分ほどで手技が完了し，疼痛など術後の合併症も軽度であることから，外来での通院治療が可能であるなどのメリットがあり，LSBE の多い欧米諸国を中心に急速に普及してきた．さらに，内視鏡的切除術（ER，EMR or ESD）との組み合わせも可能であることから，欧米において non-dysplastic Barrett esophagus（dysplasiaや腺癌のない Barrett 食道）のみならず，dysplasia・粘膜内癌に対する標準的治療になりつつある．

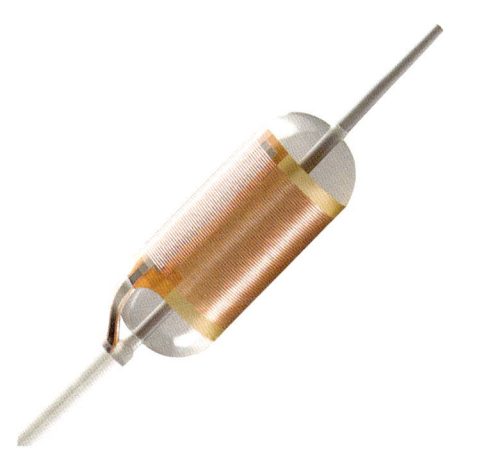

図1 Barrx™ 360 RFA Balloon Catheter
〔COVIDIEN社ホームページより転載〕

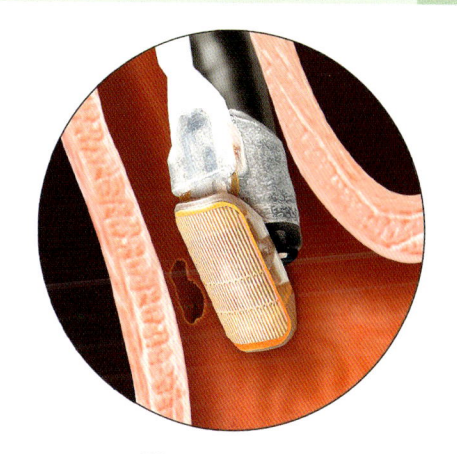

図2 Barrx™ 90 RFA Balloon Catheter
手技：電極付の専用カテーテルを内視鏡先端に装着し，標的部に押し付けて焼灼する．
最近，スコープの鉗子孔より挿入できる折りたたみ可能なカテーテルが開発され，臨床使用されている．
〔COVIDIEN社ホームページ／カタログより転載〕

Ⅲ．RFAの原理と手技

　RFAはバイポーラシステムを用いて，一定の深度（0.5〜1 mm）で粘膜を焼灼する治療技術であり，そのデバイスは2種類に大別される．一つは，電極の装着されたバルーン型（長さ3 cmにわたりリング状電極60個を密に装着）のもの〔以下，バルーン型RFA（図1）：Barrx™ 360 RFA Balloon Catheter；COVIDIEN社，USA〕で一気に全周性を焼灼することができ，おもにLSBEに対して用いられる．もう一つは，ヘラ状の電極で局所的に焼灼する方法〔以下，ヘラ型RFA（図2）：Barrx™ 90 RFA Balloon Catheterなど；COVIDIEN社〕で，おもに短く舌状のSSBEやバルーン型RFAで焼灼後に局所的に遺残・再発したBarrett粘膜やdysplasiaに対して用いられる．

Ⅳ．RFAの臨床応用と手技の設定

　GanzらがバルーンRFAを用いた初めての動物実験（ブタの胃）を行い，8〜10 J/cm^2の出力で粘膜下層を損傷することなく，粘膜層のみを粘膜筋板の深さまで焼灼できることを明らかにした[13]．その後，臨床応用され，全例合併症なく安全に粘膜層焼灼効果が得られることが実証された[14]．また，出力10 J/cm^2または12 J/cm^2で2回焼灼した全部位において，完全な粘膜層焼灼効果が得られた．この結果を踏まえ，その後の臨床研究ではおもに出力10 J/cm^2または12 J/cm^2で2回焼灼する手技（1回目で焼灼された粘膜を除去した後に2回目の焼灼を行う）が用いられるようになった（図3）．

　焼灼されたBarrett食道粘膜が扁平上皮に再置換されるには，食道内pHを下げる必要があり，RFA焼灼後に高用量のプロトンポンプ阻害薬（PPI，例：esomeplazole 40 mg

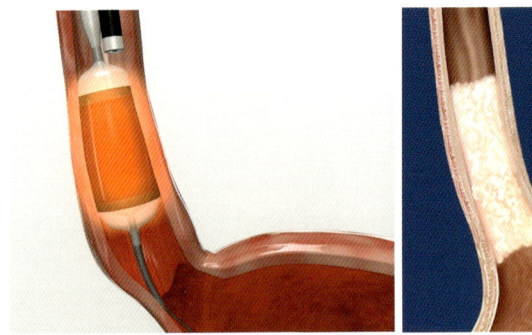

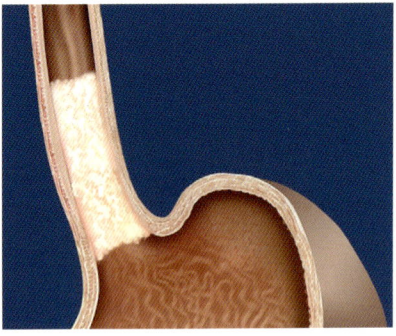

図3 全周性RFA手技（Barrx™ 360 RFA Balloon Catheter）
a：内視鏡で焼灼部位の位置決めする．（COVIDIEN社ホームページより転載）
b：1回目に焼灼された粘膜をスコープの先端で除去した後，2回目の焼灼を行う．
〔Sharma VK, et al：Gastrointest Endosc 2007；65：185-195[15]より転載〕

×2/day）が経口投与される．

■ V．RFAの治療成績

1．RFA単独の治療成績

　RFA後の経過も含めたnon-dysplastic Barrett esophagus患者100名に対する臨床成績が，Sharmaらによって初めて報告された[15]．バルーン型RFAで10 J/cm^2×2回を施行した結果，12カ月後のBarrett食道粘膜（腸上皮化生）の完全消失率は70%であったと報告された．また，RFAの出力に関する検討（6，8，10，12 J/cm^2）もされており，12 J/cm^{2}で腸上皮化生完全消失率がもっとも高かった．合併症に関しては55%の患者が術直後の疼痛に対してNSAIDを使用したが，2日で9%まで減少しており，術後疼痛は短期に改善することが示された．さらに，この研究において術後狭窄・扁平上皮下の腸上皮化生再発（buried Barrett's glands）はなかった．

　dysplasia患者に対するRFAの治療効果はShaheenらによって初めて報告された[16]．dysplasiaを有する患者〔low grade dysplasia（LGD）64名，HGD 63名〕に対するRFAの多施設ランダム化比較試験（RFA vs. Sham疑似治療）の結果，12カ月後のLGD/HGDの完全消失率は，RFA群で90%/81%で，疑似治療群では23%/19%であり，RFA群が有意に高かった．また，両群ともにLGDからの癌化はなかったものの，HGDからの癌化がRFA群では2%であったのに対し，疑似治療群では19%と有意に高かった．よって，1年の短期治療評価におけるRFAの高いdysplasia完全消失率と癌化率の軽減が証明された．合併症において，治療直後の胸痛はRFA群で有意に高いものの（81% vs. 40%），全例において8日後には胸痛は完全に消失していた．また，治療・入院を要する重症の合併症はRFA群の3名（4%；消化管出血1名，高度の胸痛1名，高度の胸部不快感・吐き気1名）のみで，RFA群の術後狭窄率は6%（全例が内視鏡的バルーン拡張術にて改善）と低いことから，RFAの安全性が確認された．さらに，その後3年間の経過観察された症例におけるBarrett食道/LGD/HGDの完全消失率は91%/100%/96%であり，RFAの高い耐久性も示された[17]．

2．ER＋RFA の治療成績

　RFA 単独での Barrett 食道および dysplasia に対する高い治療効果が相次いで報告されてきた．しかし，RFA では組織標本による癌病変の深達度診断が不可能であり，結節性病変の場合，その凹凸によって焼灼が不十分となる可能性があることが問題視されるようになった．そこで，生検で癌と診断された症例や肉眼的に視認可能な腫瘍病変を有する症例に対しては，まず，それらの病変を ER し，切除標本による組織学的診断を確定する．垂直断端陰性，粘膜内または SM1（筋板から 500 μm）までに留まる・低分化型でない・脈管侵襲陰性であることなどを確認した後に，残存する Barrett 食道に対して RFA を追加する併用療法（ER＋RFA）が行われるようになった．

　Pouw らによって，非平坦型の視認可能病変をすべて ER し，その後，RFA を追加する ER＋RFA の治療効果が初めて報告された[18]．それによると，ER＋RFA を施行した 23 名の患者〔SM1 までの表在癌 n＝16，high-grade intraepithelial neoplasia（HGIN）n＝7〕のうち 1 年以上経過観察しえた 21 名において腫瘍および腸上皮化生の遺残再発例は 1 例もなかった．Pouw らの study とヨーロッパでの複数の study とを合わせた長期経過が，Phoa らによって報告された[19]．40 名の ER＋RFA 患者（早期癌 n＝23/HGIN n＝14/LGIN n＝3）を含む 54 名の RFA で治療された Barrett 食道患者の 5 年経過後の腫瘍・腸上皮化生完全消失率は 90％ であり，長期予後は良好であった．また，結節性病変を有する Barrett 食道に対する ER＋RFA と非結節性（平坦型）病変を有する Barrett 食道に対する RFA 単独（粘膜内癌比率　ER＋RFA vs. RFA 単独　43.1％ vs. 2.9％，P＜0.001）を後ろ向きに比較検討した study では，腫瘍消失率・腸上皮化生消失率ともに有意差はないものの，ER＋RFA 群に高い傾向が認められた（腫瘍消失率 94％ vs. 82.7％，腸上皮化生消失率 88％ vs. 77.6％）．合併症の発生率は両群ともに 10％ 未満であり，術後狭窄は ER＋RFA 群（4.6％）が RFA 単独群（7.7％）より低かった．有意に悪性度の高い結節性病変を有する Barrett 食道に対する ER＋RFA の安全性と高い臨床的有用性が示された[20]．

3．RFA 治療後の再発

　RFA 治療後の成績（経過観察中央値 16.5 カ月）に関する，最近の 20 の既報をメタ解析（論文 15・抄録 5）した結果，Barrett 食道，dysplasia の完全消失率は，それぞれ 78％，91％ であった．完全消失に成功した場合の Barrett 食道，dysplasia の再発率は 13％ であり，RFA 療法の高い奏効率と耐久性が確認された[9]．また，米国の RFA registry system に基づいた最新の large scale study（n＝1634，観察期間中央値　28.8 カ月）においても Barrett 食道，dysplasia の完全消失率は両者を合算して 85％，経過観察期間中の再発率は 20％ と奏効率・耐久性ともに良好であった[21]．この large scale study および前述のメタ解析では，RFA による Barrett 食道，dysplasia の完全消失率を下げる因子が解析されている．高年齢・非白人・Barrett 食道の長さ・組織学的異型度（治療前の組織像が HGD の場合，LGD の場合より Barrett 食道，dysplasia の完全消失率も有意に低下）が再発率を有意に上げる因子として挙げられている．非白人の場合，社会的背景が強く関与しており，その対処法は難しい．しかし，年齢・Barrett 食道の長さ・組織学的異型度には相関関係にあることから[9]，それらの因子の有無より，サーベイランス間隔を差別化できる可能性が示唆されている．

　治療前に HGD 以上の腫瘍病変を有する Barrett 食道はより長く，結節性病変（0-Ⅰ or

0-Ⅱa）は組織学的にHGDより表在癌である頻度が高いとされる[4), 22)]．RFA前のERの有無はRFA後の再発予測因子とはならないとの報告はあるものの，今後，長いBarrett食道（とくにLSBE）の多い欧米においては，術前生検でHGD・腺癌が検出されたBarrett食道または結節性病変を有するBarrett食道に対して，よりいっそう，ER+RFA治療が推進されていくものと思われる．また，メタ解析のデータによると低頻度ながらBEが再発（9〜18％）し，術前になかった腺癌が発生する（0.7％）ことから，術後のサーベイランス内視鏡は必須である[9)]．

Ⅵ．RFA術後の諸問題（合併症・QOL）

メタ解析に基づいたデータでは，RFAの合併症は頻度の高い順に狭窄5％，疼痛3％，出血1％と，いずれも低頻度である[9)]．他の治療法の術後狭窄率はEMR 25％，PDT 36％と，RFAに比し明らかに高い．このことはRFAの焼灼深度が一定で浅い（粘膜筋板まで）ことによるものとされ，狭窄をきたしたとしても内視鏡的拡張術により改善する．疼痛の頻度は報告によってばらつきが大きく15％，44％との報告もある．しかしそれらの報告の一つはvisual analog scale（VAS）を用いており，その中央値は23と高くなく，多くの報告で術直後に疼痛の訴えが多いものの，大多数の患者において経口鎮痛薬（NSAID，麻薬）により速やか（2〜3日以内）に改善するとされている．

RFA後に再置換された扁平上皮下に遺残した腺組織（腸上皮化生・dysplasia・癌）が，RFAの問題点として指摘されている（いわゆる"buried metaplasia"；BM）．BMに関する報告のメタ解析[23)]では，PDT後のBMの頻度14.2％に比し，RFA後は明らかに低く0.9％とまれであった．また，RFA後のBMは腸上皮化生組織のみで，dysplasiaや癌はみられないことから，RFAの高い根治性が示唆される．しかし，まれとはいえ，RFA後のBMは扁平上皮下に腺癌が発生するリスクとなることから，RFA後のサーベイランスの際に注意が必要である．RFA後のサーベイランスの際には，大きな生検鉗子を用いるなど上皮下組織の採取に配慮した生検手技を行うことが推奨されている．

おわりに

欧米に多いLSBEに対するRFAの治療効果は高く，安全性・耐久性も十分であると考えられ，ERの併用とともにさらに普及していくものと思われる．本邦では多発性発癌の少ないSSBEが大多数を占め，かつ本邦の内視鏡医が有する高精度の術前範囲診断とESDをはじめとする高い内視鏡的切除技術によって，dysplasia・粘膜内癌のER後の予後はきわめて良好である．SSBEのER後は遺残するBarrett食道の面積も小さいうえ，早期胃癌診断で培われた高度の画像強調・拡大内視鏡診断能を有する本邦内視鏡医による緻密な術後サーベイランスが可能である．よって，現時点において，本邦へRFAを導入すべき理由は見当たらない．

最近，欧米において粘膜下層への微小浸潤癌に対する内視鏡治療の適応基準が盛んに議論されるようになった．ESDなど高度の内視鏡的切除技術を有するわが国の内視鏡医にとって，この問題を欧米の内視鏡医と討論しつつ解決していくことが先決であろう．

文献

1) Sikkema M, Looman CW, Steyerberg EW, et al : Predictors for neoplastic progression in patients with Barrett's Esophagus : a prospective cohort study. Am J Gastroenterol 2011 ; 106 : 1231-1238
2) Wong T, Tian J and Nagar AB : Barrett's surveillance identifies patients with early esophageal adenocarcinoma. Am J Med 2010 ; 123 : 462-467
3) Cameron AJ and Carpenter HA : Barrett's esophagus, high-grade dysplasia, and early adenocarcinoma : a pathological study. Am J Gastroenterol 1997 ; 92 : 586-591
4) Goda K, Singh R, Oda I, et al : Current status of endoscopic diagnosis and treatment of superficial Barrett's adenocarcinoma in Asia-Pacific region. Dig Endosc 2013 ; 25 : S146-S150
5) Kawano T, Ogiya K, Nakajima Y, et al : Prevalence of Barrett's esophagus in Japan. Esophagus 2006 ; 3 : 155-164
6) Kagemoto K, Oka S, Tanaka S, et al : Clinical outcomes of endoscopic submucosal dissection for superficial Barrett's adenocarcinoma. Gastrointest Endosc 2014 ; 80 : 239-245
7) Nakagawa K, Koike T, Iijima K, et al : Comparison of the long-term outcomes of endoscopic resection for superficial squamous cell carcinoma and adenocarcinoma of the esophagus in Japan. Am J Gastroenterol 2014 ; 109 : 348-356
8) Pech O, May A, Manner H, et al : Long-term efficacy and safety of endoscopic resection for patients with mucosal adenocarcinoma of the esophagus. Gastroenterology 2014 ; 146 : 652-660
9) Orman ES, Li N and Shaheen NJ : Efficacy and durability of radiofrequency ablation for Barrett's Esophagus : systematic review and meta-analysis. Clin Gastroenterol Hepatol 2013 ; 11 : 1245-1255
10) Fitzgerald RC, di Pietro M, Ragunath K, et al : British Society of Gastroenterology guidelines on the diagnosis and management of Barrett's oesophagus. Gut 2014 ; 63 : 7-42.
11) Pouw RE, Seewald S, Gondrie JJ, et al : Stepwise radical endoscopic resection for eradication of Barrett's oesophagus with early neoplasia in a cohort of 169 patients. Gut 2010 ; 59 : 1169-1177
12) Overholt BF, Lightdale CJ, Wang KK, et al : Photodynamic therapy with porfimer sodium for ablation of high-grade dysplasia in Barrett's esophagus : international, partially blinded, randomized phase III trial. Gastrointest Endosc 2005 ; 62 : 488-498
13) Ganz RA, Utley DS, Stern RA, et al : Complete ablation of esophageal epithelium with a balloon-based bipolar electrode : a phased evaluation in the porcine and in the human esophagus. Gastrointest Endosc 2004 ; 60 : 1002-1010
14) Dunkin BJ, Martinez J, Bejarano PA, et al : Thin-layer ablation of human esophageal epithelium using a bipolar radiofrequency balloon device. Surg Endosc 2006 ; 20 : 125-130
15) Sharma VK, Wang KK, Overholt BF, et al : Balloon-based, circumferential, endoscopic radiofrequency ablation of Barrett's esophagus : 1-year follow-up of 100 patients. Gastrointest Endosc 2007 ; 65 : 185-195
16) Shaheen NJ, Sharma P, Overholt BF, et al : Radiofrequency ablation in Barrett's esophagus with dysplasia. N Engl J Med 2009 ; 360 : 2277-2288
17) Shaheen NJ, Overholt BF, Sampliner RE, et al : Durability of radiofrequency ablation in Barrett's esophagus with dysplasia. Gastroenterology 2011 ; 141 : 460-468
18) Pouw RE, Wirths K, Eisendrath P, et al : Efficacy of radiofrequency ablation combined with endoscopic resection for Barrett's esophagus with early neoplasia. Clin Gastroenterol Hepatol 2010 ; 8 : 23-29
19) Phoa KN, Pouw RE, van Vilsteren FG, et al : Remission of Barrett's esophagus with early neoplasia 5 years after radiofrequency ablation with endoscopic resection : a Netherlands cohort study. Gastroenterology 2013 ; 145 : 96-104
20) Kim HP, Bulsiewicz WJ, Cotton CC, et al : Focal endoscopic mucosal resection before radiofrequency ablation is equally effective and safe compared with radiofrequency ablation alone for the eradication of Barrett's esophagus with advanced neoplasia. Gastrointest Endosc 2012 ; 76 : 733-739

21) Pasricha S, Bulsiewicz WJ, Hathorn KE, et al : Durability and predictors of successful efficacy and durability of radiofrequency ablation for Barrett's esophagus : systematic review and meta-analysis. Clin Gastroenterol Hepatol 2013 ; 11 : 1245-1255
22) Pech O, Gossner L, Manner H, et al : Prospective evaluation of the macroscopic types and location of early Barrett's neoplasia in 380 lesions. Endoscopy 2007 ; 39 : 588-593
23) Gray NA, Odze RD and Spechler SJ : Buried metaplasia after endoscopic ablation of Barrett's esophagus : a systematic review. Am J Gastroenterol 2011 ; 106 : 1899-1908 ; quiz 1909

第12章 症例集

Case 1	LSBE に発生した 0-Ⅱb：異時多発性の Barrett 食道癌	138
Case 2	LSBE に発生した 0-Ⅱb：存在・範囲診断が困難であった Barrett 食道癌	142
Case 3	LSBE に発生した 0-Ⅱc：NBI で発見した 0-Ⅱc	146
Case 4	LSBE に発生した 0-Ⅱb+Ⅲ：Barrett 食道腺癌の症例	150
Case 5	SSBE に発生した同時多発性の隆起型 Barrett 食道癌	154
Case 6	SSBE に発生した 0-Ⅱa：SM 微小浸潤を認めた Barrett 食道癌	158
Case 7	SSBE に発生した 0-Ⅱa+Ⅱc：扁平上皮下進展を術前診断しえた Barrett 食道腺癌	162
Case 8	SSBE に発生した 0-Ⅱc：逆流性食道炎の経過中に指摘された Barrett 食道癌	166
Case 9	SSBE に発生した 0-Ⅱc+Ⅱb：低分化型腺癌	170
Case 10	SSBE に発生した 0-Ⅱc：小腺癌	174
Case 11	ESD 後のサーベイランスで発見した Barrett 食道腺癌	178

Case 1 LSBEに発生した 0-Ⅱb 異時多発性の Barrett 食道癌

〔小山恒男〕

【症例の概要】

症例:40歳台男性

主訴・経過:C3M5 の LSBE 内に発生した 0-Ⅱc 型 Barrett 食道癌に対して ESD を施行した.病変は adenocarcinoma, tub1, ly0, v0, LM0, VM0, T1a-DMM, 0-Ⅱb+Ⅱa type, 45×43 mm で R0 切除であった.

以後,定期的に surveillance を施行し,2年半後に異時多発病変を認めた.

【画像の提示と解説】

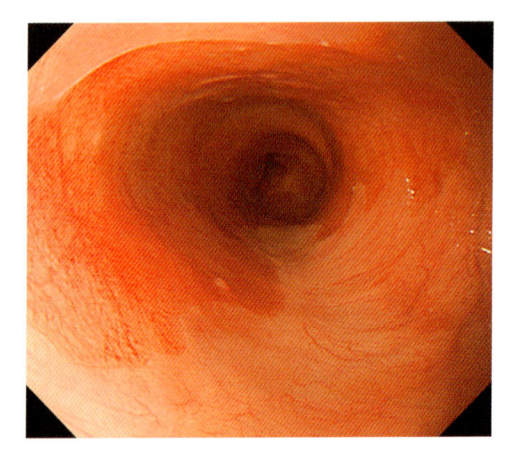

図1:WLI では後壁側を中心に広範な ESD 瘢痕を認め,同部は扁平上皮で再生されていた.

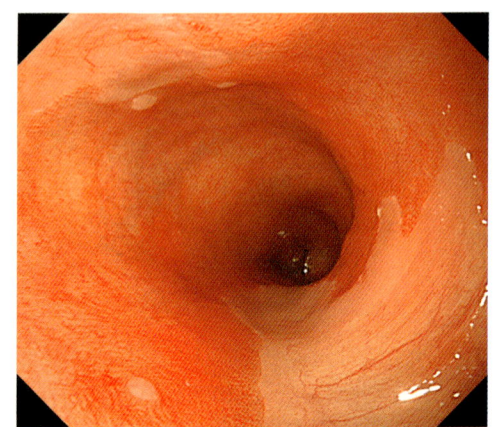

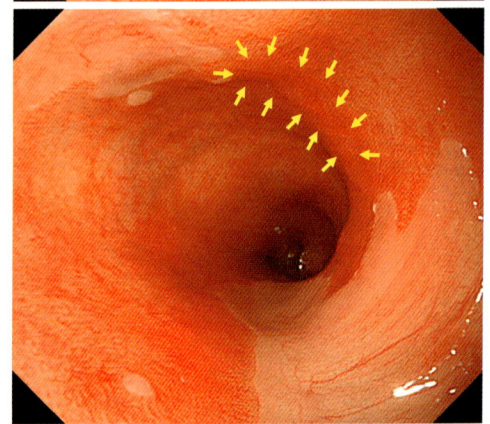

図2:下部食道前壁に扁平上皮島を認め,その右側に発赤調の平坦病変を認めたが,その境界は不明瞭であった.

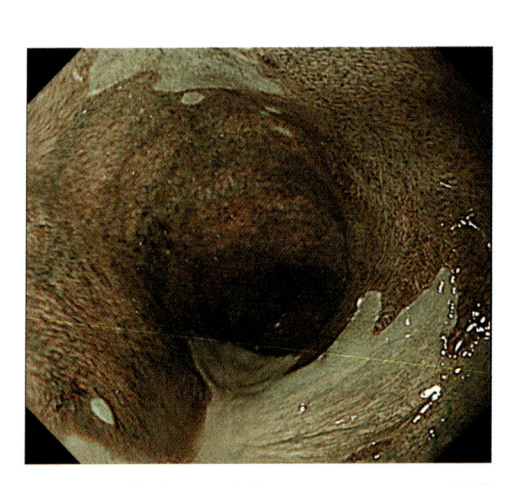

図3:NBI 観察では病変は brownish area を呈したが,その境界は,やはり不明瞭であった.

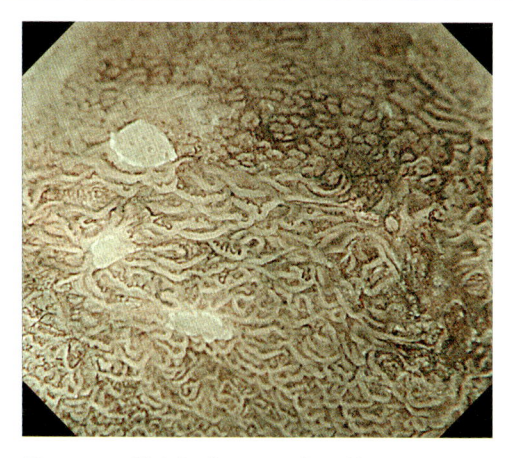

図4：NBI 拡大観察では，背景粘膜は regular villous pattern[1,2] を呈したが，病変部は irregular pit パターンを呈し[1,2]，その密度は高く，明瞭な境界を認識することができた．左側に 3 個の扁平上皮島を認めた．下二つの扁平上皮島周囲には規則正しい villous 構造を認めたが，一番上の扁平上皮島の近傍にまで irregular pit 構造が認められ，癌は扁平上皮島近傍にまで達していると診断した．

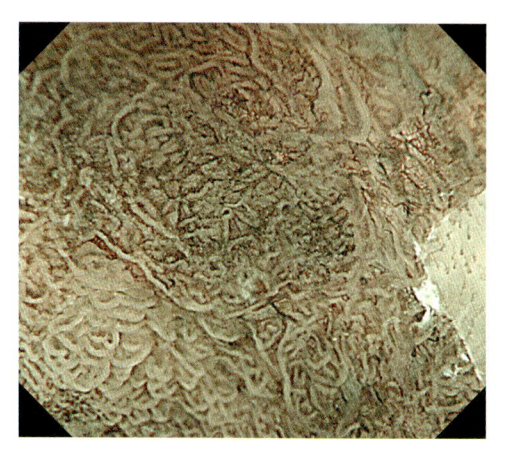

図5：病変は後壁側へ進展し，右側は扁平上皮近傍にまで達していた．中央部には不整な pit 構造が見られ，右側部では表面構造はやや不明瞭だが，周囲には規則正しい villous pattern が認められ，非腫瘍粘膜との境界は明瞭であった．

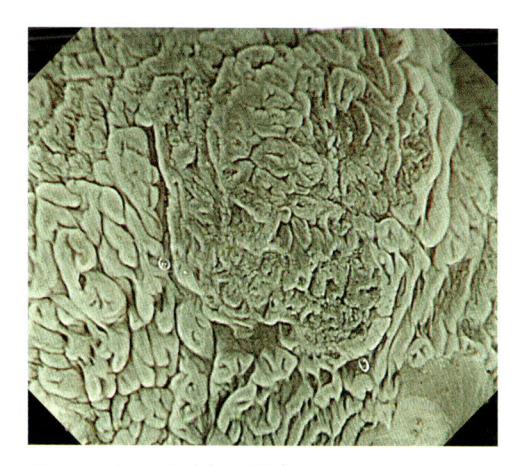

図6：同部の酢酸散布観察では中央部に不整型で星芒状の pit 構造が認められ，NBI 拡大で表面構造が不明瞭であった右下部にはより不整な pit 様構造が観察された．このように酢酸散布観察では，表面構造をより詳細に観察することができた．

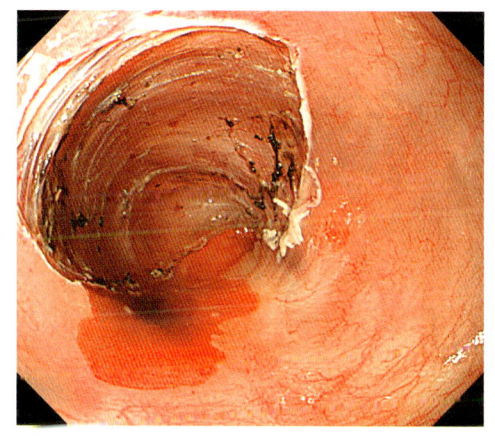

図7：これらの所見を元に，異時多発性のBarrett 食道腺癌，tub1，T1a-M，0-Ⅱc type と診断し，ESD を施行した．

【病理の解説】

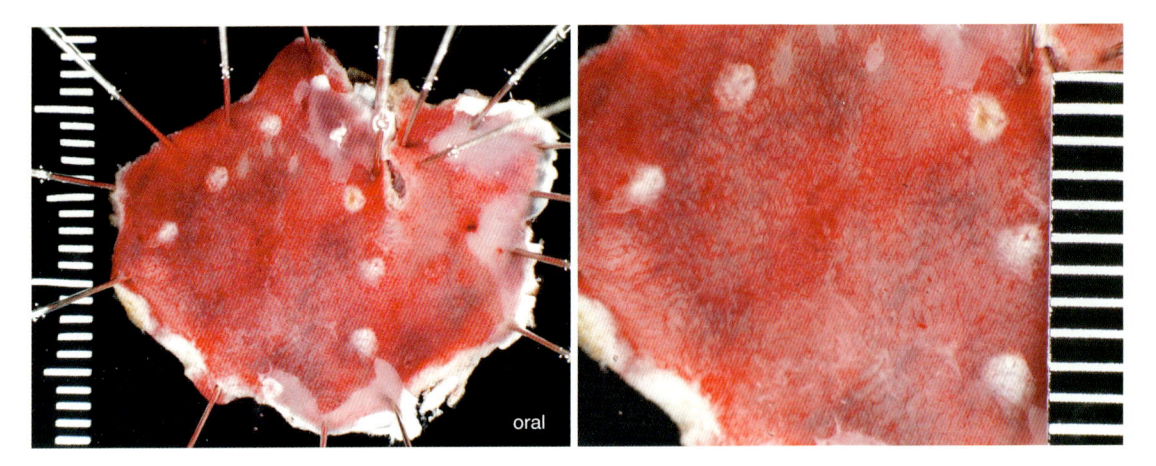

図8：新鮮切除標本では標本中央部に平坦な発赤を認めたが，その境界は不明瞭であった．

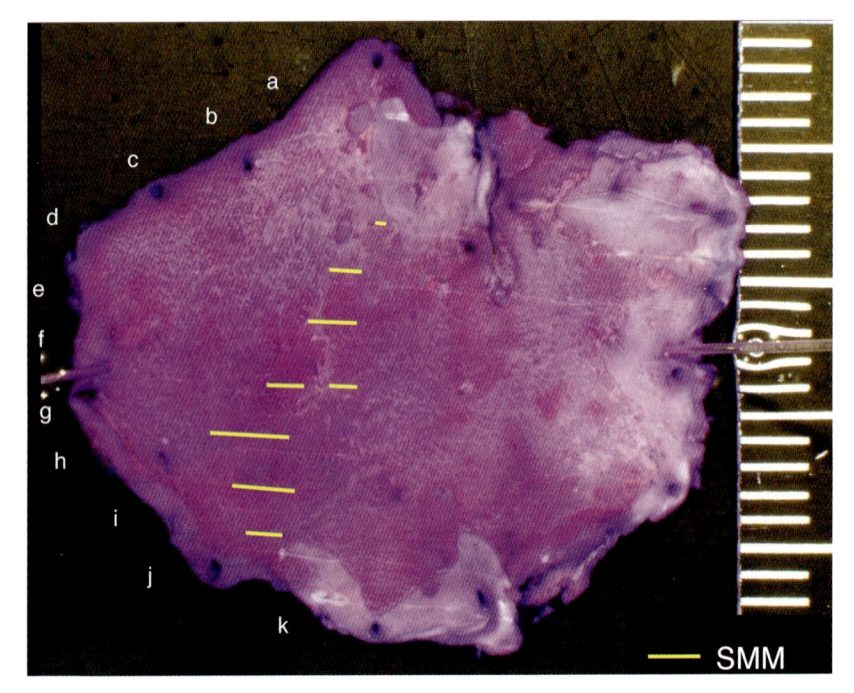

図9：マッピング．組織学的には tub1 であり，最終診断は adenocarcinoma, tub1, T1a-SMM, ly0, v0, HM0, VM0, 0-IIb type, 10×3 mm で R0 切除であった．

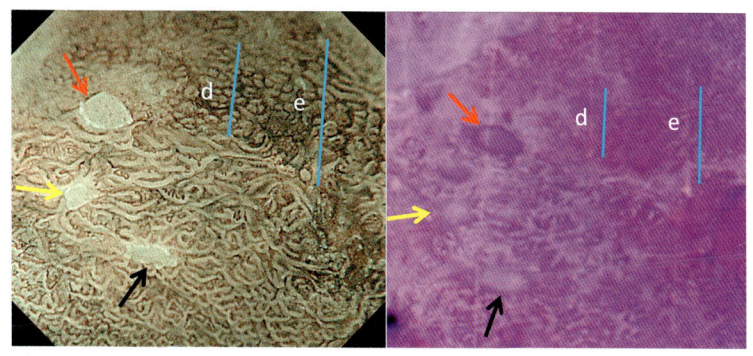

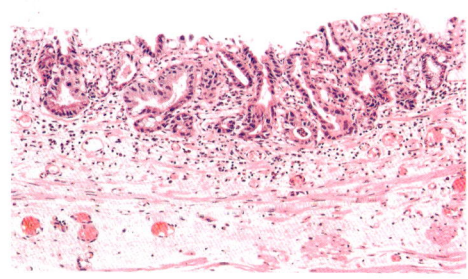

図10：内視鏡像（図4）とマッピングの対比．目印となる三つの異所性扁平上皮を黒・黄・赤の矢印で示した．不整な pit 模様が見られた部分は切片 d で，異型度の高い tub1 であり，内視鏡像と組織像が一致していた．

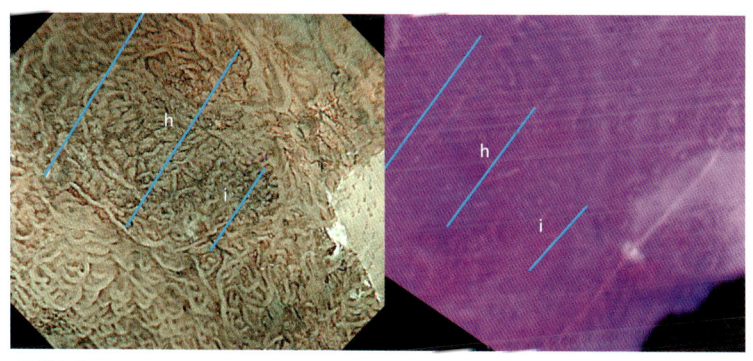

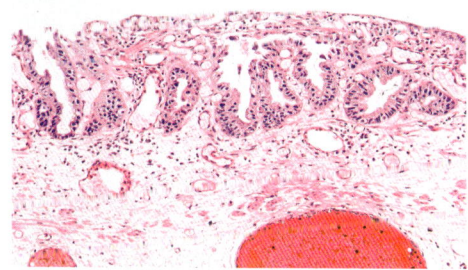

図11：病変後壁側の内視鏡像（図5）とマッピングの対比．内視鏡で表面構造がやや不明瞭化していた切片 i の部分は，組織像では再生上皮に覆われつつある修復期のびらんであり，表面が脱落しているが，粘液付着はみられなかった（active なびらんであれば粘液の付着がある）．表層は1層の再生上皮に覆われており，このため内視鏡像では表面構造が不明瞭化していたと考えられる．深部には tub1 が存在していた．

【まとめ】

Barrett 食道癌は同時多発，異時多発発生することがあり，注意を要する[3]．本例では WLI でわずかな発赤に気づき，NBI 拡大観察にて irregular surface pattern を確認できたことが，診断につながった．

文献

1) 小山恒男　編：ESD のための胃癌術前診断．2012，南江堂，東京
2) 小山恒男，高橋亜紀子，北村陽子，他：Barrett 食道癌の拡大内視鏡診断．胃と腸　2007；42：691-695
3) 小山恒男，友利彰寿，高橋亜紀子，他：Barrett 食道癌の内視鏡診断．胃と腸　2011；46：1836-1842

Case 2　LSBEに発生した 0-Ⅱb 存在・範囲診断が困難であった Barrett 食道癌

〔飯塚敏郎, 布袋屋修, 貝瀬　満〕

【症例の概要】

症例：60歳台, 女性

主訴・経過：慢性腎不全で透析中の患者である. 採血で CEA の上昇が認められ, 上部内視鏡検査を施行した. LSBE（C13M13）内に陥凹性病変が認められ, 精査加療目的に入院となった.

【画像の提示と解説】

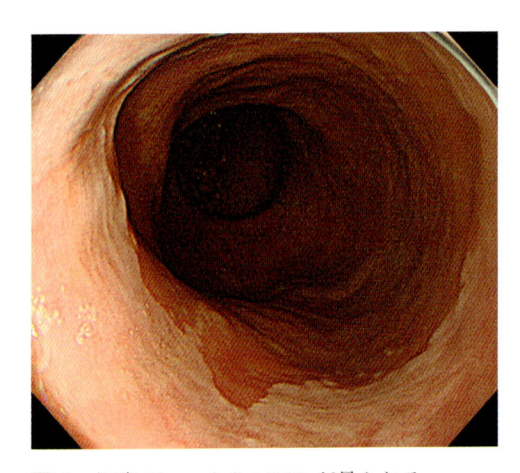

図1：切歯 20 cm から LSBE が見られる

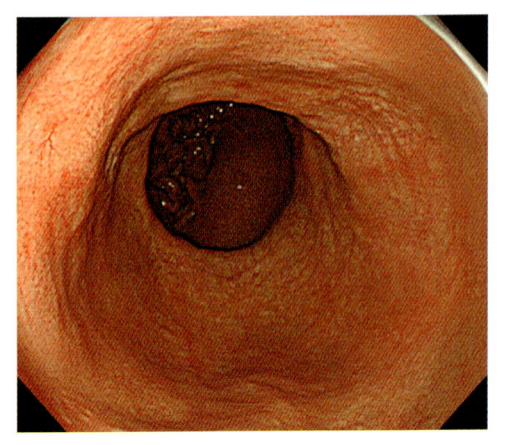

図2：食道裂肛ヘルニアを合併している.

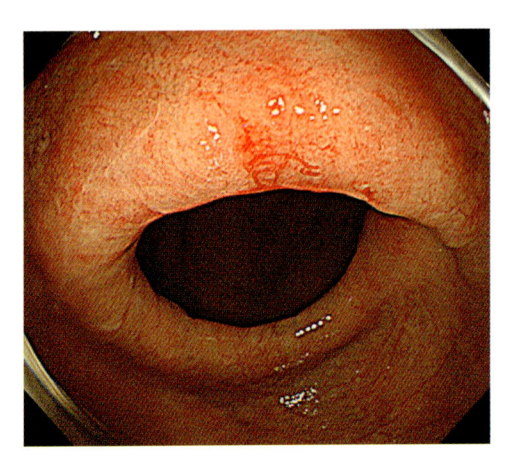

図3：下部食道前壁, ひだ状になっている部分に, 発赤を伴ったわずかな陥凹性病変が認められる.

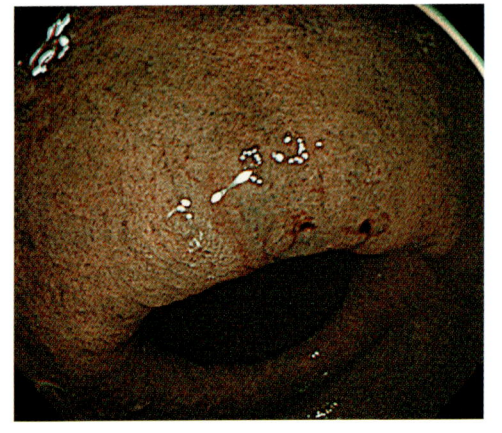

図4：NBI 観察では, 病変は周囲よりやや brownish area として認識され, 左側よりでは境界を有するように見える.

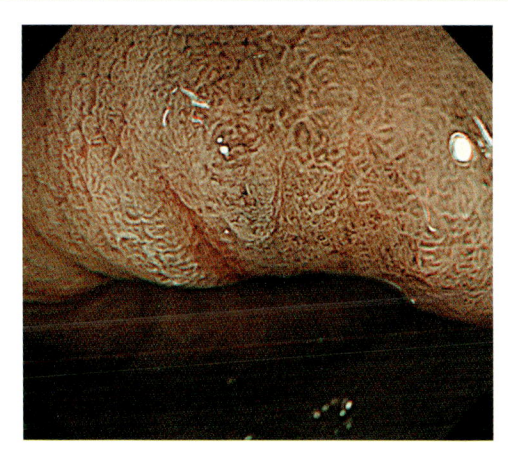

図5：NBI弱拡大像では，病変部は陥凹し，同部で粘膜模様が不明瞭となっている．左右のdemarcation lineは認められた．

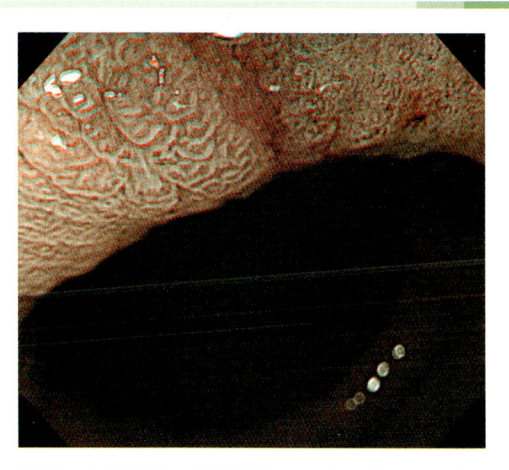

図6：病変左側の境界部分である．demarcation lineと考えられる部分より左側寄りでは，粘膜微細模様は比較的均一で，異型血管も見られず，病変外と考えられた．

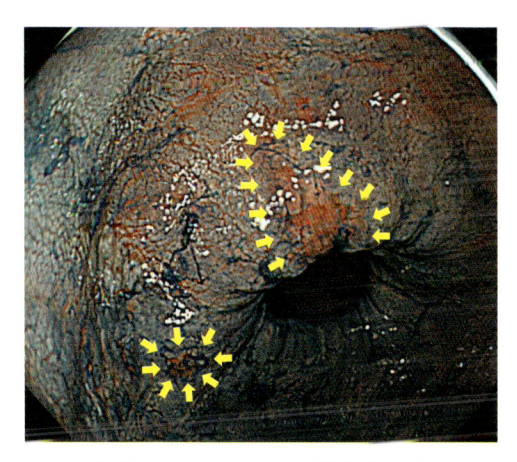

図7：酢酸インジゴカルミン散布後の像では，陥凹性病変は発赤調の病変として色素をはじく像が見られ，新たに左側壁で同様に色素をはじく小さな病変も認められた．両病変の間は非腫瘍と考えられた．

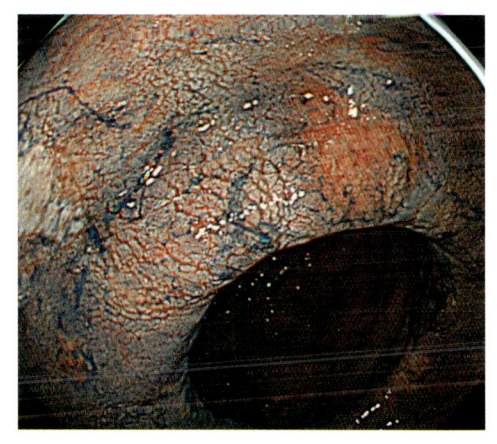

図8：酢酸インジゴカルミン散布後の近接像である．

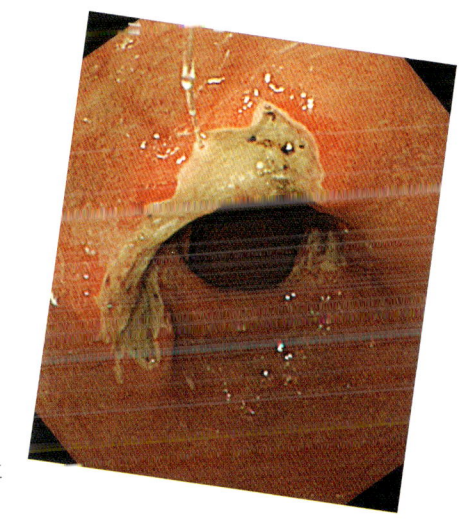

図9：両病変を一つの検体内に含めるようにESDにて一括切除を行った．

【病理の解説】

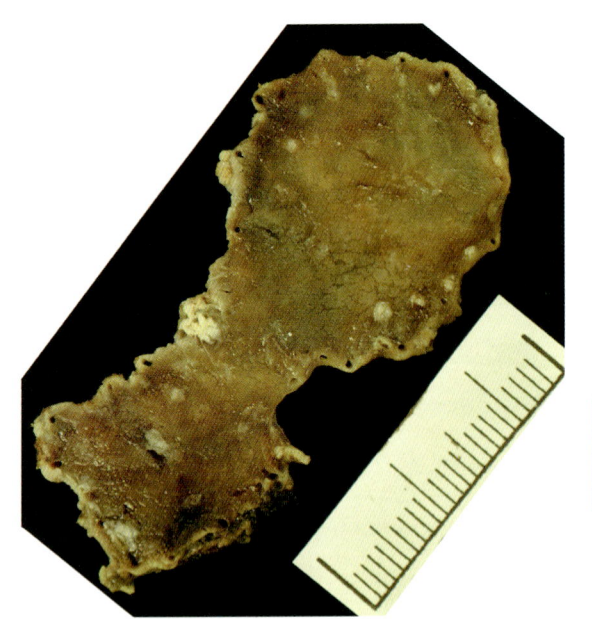

図10:切除検体の像であるが,両病変の周囲に付けたマーキングが確認される.

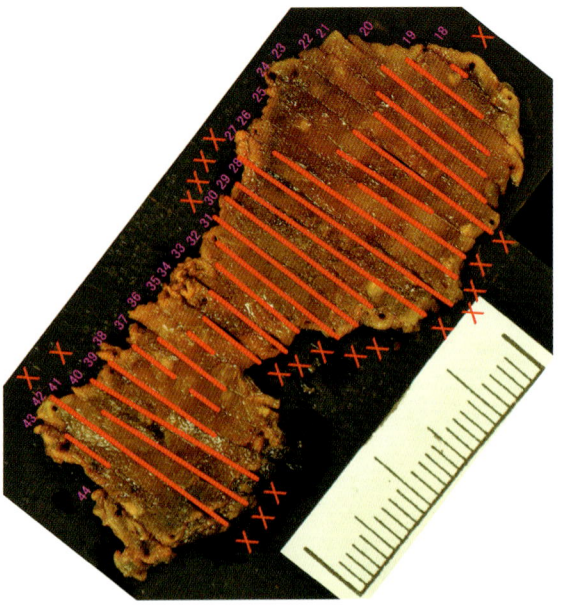

図11:マッピング像である.組織学的には高分化型から中分化型を示す管状腺癌であった.T1a-SMM,ly0,v0,HM1,VM0であった.側方断端は広範囲に陽性(×印)であり,術前診断された2病変は連続した一つの病変であった.

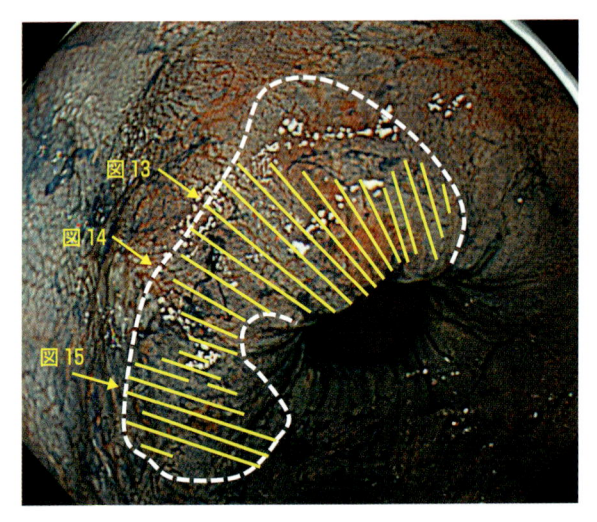

図12:内視鏡画像におけるマッピング像である.対応する組織像を次に示す.

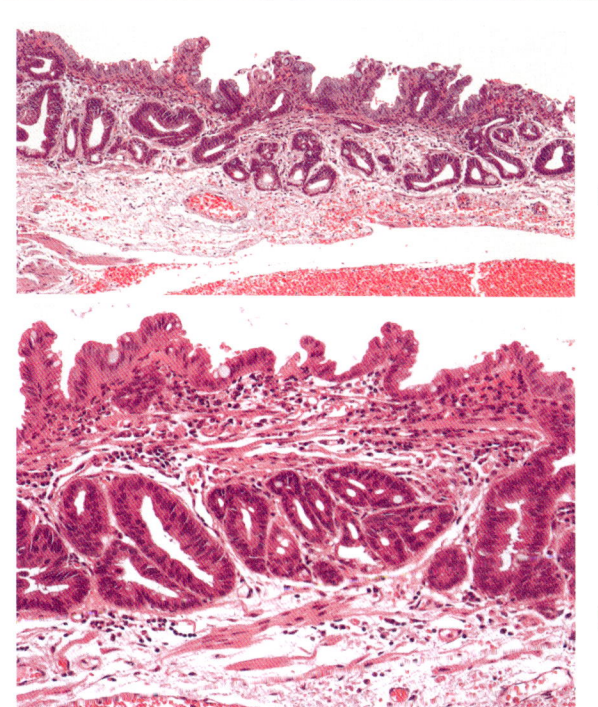

図13：内視鏡的に非腫瘍と考えられていた部分の組織像では，異型の弱い上皮がより表層に見られ，病変としての認識ができなかったものと考えられる．

図14：この部分も同様に，内視鏡的に非腫瘍と考えられていた部分であり，組織像では異型の弱い上皮がより表層に見られる．

図15：この切片の中央には酢酸インジゴカルミン散布で発見された小病変が含まれるが，その口側にも病変が連続的に広がっていた．同部の組織像では，構造異型・細胞異型を有する癌細胞の表層に異型の弱い上皮が見られていた．

【まとめ】

　Barrett 食道癌は，存在診断や範囲診断が困難な場合がある．欧米では random biopsy を行いその診断を行っている[1]が，本症例は，組織像からみても術前の範囲診断を NBI や NBI 拡大観察で正確に判断することは困難であったと考えられる．本症例は ESD 前に生検は行っていなかったが，生検を行うことで癌の診断ができた可能性がある．こうした点から，LSBE 内にできた病変の範囲診断には，病変外と思われる部位の生検も有用な場合があることを示唆する症例と考えられた．

　本症例は，断端陽性部分に対し，追加の ESD を施行し，切除検体で遺残病変を認めた．それ以降，約 2 年 10 カ月経過し局所再発はみられていない．

文　献

1) Sharma P, Bansal A, Mathur S, et al：The utility of a novel narrow band imaging endoscopy system in patients with Barrett's esophagus. Gastrointest Endosc 2006；64：167-175

Case 3 LSBEに発生した 0-Ⅱc　NBIで発見した0-Ⅱc

〔大前雅実〕

【症例の概要】

症例：70歳台，男性

主訴：他院で施行したPET-CTで中部食道と左肺門に集積を認め当院紹介受診した．2年前，当院検診センターでEGD施行し，GERD CとC11M10のLSBEを指摘されていた．10年以上前から胸やけがあった．

既往歴：2010年，右腎癌術後．

【画像の提示と解説】

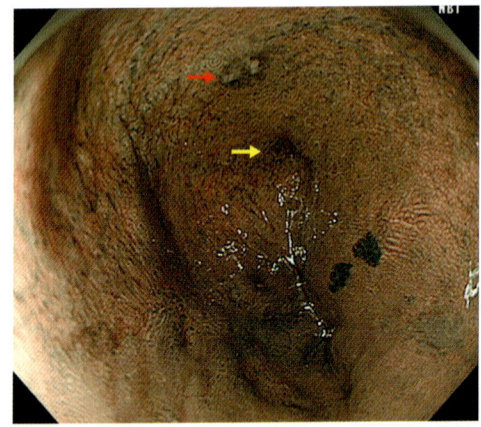

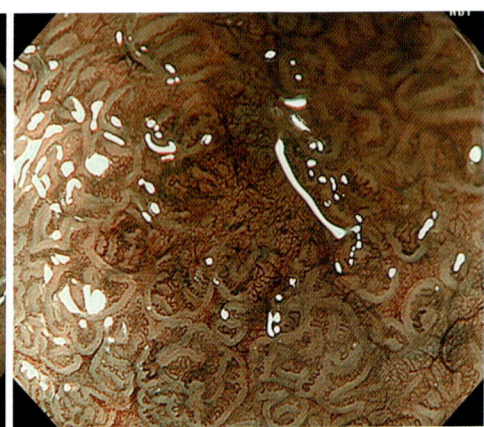

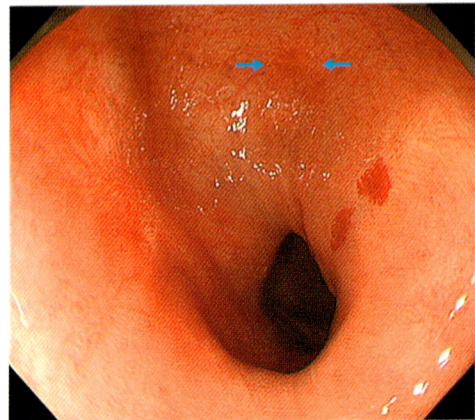

a	b
c	

図1

a：NBI弱拡大で12時方向にbrownish areaを2カ所，2時方向に2カ所の血管拡張を認める．

b：NBI強拡大で黄矢印にbrownish areaは大小不同の構造と内部の不整な血管を認め癌を疑った．生検はtub1であった．

c：当初WLIでは病変を指摘できなかった．振り返ると発赤調の粘膜を認める．

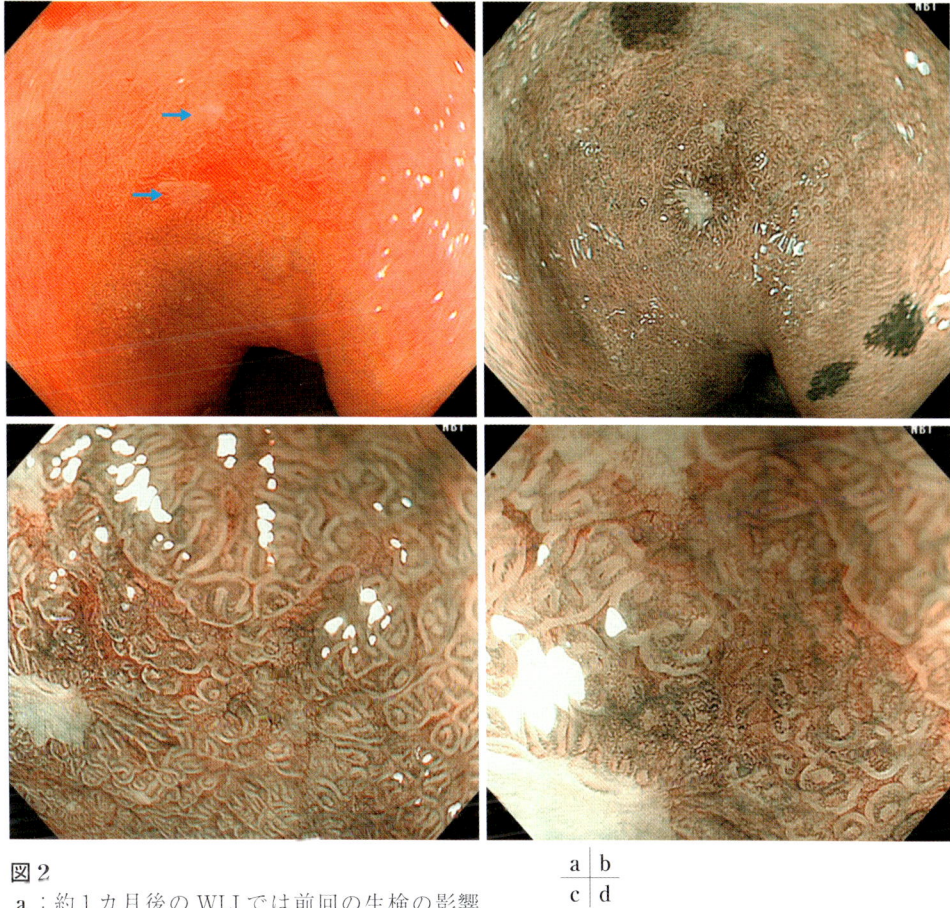

図 2
a：約 1 カ月後の WLI では前回の生検の影響で扁平上皮島を 2 カ所認める．
b：約 1 カ月後の NBI 弱拡大では brownish area を認め，前回生検痕の口側と肛門側に扁平上皮島を認める．
c：NBI 強拡大では，扁平上皮島の右側に明らかに背景粘膜とは異なる大小不同の構造と，内部の irregular vasucular pattern を認める．
d：さらに拡大すると内部の irregular vascular pattern がより明瞭となる．

a	b
c	d

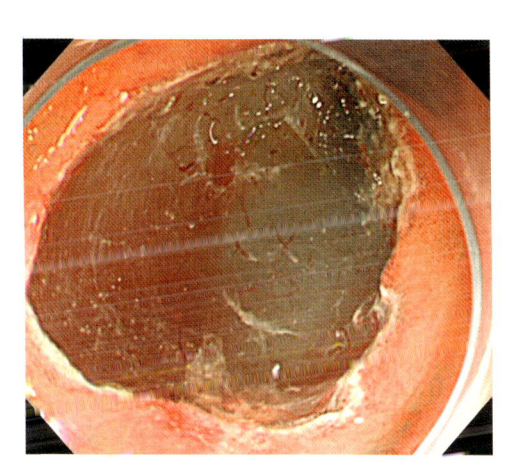

図 3：これらの所見を元に，Barrett 食道腺癌，tub1, T1a, 0-Ⅱc type と診断し ESD を施行した．

【病理の解説】

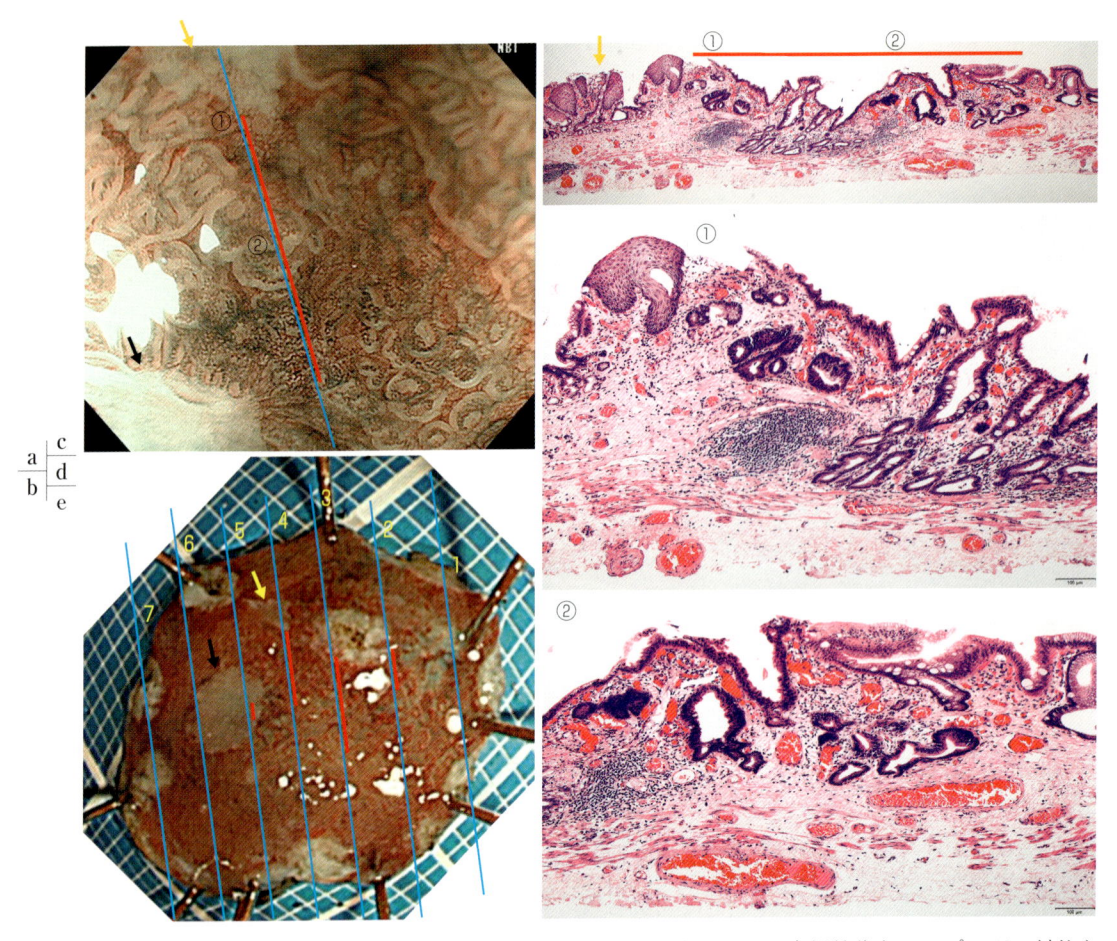

図4：新鮮切除標本では病変中央部に発赤調のわずかな陥凹を認める．内視鏡像とマッピングの対比として目印となる扁平上皮島を黒と黄色の矢印で示した．切片5の病理組織像に対応するNBI強拡大を図4aに示す．図4a①のNBI像は，大小不同の構造を呈した．これに対応する切片5の病理組織像は，腺管密度の低いtub1が配列している（図4d）．一方，図4a②のNBI像は，構造が不明瞭で不整な血管を認めた．これに対応する病理組織像は，分化型腺管の周囲に表層の血管が密在しておりこれを反映していると考えた[1]（図4e）．

　組織学的にはtub1であり，最終診断はadenocarcinoma, tub1, T1a-DMM, ly0, v0, HM0, VM0, 0-Ⅱc type, 6×4 mmでR0切除であった．

【まとめ】

　Barrett食道腺癌は多発することがあり注意を要する．本症例も半年ごとにEGD施行し，呈示した1回目のESD後に，Barrett食道腺癌を新たに3カ所指摘されESD施行した．全3病変のうち2病変がNBIで指摘できた病変であり，とくにLSBEのスクリーニングにはNBIが有用と考えられる[2]．参考に，NBIで指摘できた2病変を次ページに示す（**図5, 6**）．

【異時多発癌】

a | b
— | —
 | c

図5：2013/11（初回 ESD 4 カ月後）．NBI で瘢痕のやや6時側に3mm大の淡い brownish area を認める．白色光で後から見直すと，やや発赤調の粘膜を認めるが，はっきりしない．生検で tub1 がでて後日 ESD 施行．3 mm, tub1, SMM, ly（−）/v（−），HM/VM（−）であった．

a | b

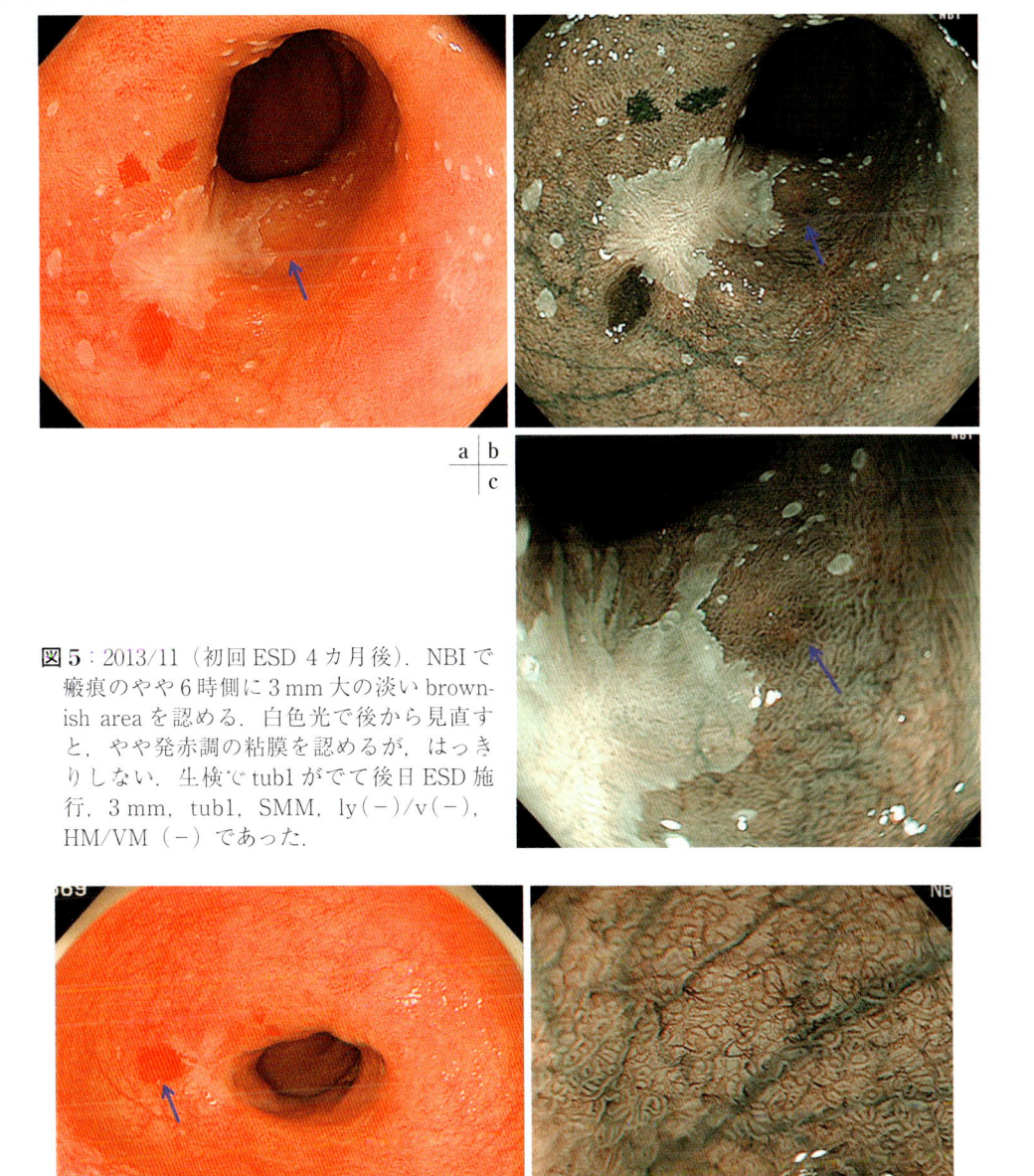

図6：2014/11（初回 ESD 後 16 カ月後）．瘢痕口側の小隆起はこれまで存在したが，生検は癌陰性であった．白色光で隆起の赤みが強く，生検したところ tub1 であり，NBI で発赤隆起の口側にも進展を認め，後日 ESD 施行した．5 mm, tub1, DMM, ly（−）/v（−），HM/VM（−）であった．

文　献
1) 藤崎順子，石山晃世志，山本智理子，他：食道胃接合部腺癌の内視鏡診断─拡大内視鏡の立場から．胃と腸　2009；44：1175-1187
2) 大前雅実，藤崎順子，清水智樹，他：表在型 Barrett 食道腺癌の早期診断と鑑別診断．消化器内視鏡 2014；26：539-548

Case 4 LSBEに発生した 0-IIb+III Barrett食道腺癌の症例

〔藤崎順子〕

【症例の概要】
症例：40歳台，男性

主訴：3年前よりLSBEのため年1回のEGDを施行していた．紹介医にてEGD施行しBarrett食道腺癌を指摘され当院を紹介された．EGD所見はC1M9のLSBE内に潰瘍を認めた．EUSより深達度SMと診断し，胸腔鏡下食道切除，2領域リンパ節郭清，後縦隔胃管挙上頸部吻合が施行された．

【画像の提示と解説】

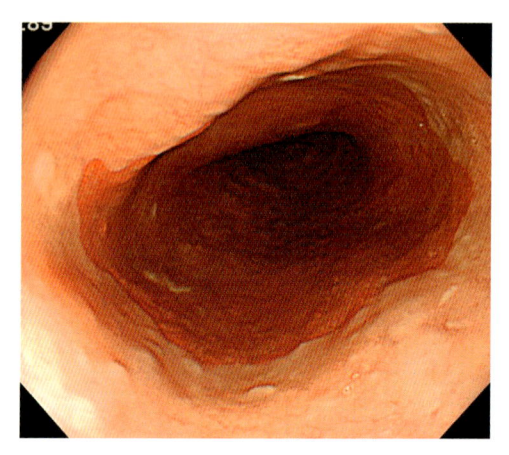

図1：切歯29 cmよりBarrett食道が認められた．

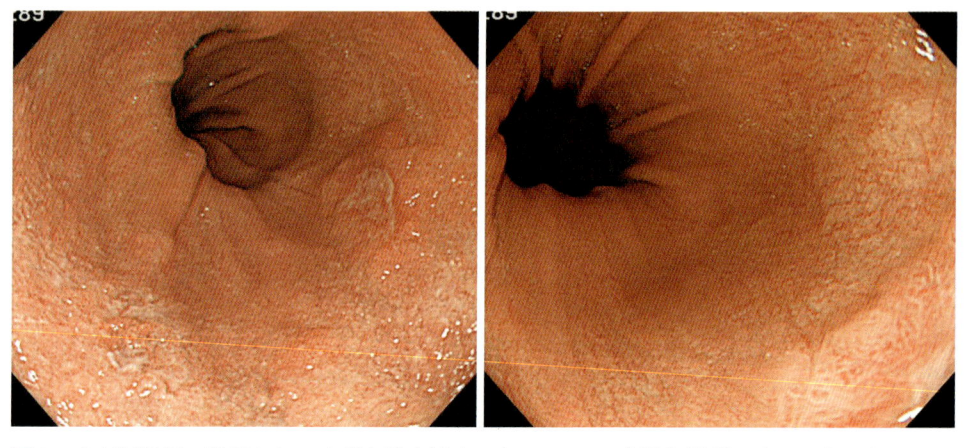

図2：病変肛門側に胃側からのひだ上端を観察でき，Barrett食道肛門端であることがわかる．C1M9と診断できる．背景には柵状血管が認められるが，走行は柵状の部分とちりちりした血管になっていることがわかる．

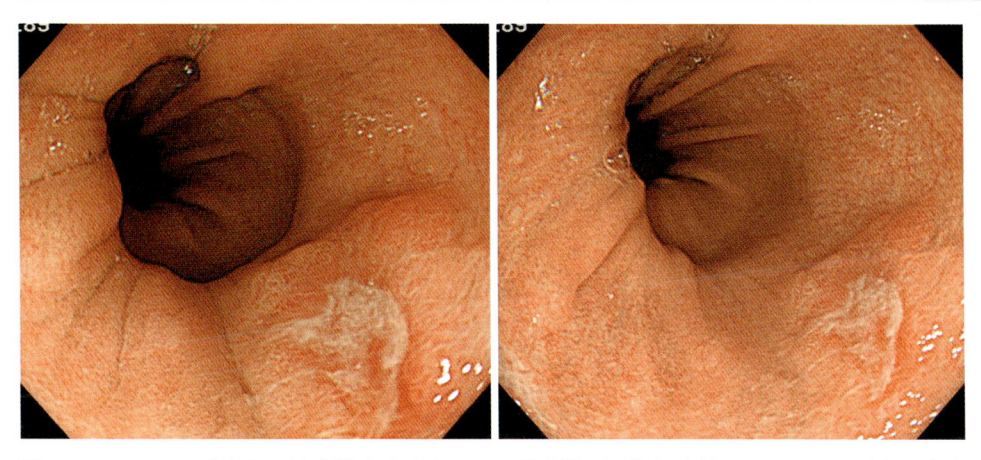

図3：WLIでは5時方向に潰瘍性病変を認める．潰瘍周囲に隆起を伴っているが，送気が十分
行われると隆起はやや平坦に変化している．

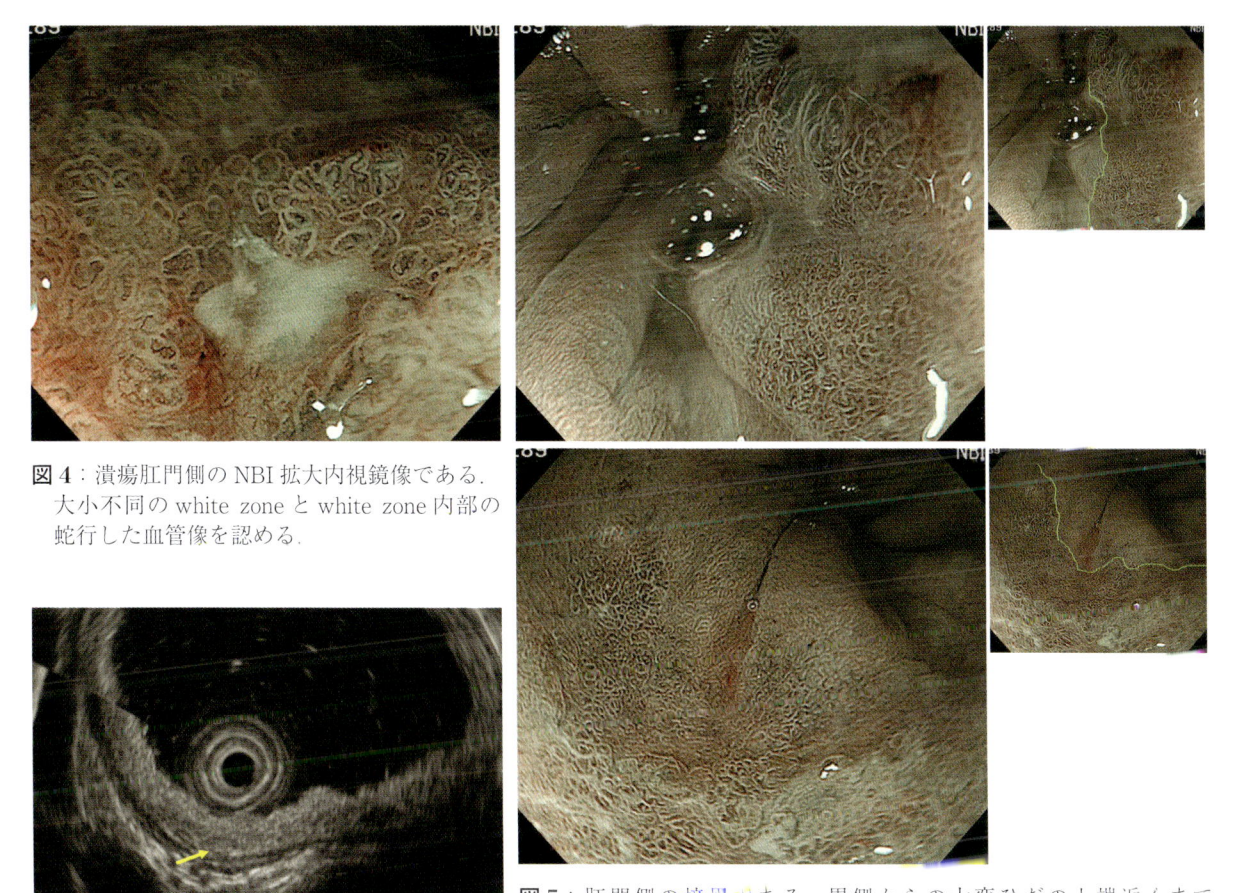

図4：潰瘍肛門側のNBI拡大内視鏡像である．
大小不同のwhite zoneとwhite zone内部の
蛇行した血管像を認める．

図5：肛門側の境界である．胃側からの大弯ひだの上端近くまで
brownishな部分を認め，NBI弱拡大で肛門側の細かいpit様構造に
比べると大型の大小のwhite zoneが認められる

図6：粘膜下層の下端は追えなくなり，矢印の
部分でSM massiveと診断した．

【病理の解説】

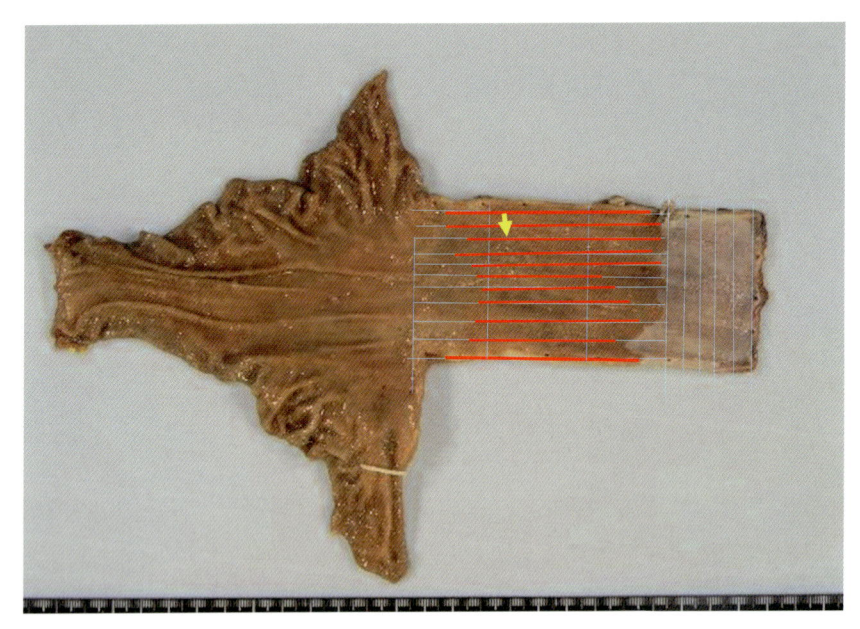

図7：精査ののち，EGD が行われてから約3週間後に食道亜全摘術が行われた．マクロ標本では潰瘍は指摘できず，矢印の部分に瘢痕を認めた．全周にわたる長径8cm の腺癌であった．

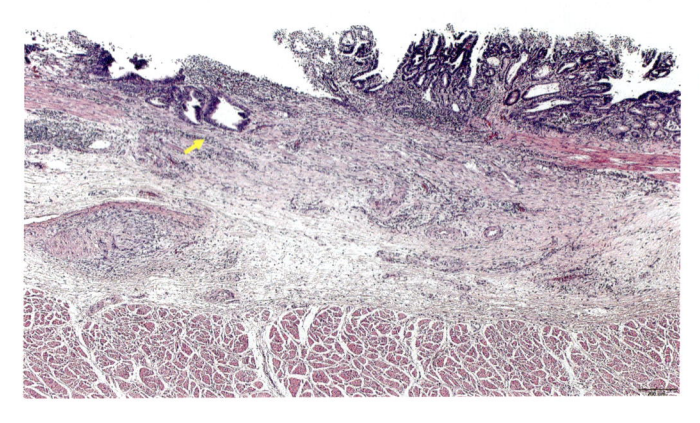

図8：Well differentiated adenocarcinoma，0-Ⅱb+Ⅲ，82×65 mm，ly2，v0，T1a-DMM．図7矢印の切片の組織像を示す．粘膜下層に線維化を認め，粘膜筋板は断裂している．瘢痕部表層は分化型腺癌で覆われており，矢印部分は最深部であったが，粘膜筋板を超えていないと診断され，DMM の診断であった．リンパ節転移が1/63に認められた．

【まとめ】

　Barrett 食道癌は食道炎を合併することが多い．本症例は術前に内視鏡診断で食道炎の合併はなかった．しかし病変内の一部分に潰瘍性病変を伴っており，潰瘍の辺縁で浮腫性変化があり，深達度診断を深く読んでいた．術後病理では UL-Ⅱs の瘢痕を形成しており，深達度は DMM どまりであった．深達度は DMM であったが病変範囲は広範でありリンパ節転移のあった症例である．

〈研究会紹介〉

──新潟バレット食道癌研究会──

　新潟バレット食道癌研究会は2006年7月10日に第1回を開催した．設立のきっかけは，本会の世話人の一人である新潟大学病理学教室の味岡洋一教授が私に，「新潟県で診断され切除されたBarrett食道癌を全部検討してみたいね．そしたらこの癌がどんな特徴をもっているのか徹底的に調べられるでしょう」と提案され，「ならば内視鏡医と病理医の両者が参加する研究会を立ち上げましょう」と私が答えたことから始まる．そしてもう一人の世話人である新潟大学医学部消化器内科の佐藤祐一先生と相談して，Narrow Band Imaging（NBI）併用拡大内視鏡や酢酸散布内視鏡など当時普及し始めた最新の内視鏡画像とその部位の組織像を一対一対応して検討するスタイルを作り上げた．「見えている内視鏡や拡大内視鏡像がどのような組織像から成っているのか，なぜそのように見えるか」を緻密に追及する新潟スタイルである．そのために時間配分は内視鏡検討に1時間，病理解説および内視鏡と病理の対比検討に1時間，という具合に1例に2時間かけるという会にした．

　2008年までは年4回開催していたが現在は年2回としている．6月の第3土曜日の午後には3例の症例を検討しており，12月の第1金曜日の夜には1例または2例を検討している．最初は新潟県内の医師だけであったが「徹底した内視鏡と組織の対比検討の面白さ」が口コミで広まり，新潟県外の先生方も症例をもって参加してくださるようになった．2008年には岡山大学の河原祥朗先生が，2009年からは佐久総合病院の小山恒男先生と高橋亜紀子先生が，2010年からは癌研有明病院の藤崎順子先生と大前雅実先生が症例提示とともにご参加くださるようになった．その後も滋賀医科大学の向所賢一先生や恵佑会第2病院の山本桂子先生と高橋宏明先生，ほかにも多くのBarrett食道癌や食道胃接合部癌のエキスパートの先生方がご参加くださっている．参加人数は12月の金曜日の会は30名前後，6月の土曜日の会では50名前後である．

　特色は，何と言ってもBarrett食道癌，食道胃接合部癌または食道に発生した腺癌の緻密に撮影された内視鏡写真，とくにNBI拡大内視鏡や酢酸散布後拡大内視鏡写真を"組織像をイメージして"読影することである．そこでは病理医である味岡先生から鋭い質問が飛んでくる．組織像をイメージしながら読影しないと味岡先生の質問には答えられない．こうして病理解説の前からすでに参加者の頭の中では内視鏡像と組織像の対比が始まっている．こうした読影の後だけに病理解説の後の討論は盛り上がる．内視鏡医から病理医への質問，病理医からの返答，そして参加者からの意見が繰り返され内視鏡像の解釈と病理像の解釈とが一体となっていく．形態診断学が熟成する時間が過ぎていく．このように内視鏡医と病理医が垣根なく自由に討論できるのがこの会の特徴であろう．

（八木　一芳）

Case 5 SSBEに発生した 同時多発性の隆起型 Barrett 食道癌

〔古川龍太郎, 小山恒男〕

【症例の概要】

症例：60歳台，男性
主訴：とくになし．
経過：EGD にて，C1M3 の SSBE 内に隆起性病変が発見された．

【画像の提示と解説】

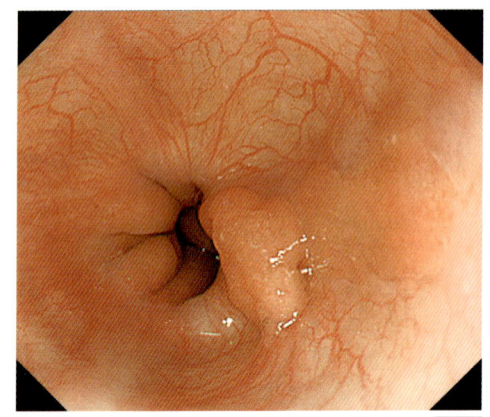

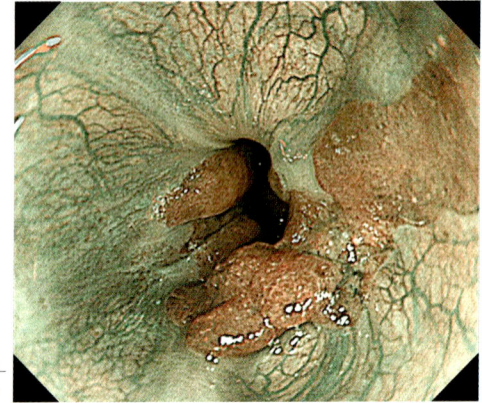

図1：
a：Ae 右壁側に発赤調の隆起性病変を認め，隆起から口側に発赤調平坦隆起が連続していた．
b：NBI では SCJ がより明瞭に認識され，病変は舌状に口側へ進展していた．

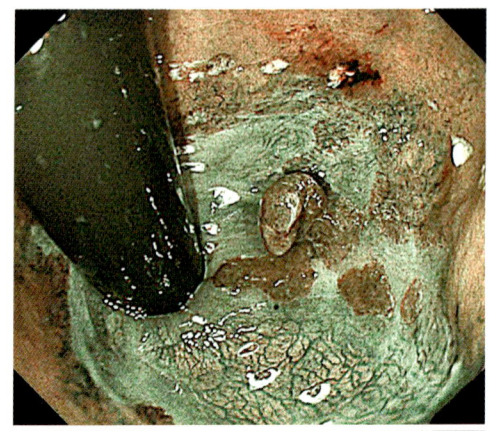

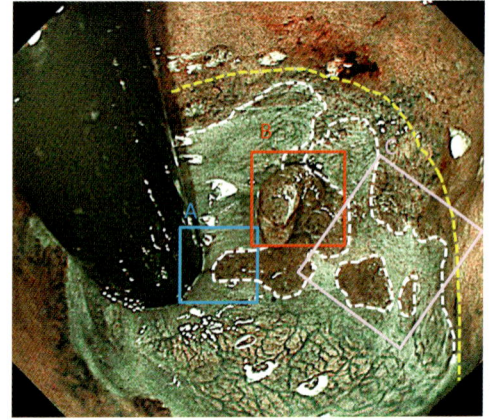

図2：接合部の反転観察
a：SCJ の肛門側に柵状血管が認められ，Barrett 食道内の病変であると診断した．中央部に病変を認め，口側の境界は明瞭であったが，肛門側境界は不明瞭であった．
b：白色点線で SCJ を，黄色点線で EGJ を示した．病変口側に舌状に伸び出した青色四角を A 領域，0-I 病変が存在する赤色四角を B 領域，最肛門側の桃色四角を C 領域とし，その拡大画像を次に示す．

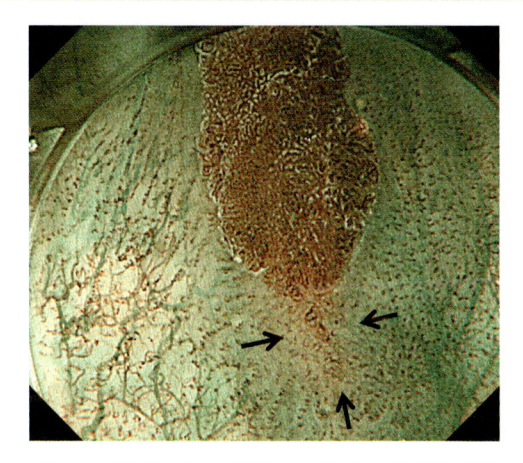

図3：口側部の水中 NBI 拡大観察．平坦隆起部に，不整で密度の高い villi 様構造を認めた．病変口側の扁平上皮部に淡い brownish な領域があり，内部に net work を形成する血管を認め，扁平上皮下進展を疑う所見であった．

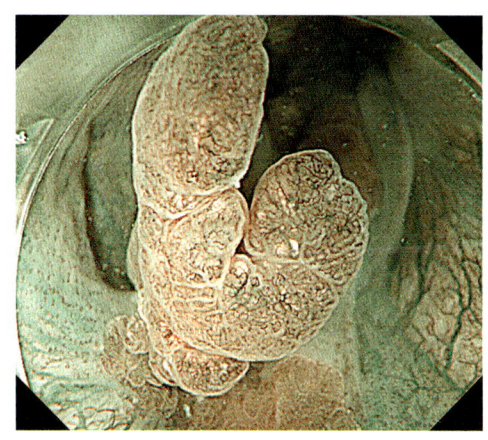

図4：中央部の水中 NBI 拡大観察．水中観察することで隆起部が立ち上がり，基部にくびれを有していた．表面構造は不整な pit 様構造であり，network 血管を認めたことから，組織型は tub1 と診断した．くびれがある 0-Ⅰ病変であり，深達度は T1a と診断した．

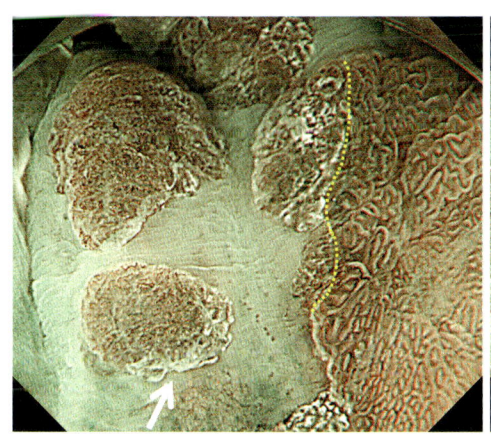

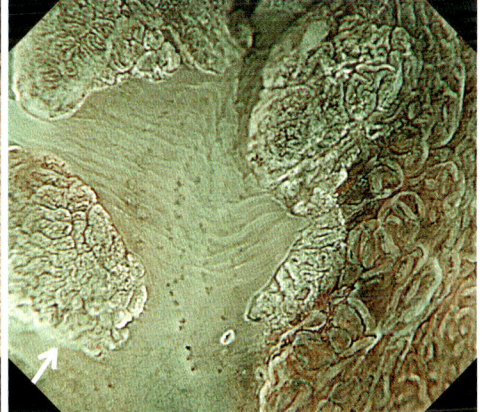

図5：肛門側の反転水中 NBI 拡大画像
a：右側に regular villous pattern を認め，SSBE 内の円柱上皮と診断した．左側では高密度な irregular villous pattern を呈し，その境界は明瞭であった（黄色点線）．白矢印の部位には独立した小隆起があり，その表面構造は不明瞭で中分化型癌の可能性が考えられた．
b：しかし，酢酸を散布すると，白矢印の部位にも密度の高い irregular villous pattern が認められ，同部も高分化型癌と診断しえた．

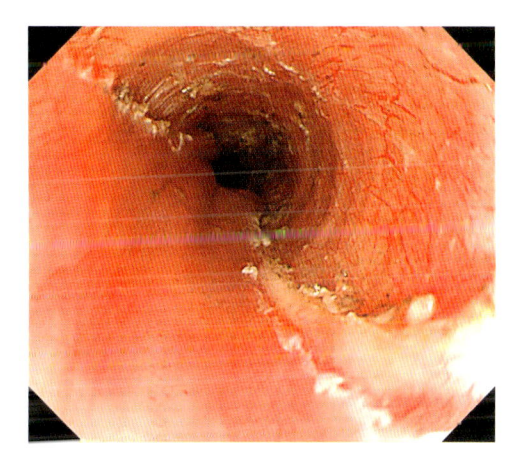

図6：以上から，同時多発性 Barrett 食道癌，0-Ⅱa＋Ip＋Ⅱb，tub1，T1a-DMM と診断し，ESD を施行した．

156　第12章　症例集

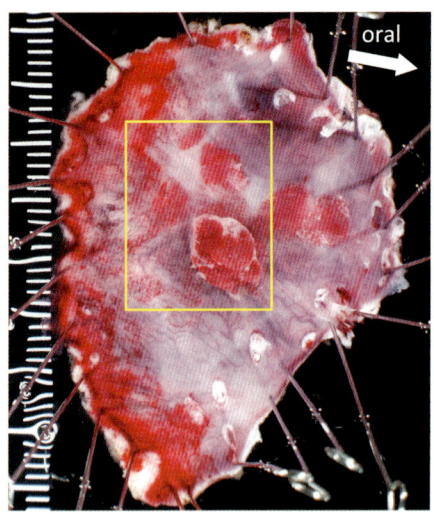

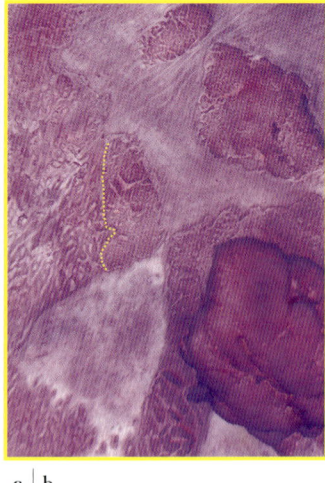

【病理の解説】

図7
a：新鮮切除標本．SCJ肛門側には柵状血管が認められ，SSBE内に発生した病変であることがわかる．標本の中央部には0-Ⅰ型の隆起性病変を認めた．口側境界は色調差で明瞭であるが，肛門側境界は不明瞭であった．
b：黄色枠内の染色標本．背景粘膜には不整に乏しいpit様構造がみられたが，病変部では不整で細かいpitとvilliの混在した表面構造が認められ，その境界は明瞭であった（黄色点線）．

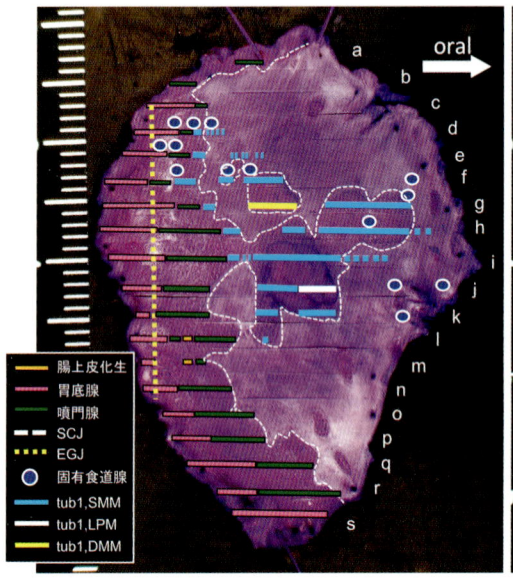

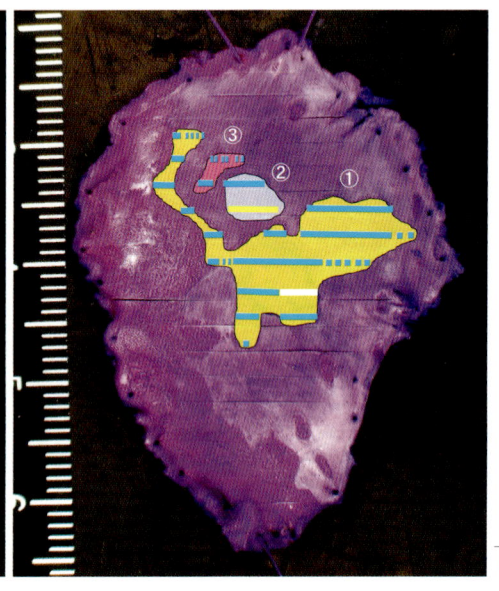

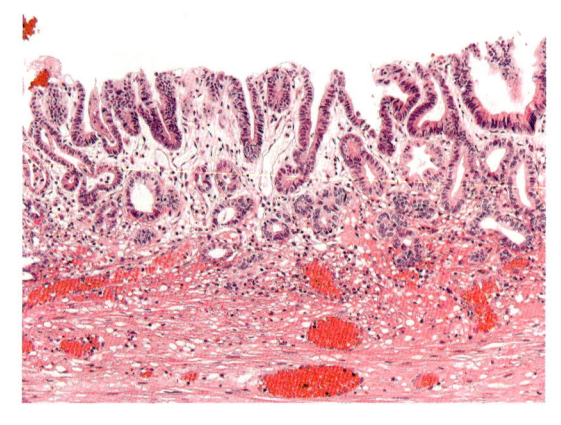

凡例：
- 腸上皮化生
- 胃底腺
- 噴門腺
- SCJ
- EGJ
- 固有食道腺
- tub1,SMM
- tub1,LPM
- tub1,DMM

図8
a：マッピング．食道噴門腺の最肛門側をEGJとし，白点線でSCJを示した．病変はSCJとEGJ間に存在しており，Barrett食道癌と診断した．深達度は一部でDMMであり，口側の一部で扁平上皮下進展を認めた．腸上皮化生はごく一部のみに存在した．
b：h切片口側の組織像．不整な腺管構造と極性の乱れた腫大した核を認め，T1a-SMMのtub1と診断した．
c：本症例は以下の三つの病変から構成されており，同時多発癌と診断した．
　① Adenocarcinoma, Type 0-Ⅱa+Ⅰp+Ⅱb, pT1a(LPM), ly0, v0, pHM0, pVM0, 23×12 mm.
　② Adenocarcinoma, Type 0-Ⅱa, pT1a (DMM), ly0, v0, pHM0, pVM0, 4×3 mm.
　③ Adenocarcinoma, Type 0-Ⅱa, pT1a (SMM), ly0, v0, pHM0, pVM0, 4×2 mm.

a	b
c	

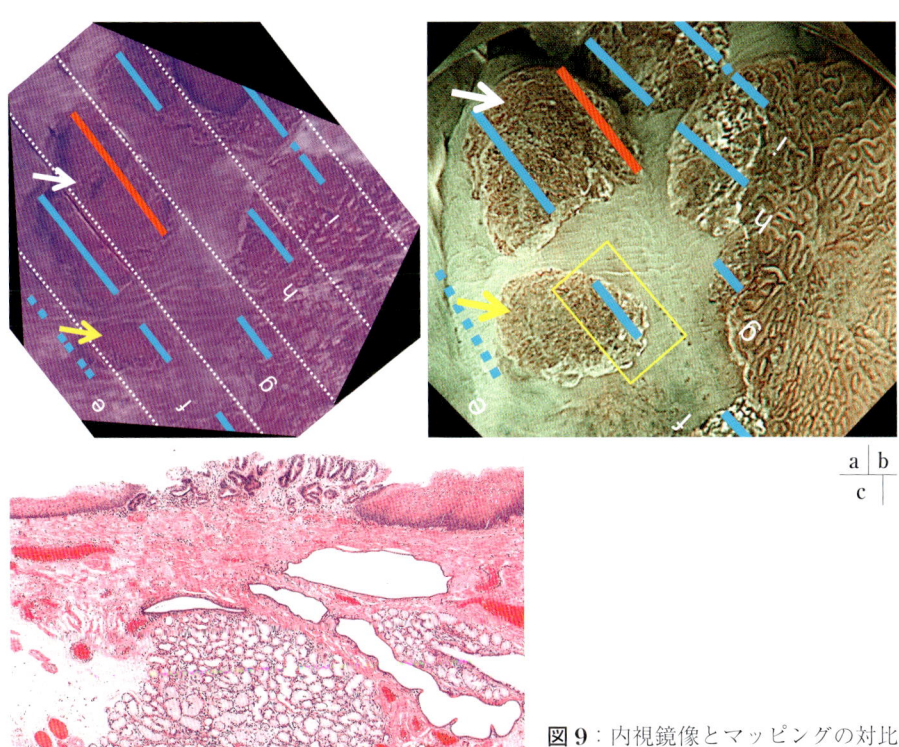

図9：内視鏡像とマッピングの対比．黄色矢印，白色矢印が同じ部位を示している（a, b）．cはbの黄色四角部の組織像で，tub1, T1a-SMMであった．

【まとめ】
　本症はSSBE内に発生した0-Ⅱa＋Ⅰp＋Ⅱb型病変で，通常観察では肛門側の範囲診断が困難であったが，NBI拡大観察を併用することで正確な診断が可能となった．さらに，酢酸を散布することで表面構造がより詳細に観察でき，組織型も正診することができた．

Case 6　SSBEに発生した 0-Ⅱa　SM微小浸潤を認めた Barrett 食道癌

〔岡原　聡，高橋宏明〕

【症例の概要】

症例：40歳台，男性．主訴はとくになし．近医で健診目的の上部消化管内視鏡検査を施行したところ，食道胃接合部に隆起病変を認め，その際の生検組織診にて管状腺腫と診断されたため，精査加療目的に当院紹介となった．喫煙歴なく，機会飲酒．血液生化学検査，理学所見に特記すべき異常所見を認めなかった．病変は，C1M1 の SSBE 内に発生した adenocarcinoma, tub1，ly0，v0，pHM0，pVM0，pT1b-SM1，0-Ⅱa type，17×10 mm であった．

【画像の提示と解説】

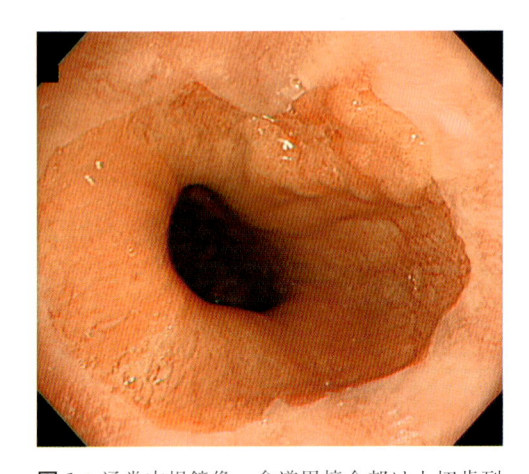

図1：通常内視鏡像．食道胃接合部は上切歯列から40 cm，扁平上皮円柱上皮粘膜境界（SCJ）は38 cm，柵状血管の下端はその中間の39 cmであり，SSBE：C1M1 と診断した．
　食道ヘルニアおよびSSBEを認め，SCJ直下の1時方向に15 mm大のやや白色調の隆起病変を認め，病変前壁側に一部発赤調の陥凹を認めた．

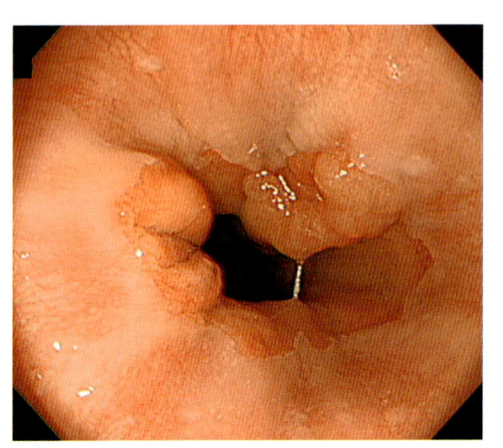

図2：隆起は境界明瞭で，弱伸展では隆起は柔らかいものの，陥凹部に若干の硬さを認め，深達度は DMM と診断した．

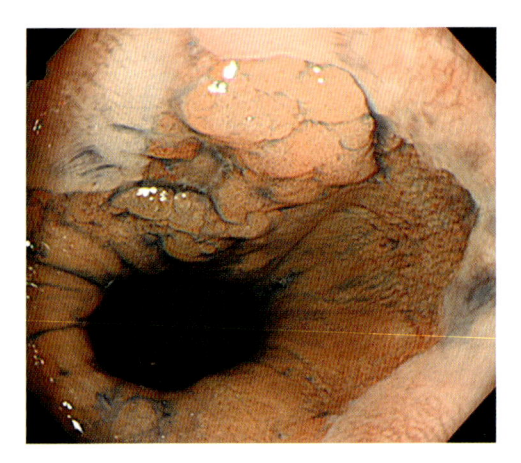

図3：インジゴカルミン散布像．病変は境界明瞭で，隆起とわずかな陥凹部に限局しており，周囲へのⅡb進展は認めなかった．

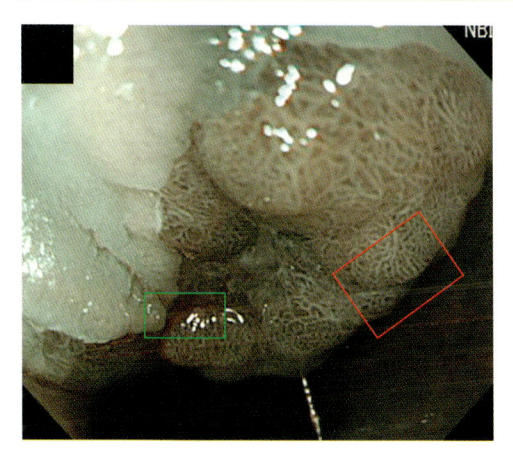

図4：NBI 弱拡大像

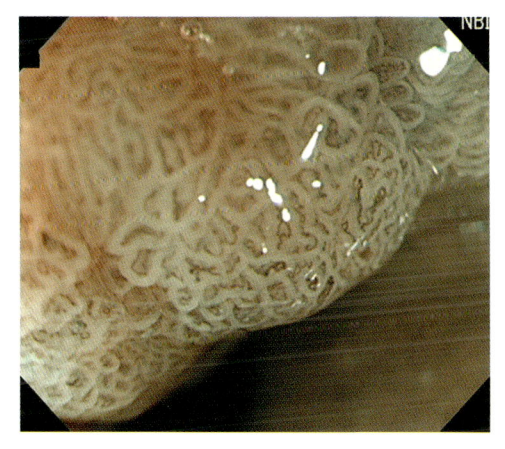

図5：図4の赤枠部の中拡大像. 隆起部はvilli様構造が認められ，腺窩辺縁上皮の太さはある程度均一なものの形態は不整で方向性も不同, villi様構造内の血管も口径不同, 走行不整であり, 高分化型管状腺癌と診断した.

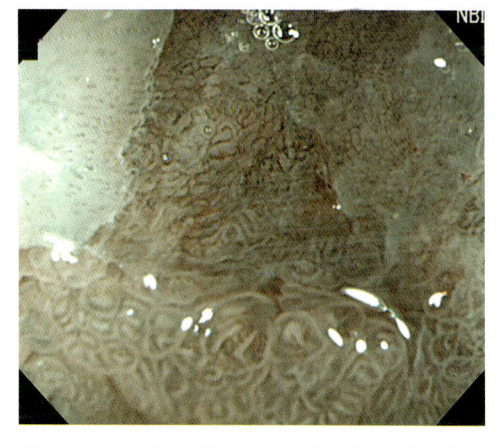

図6：図4の緑枠部の中拡大像. 陥凹部は構造が不明瞭化していたが, 陥凹面のほぼ全域で微細な異常血管が密なネットワークを形成しており, 高分化型管状腺癌と考えられた.

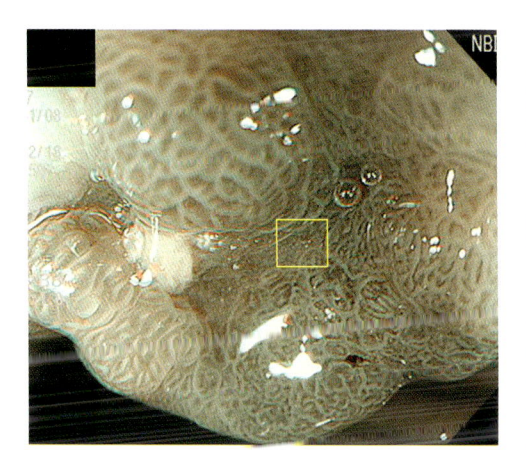

図7：陥凹部の中拡大像

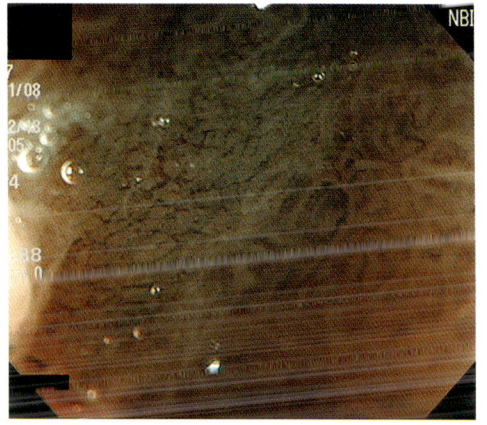

図8：図7の黄枠部の強拡大像. もっとも深達度が深いと考えられた部分も, 図6同様に異常血管の密なネットワーク形成を認め, 分化度の低下を示すnon network血管は認められなかった.

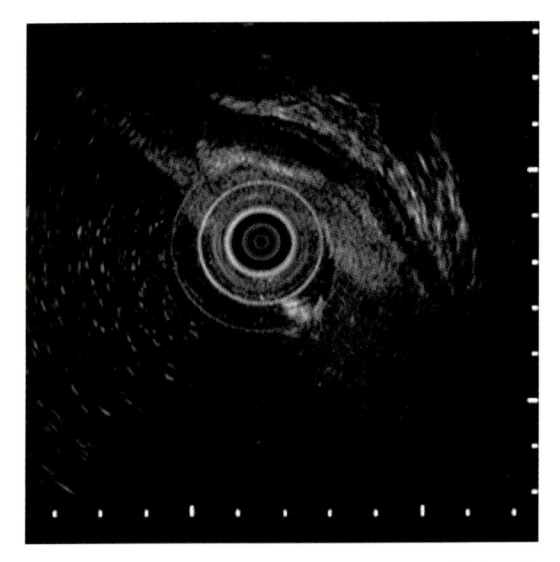

図9：EUS 画像．病変を細径プローブにて観察．主病変は低エコーを呈する領域として描出され，全体的に粘膜層の肥厚は認めるが，粘膜下層の菲薄化は認められず，2/5層までに限局しており，粘膜内病変と診断した．

CT 所見ではリンパ節転移を疑う所見を認めなかった．
以上から，SSBE に発生した 0-Ⅱa，cT1a-DMM，N0，M0，stage0 と診断し，内視鏡的食道粘膜下層剝離術（ESD）を施行した．

【病理の解説】

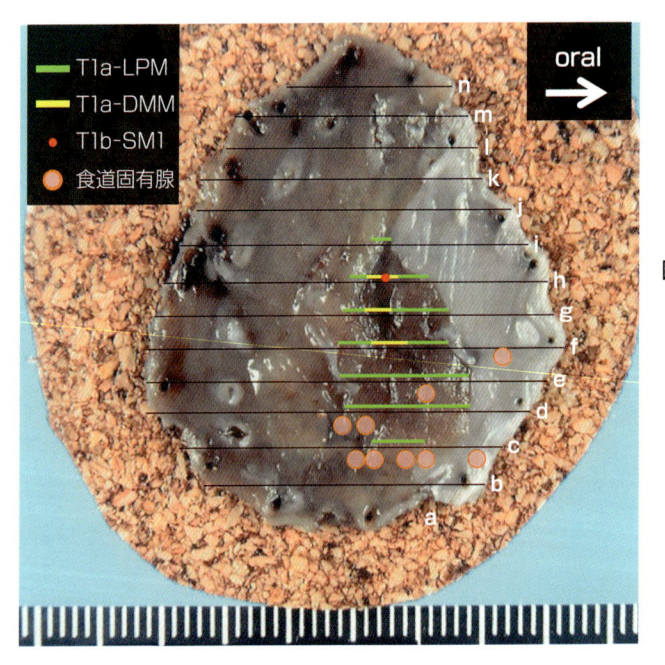

図10：固定標本の切り出しラインと構築図．腫瘍は食道胃接合部にまたがっており，病変下に食道固有腺を認め，Barrett 上皮由来の病変と考えられた．壁深達度は隆起部が LPM で，陥凹部の大部分が DMM であったが，一部に微小な SM 浸潤（25 μm）を認めた．扁平上皮下進展は認められなかった．最終病理診断は，adenocarcinoma in Barrett esophagus，tub1，Ae，type 0-Ⅱa，tub1，pT1b-SM1（25 μm），ly0（D2-40），v0（EVG），INFa，pHM0，pVM0，17×10 mm であった．

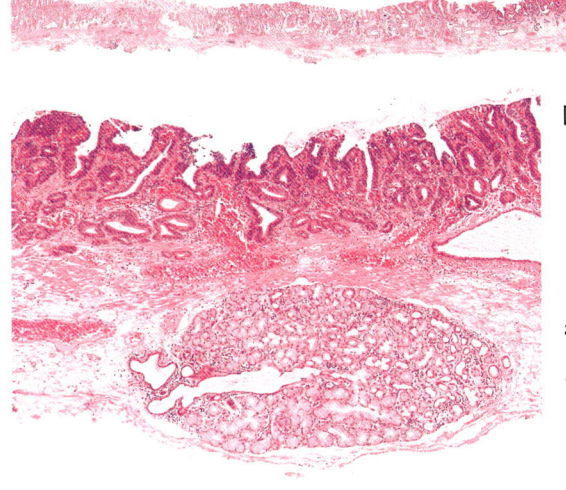

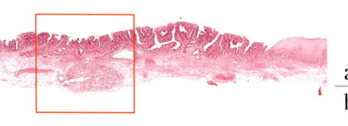

図11：切片 e の病理組織像．腫瘍周囲の SSBE 部の粘膜は，噴門腺が中心で，腸上皮化生は認められなかった．腫瘍部，辺縁部ともに粘膜筋板の二重化は認められなかった．隆起部が中心の切片 e では，異型腺管は腺窩が比較的深く，窩間も広く絨毛状を呈していた．
a：弱拡大像．隆起部分は全体的に LPM 相当であった．
b：a 赤枠部分の強拡大像．不整な腺管構造を形成しつつ増殖しており高分化型腺癌 tub1 の所見であった．病変下に食道腺を認め，Barrett 食道癌に矛盾しない所見であった．

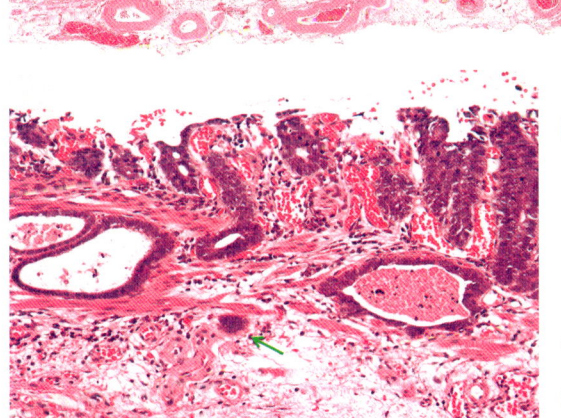

図12：切片 h の病理組織像．陥凹部を含む切片 h では，隆起部は切片 e 同様の所見であったが，陥凹部は浅い腺窩で構成され，粘膜筋板への浸潤を認めた．さらに，ごくわずかに粘膜筋板を越え，粘膜下層に浸潤する部分を認め，壁深達度は pSM1 と診断した．
a：弱拡大像．隆起は LPM 相当であったが，陥凹部では粘膜筋板に至っていた．
b：a 赤枠部分の強拡大像．唯一微小な癌細胞が，粘膜下層に浸潤しており，SM1（25 μm）であった（矢印）．

【まとめ】

　腫瘍の発生部位は典型的な 1-4 時方向であった．Barrett 食道癌は発赤調を呈することが多いが，本症例では隆起部が異型の弱い高分化型腺癌であったためか白色調を呈していた．陥凹部は，NBI 拡大観察にて異常血管は密なネットワーク構造を呈しており，高分化型腺癌の所見で，やや硬さをもった印象であり，DMM 相当と術前診断した．EUS での深達度診断は，接合部では観察が難しいことも多く，通常観察像に重きをおいて診断を行っている．本症例は SM1 の深達度であったが，浸潤巣はわずかであり内視鏡所見にて見極めることは困難であった．

Case 7 SSBEに発生した 0-Ⅱa+Ⅱc

扁平上皮下進展を術前診断しえた Barrett 食道腺癌

〔小野陽一郎, 八尾建史, 松井敏幸, 岩下明徳, 高木靖寛〕

【症例の概要】

症例:80歳台,女性

主訴・経過:心窩部痛のため近医を受診し,上部消化管内視鏡検査でC1M3のSSBE内に病変を認めた.生検でGroup Ⅳ (adenocarcinoma, tub1 suspected) と診断され,精査加療目的で当院へ紹介となった.

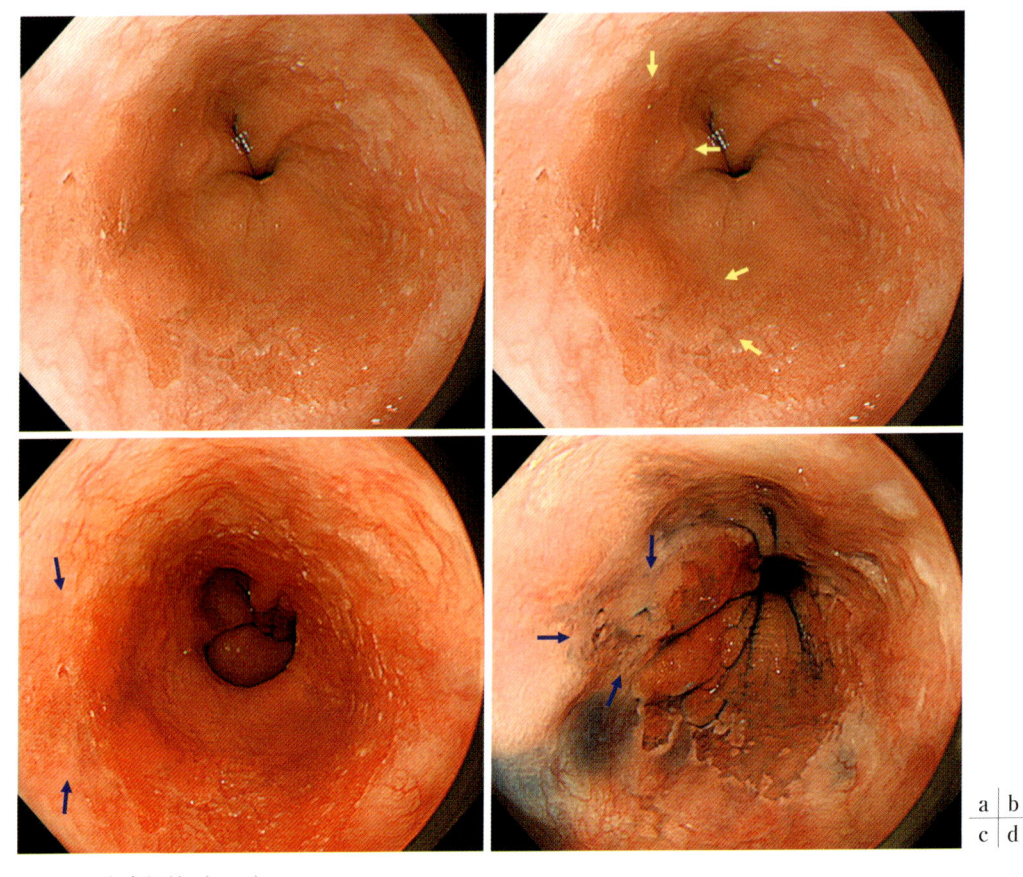

【画像の提示と解説】

図1:通常内視鏡(WLI)
a:C1M3のSSBE内6〜11時方向に軽度隆起した発赤粘膜を認め,中央ではやや厚みを有していた.9〜10時方向では軽度の陥凹を伴っていた.
b:発赤調,軽度隆起の所見から肛門側の境界は比較的明瞭であった(黄色矢印).
c:口側で病変はsquamo-columnar junction(以下SCJ)に接し,SCJ食道側に柵状血管が消失した淡発赤域を認めた(青矢印).
d:インジゴカルミン散布を行うと,SCJ食道側の淡発赤域内には小孔が明瞭に散見され(青矢印),扁平上皮下進展が考えられた.

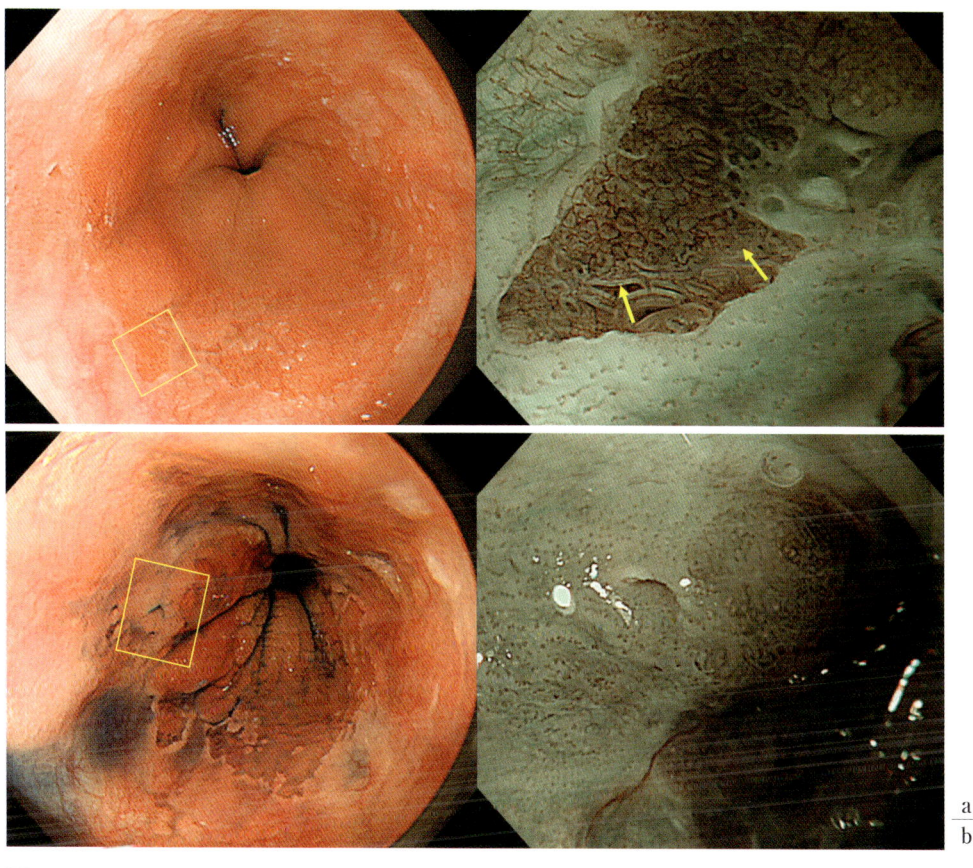

図 2：
a：WLI では凹凸に乏しく，境界が不明瞭であった円柱上皮の伸び出しの内部に NBI 併用拡大観察で明瞭な demarcation line を認め（黄矢印），内部には irregular microvascular pattern plus irregular microsurface pattern[1] を認め，分化型腺癌と診断した．
b：SCJ 食道側の淡発赤域の NBI 併用観察では薄茶色の色調変化と小孔を認めた．

以上の所見から扁平上皮下進展を伴う Barrett 食道腺癌 0-Ⅱa＋Ⅱc と診断した．厚みを有する発赤隆起部では SM 深部浸潤も否定できなかったが，本人希望のため ESD を施行した．

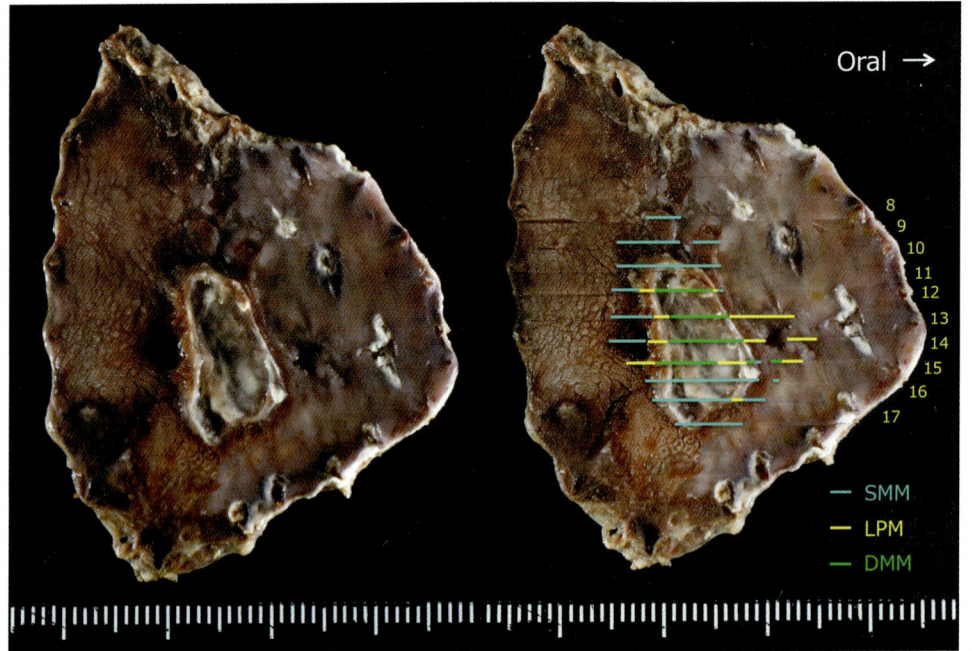

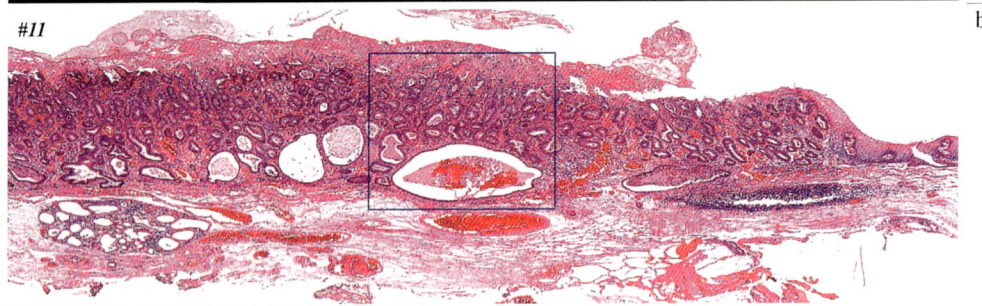

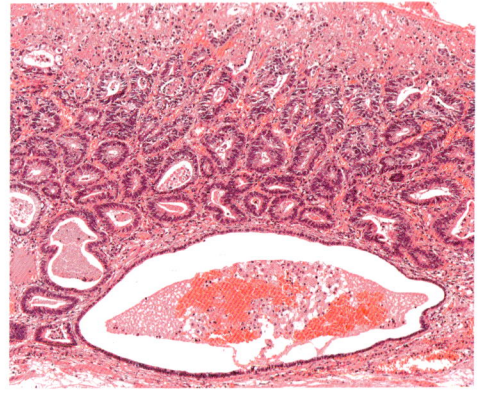

【病理の解説】

図3
a：ESD標本および再構築所見．治療時のアーチファクトにより0-Ⅱa表面には白苔が付着していた．最終診断はwell differentiated adenocarcinoma, pT1a-DMM, ly0, v0, INFa, HM0, VM0, 0-Ⅱa＋Ⅱc type, 20×20 mmであった．病変範囲はWLIおよびNBI併用拡大内視鏡観察で診断した範囲に一致しており，内視鏡上，柵状血管が消失し，小孔を認めた領域で病理組織学的に扁平上皮下進展を認めた（浸潤距離7.7 mm）．
b：最深部（深達度DMM）は内視鏡上，発赤調のやや厚みのある隆起部にほぼ一致していた．病理組織学的には癌腺管が密に増殖しており，深部で囊胞状に高度拡張していたことが厚みの要因と考えられた．

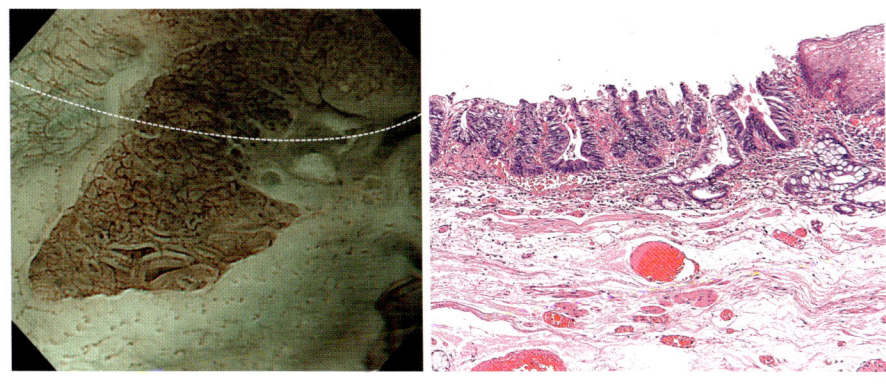

図4：内視鏡所見（図2a）と病理組織所見（No.9）の対比．非癌扁平上皮の肛門側に高分化型管状腺癌を認めた．

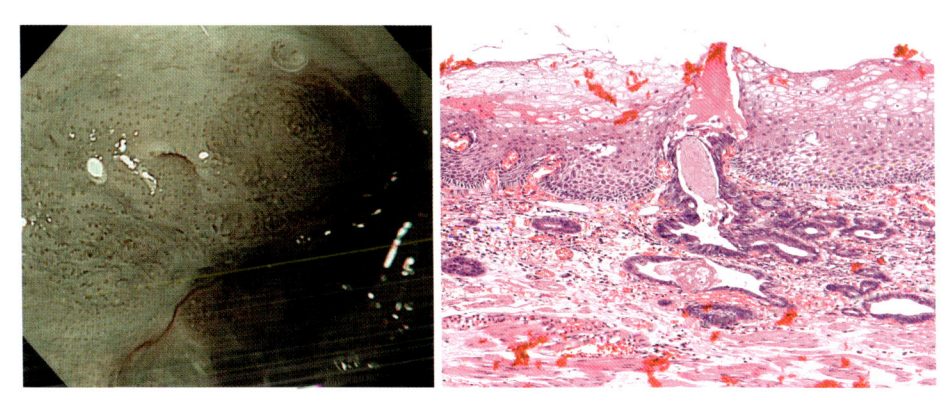

図5：内視鏡所見（図2b）と病理組織所見（No.13）の対比．腺癌が扁平上皮下に側方進展し，一部では癌腺管が扁平上皮側に開口していた．

【まとめ】

　本例はWLIで色調変化（発赤調），隆起といった所見から質的および範囲診断はおおむね可能であったが，NBI併用拡大内視鏡で微小血管構築像，表面微細構造を詳細に観察することで凹凸に乏しい部位の診断も可能であった[2]．

　また，Barrett食道腺癌では口側，とくに扁平上皮下に癌が進展することがあり[3,4]，本例ではWLIで柵状血管の消失や扁平上皮の小孔，NBI併用観察で粘膜の色調変化（薄茶色）などの所見が扁平上皮下進展の診断に有用であった．

文　献

1) Yao K, Anagnostopoulos GK, Ragunath K : Magnifying endoscopy for diagnosis and delineating early gastric cancer. Endoscopy. 2009 ; 41 : 462-467
2) Anagnostopoulos GK, Yao K, Kaye P, et al : Novel endoscopic observation in Barrett's esophagus using high resolution magnification endoscopy and narrow band imaging. Aliment Pharmacol Ther. 2007 ; 26 : 501-507
3) 下田忠和，九嶋亮二，瀧沢　初：食道胃接合部癌の病理学的特性．胃と腸　2009；44：1083-1094
4) 小山恒男，友利彰寿，高橋亜紀子，他：Barrett食道癌の内視鏡診断．胃と腸　2011；46：2836-2842

Case 8 SSBEに発生した 0-IIc 逆流性食道炎の経過中に指摘された Barrett 食道癌

〔岩谷勇吾〕

【症例の概要】

症例：50歳台，男性

主訴・経過：4年前より前医人間ドックにて年1回の内視鏡を施行し，逆流性食道炎を指摘されていた．当年の内視鏡にて食道胃接合部2時方向に異常を指摘，生検にて腺癌が検出され当院に紹介となった．背景にはC0M1のSSBEを認めた．

【画像の提示と解説】

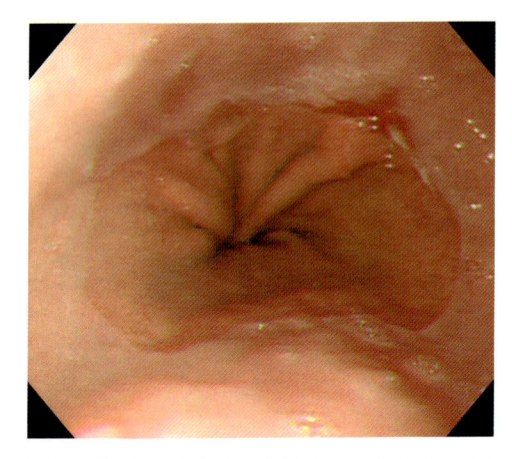

図1：診断48カ月前．2時方向にLA-Aの逆流性食道炎を認める．2時〜9時方向にはSSBEを認める．

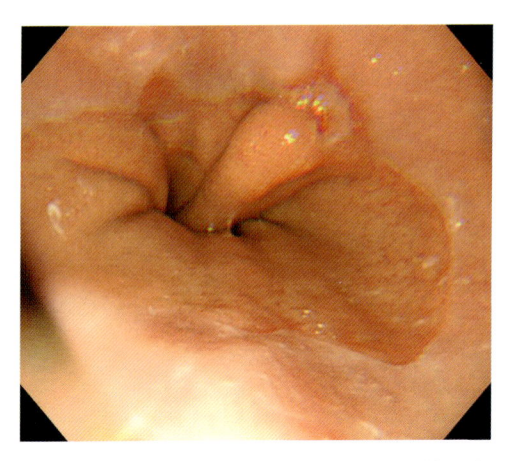

図2：診断36カ月前．びらん面に領域性があるように観察される．

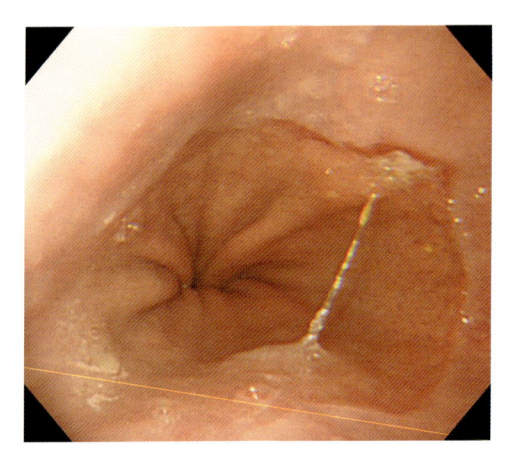

図3：診断24カ月前．mucosal break は目立たず，台形状の不自然なびらん面を認める．

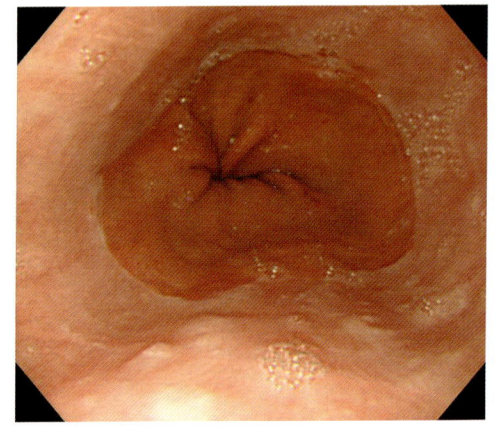

図4：診断12カ月前．びらん面は軽度陥凹を呈してきている．

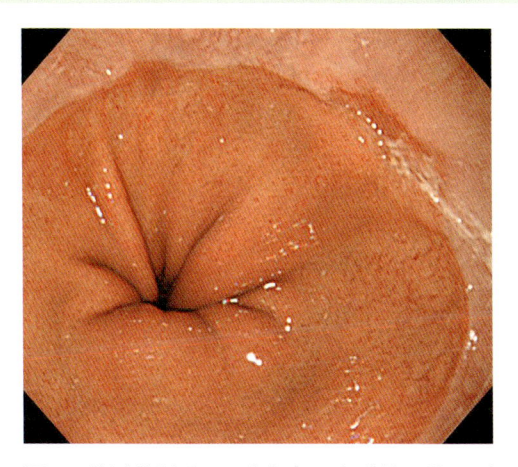

図5：前医診断時．2時方向に台形状の陥凹面を認め生検が施行された．高分化型腺癌の診断で当院紹介となる．

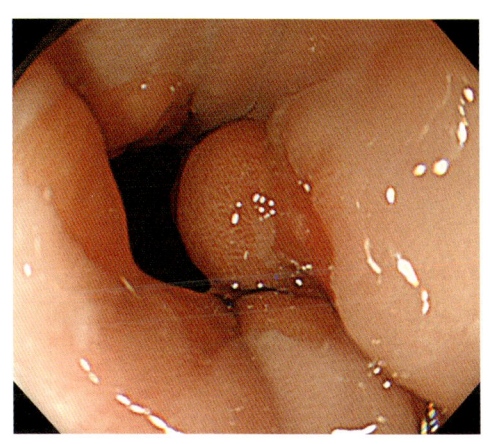

図6：当院治療直前．鎮静下のため深吸気ができず，病変の観察はしづらいが明瞭な発赤調の陥凹性病変として認識される．

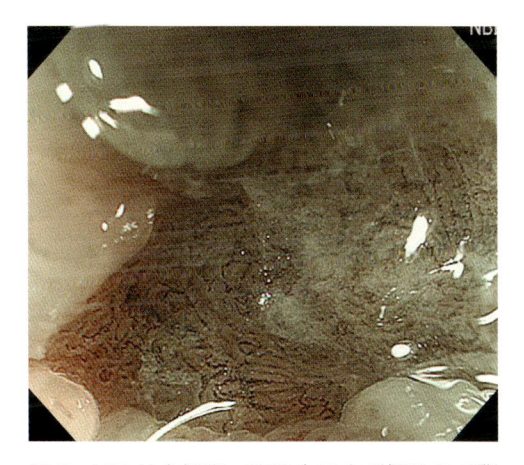

図7：NBI拡大観察．陥凹内は表面構造が不明瞭化し，口径不同・走行不整，network形成を伴う血管構造が観察される．高分化型腺癌が疑われた[1]．

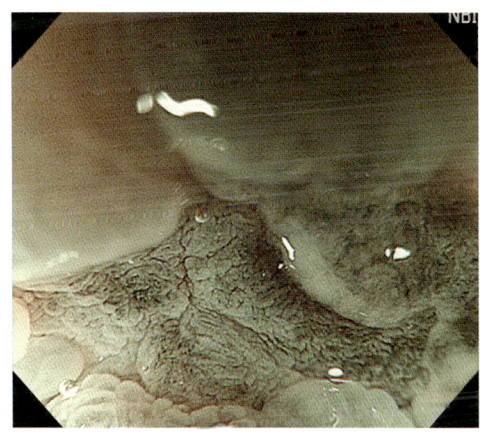

図8：酢酸散布像．構造不明瞭部には不整なpit様構造が観察された．以上より胃食道接合部癌，0-Ⅱc，高分化型腺癌，T1a-Mと診断しESDを施行した．

【病理の解説】

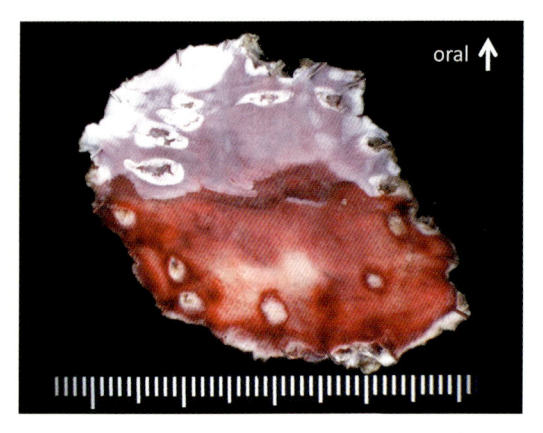

図9：ESD 新鮮切除標本．SCJ より扁平上皮側にやや食い込む形で陥凹性病変を認める．

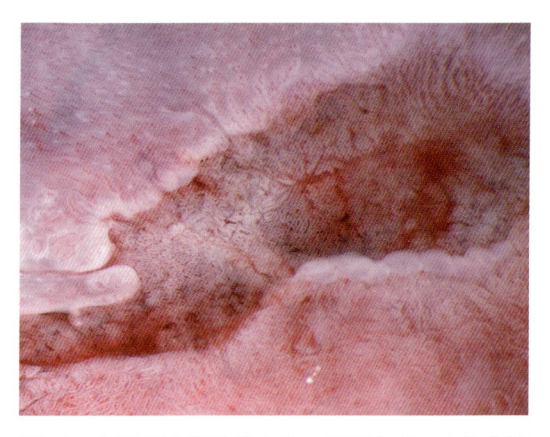

図10：新鮮標本酢酸散布後の陥凹内部．生体内観察と同様に陥凹内は不整な pit 様構造で形成されていることがわかる．肛門側の陥凹外粘膜と比べ腺管密度も明らかに高い．

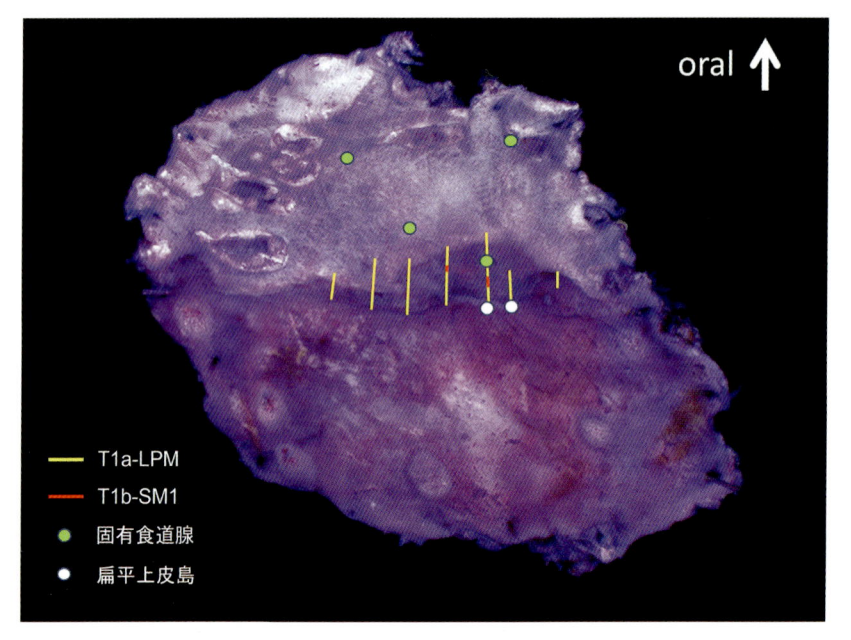

図11：マッピング．組織学的には高分化型腺癌であり，病変の大部分は粘膜内病変であったが，一部でわずかに筋板を越え粘膜下層への浸潤がみられた（150 μm）．病変直下に固有食道腺を認め，また病変肛門側に扁平上皮島を認めたことから病理組織学的に Barrett 食道癌と診断した．ごく小さな SSBE を腺癌が置換したものと考えられる．最終診断：Ae, 9×7 mm in 40×30 mm, 0-Ⅱc, adenocarcinoma (well) in the Barrett esophagus, pT1b-SM1（150 μm），HM0, VM0, ly0, v0

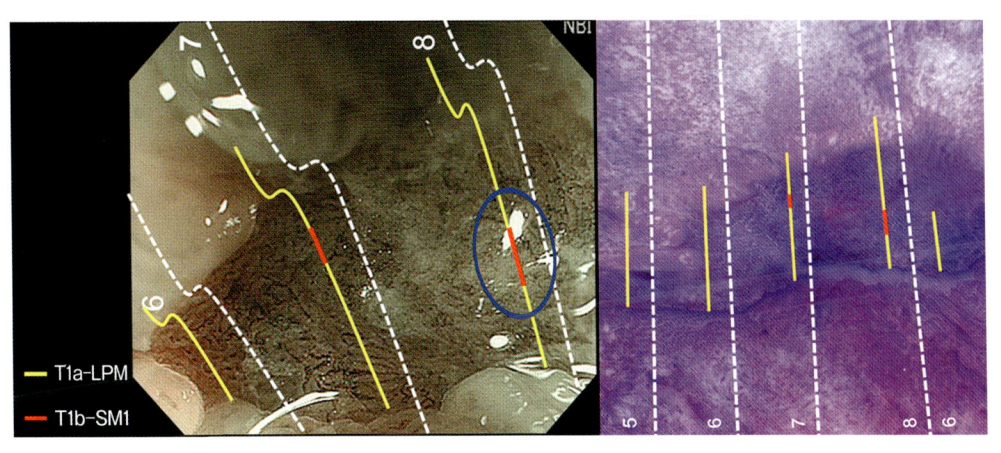

図12：内視鏡像（図7）とマッピングの対比．陥凹内部はおおむね同様の構造を呈しており，扁平上皮下には腫瘍の進展もみられた．SM 浸潤部と周囲には構造の相違は認めない．

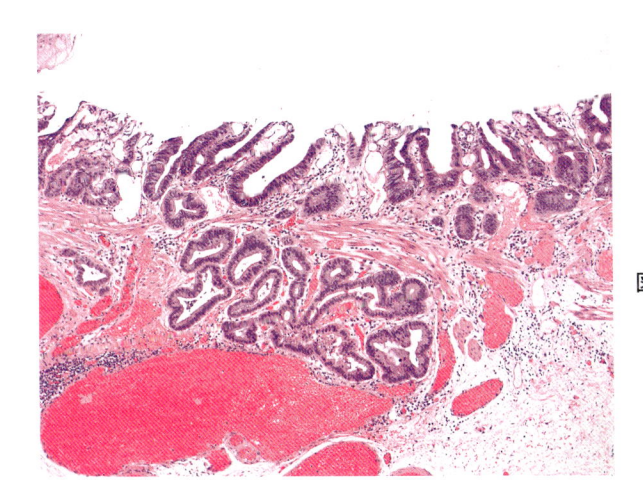

図13：図12青丸部の病理組織像．構成される腺管はいずれもストレート構造をもつ高分化型腺癌であり，酢酸散布像によく合致すると思われる．浸潤部では比較的分化度を保ったまま筋板内から一部粘膜下層に浸潤がみられる．表面構造から深部への浸潤を推測することは難しい．

【まとめ】

逆流性食道炎の経過中に癌が指摘された症例である．いつから癌化が起こっていたかは不明だが，経過中に炎症の形態が通常の LA-A とは異なる台形状の形態となっており，おそらく癌が炎症に被覆されていたものと思われる．不自然な形状の炎症所見を認めた場合，とくにSSBEでは0-3時方向の癌好発部位に認めた場合は癌を積極的に疑う必要がある[2),3)]．

文 献

1) 小山恒男 編：ESD のための胃癌術前診断．南江堂，東京 2012
2) 山田重徳，岩谷勇吾，長谷部修，他：内視鏡所見の遡及的検討が可能であったバレット表在癌の13症例．消化器内科 2012；54：209-215
3) 岩谷勇吾，岡村卓磨，山田重徳，他：Barrett 食道癌発生と逆流性食道炎．臨牀消化器内科 2014；29：651-657

Case 9　SSBEに発生した 0-Ⅱc+Ⅱb　低分化型腺癌

〔郷田憲一〕

【症例の概要】

患者：80歳台，男性

主訴：とくに症状なし

現病歴：40歳頃より胸やけ，上腹部痛が間欠的に出現するため，近医にて制酸剤の処方を受けていた．数年前，近医で上部消化管内視鏡検査を受けた際，Barrett食道（C1.2 M4.0）を初めて指摘された．その後，定期的に近医にて内視鏡検査を受けていたが，今回，NBI拡大内視鏡検査を勧められ当科紹介となった．

【画像の提示と解説】

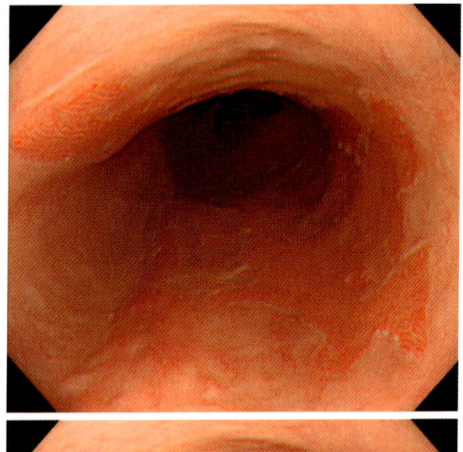

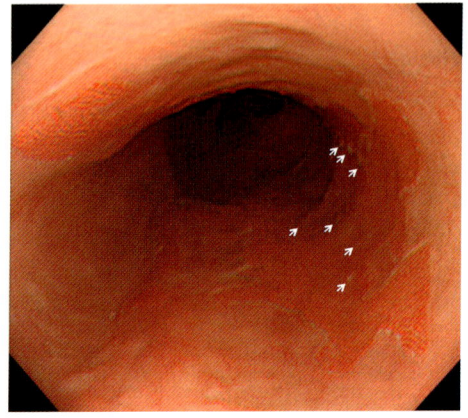

図1：下部食道から食道胃接合部に全周長1.2 cm，最大長4.0 cmのshort segment Barrett esophagus（SSBE）を認め，SSBE内に数mm大までの扁平上皮島が多発している（白矢印）．

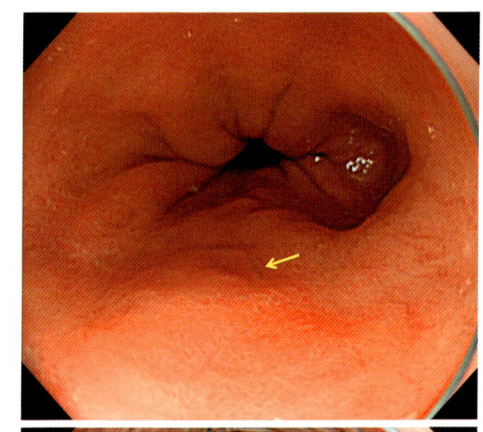

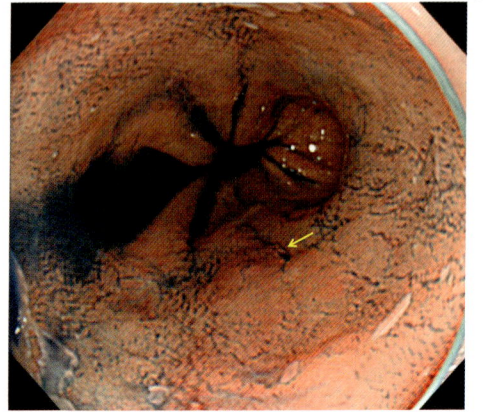

図2：通常白色光（a）・インジゴカルミン撒布像（b）において，限局性病変は指摘できない（黄矢印については図3参照）．

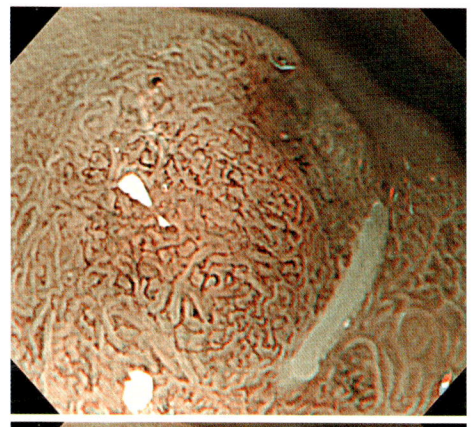

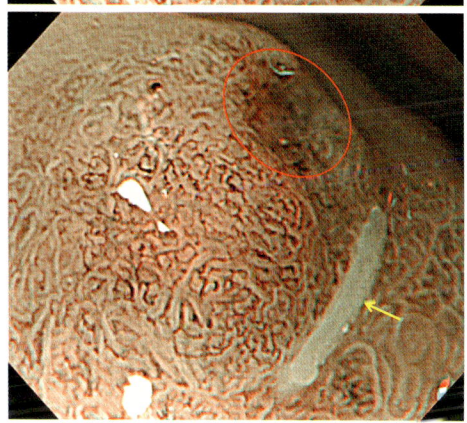

図3：SSBE全体を中等度の拡大でNBI観察を行ったところ，食道胃接合部近傍の葉巻様扁平上皮島（図2，3黄矢印）に接して，粘膜模様の不明瞭化～消失した領域が認識され，その領域には口径不同・不規則な蛇行・分岐を伴う不整な微小血管が認められる．さらに，その領域と連続する胃側にきわめて微小な類円形の浅い陥凹を認める（赤色円内）．

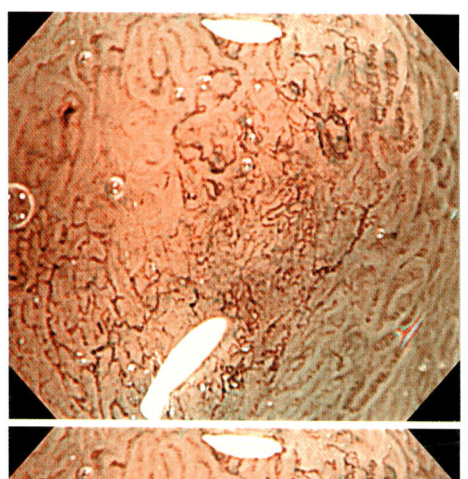

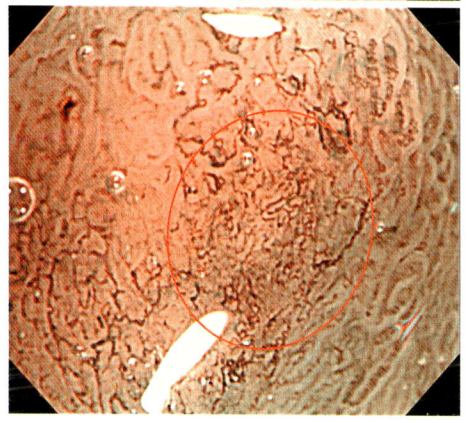

図4：NBI強拡大観察において，その陥凹内には粘膜模様の不明瞭化～消失とともに，網状の不整血管（口径不同・不規則分岐）が著明に増生している（赤色円内）．内視鏡的に腺癌を強く疑ったため，生検せず，後日ESDを施行した．

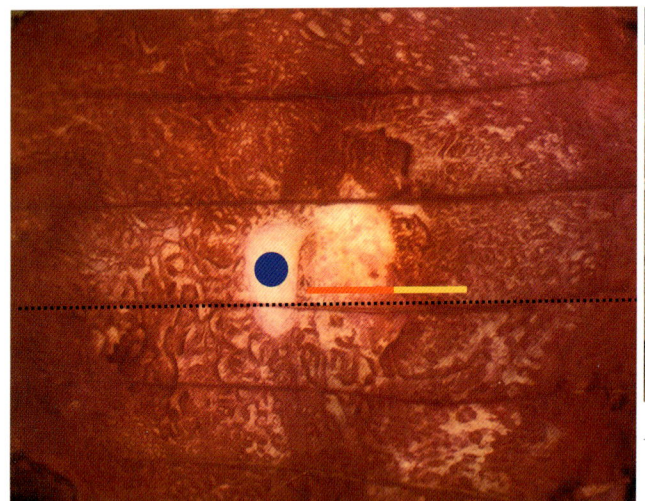

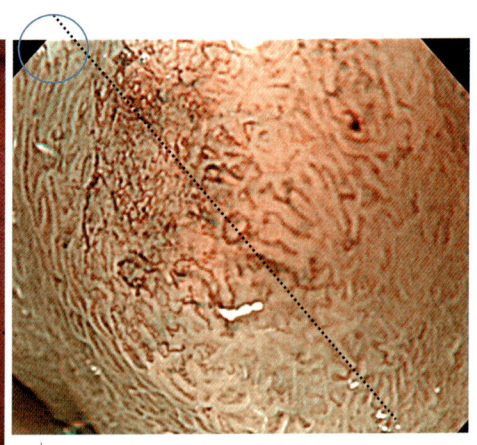

【病理の解説】

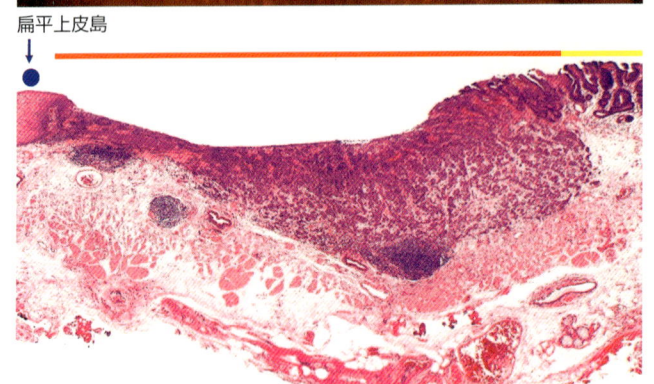

図5：ESD標本切り出し時の実体顕微鏡像，NBI拡大内視鏡像と，HE標本ルーペ像との対比を示す．葉巻様の扁平上皮島が含まれる切り出し線は，NBI拡大内視鏡像図5bの仮想線（黒点線，青丸線は扁平上皮島の一部）に一致すると考えられた．組織学的には，扁平上皮島（図5c青丸印）と接する浅い陥凹部位には，表層から深層粘膜筋板（deep muscularis mucosae, DMM）にかけて，密に浸潤増殖する腫瘍腺管を認めた（図5c赤線範囲）．

a	b
c	

扁平上皮島

図6：腫瘍腺管は腺腔形成に乏しく，索状〜小胞巣状を呈しつつ浸潤増殖する低分化型腺癌であった．陥凹部に連続するわずかな領域に明瞭な腺腔を有する異型腺管（high grade dysplasia〜高分化型腺癌に相当）を伴っていた（図5c黄線部）．また，ごく軽度のリンパ管侵襲像も認められた．
　組織学的診断：5×5 mm，0-Ⅱc＋Ⅱb，低分化型腺癌，pT1a [DMM]，ly1，v0，HM0，VM0

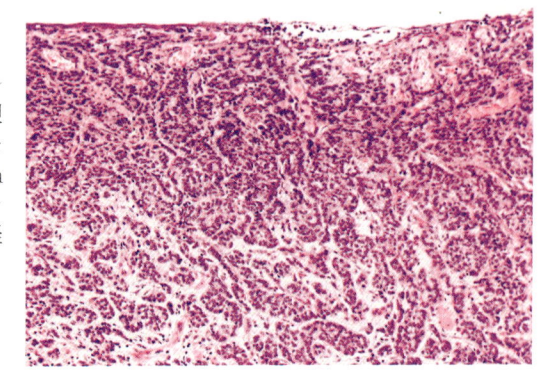

【まとめ】

ESD後経過：本症例は，低分化型・深達度DMM・脈管侵襲陽性であることから，外科切除をはじめとする追加治療を勧めたが，ご本人・ご家族ともに希望されなかった．約7年が経過した現在，患者は無再発生存中である．

〈研究会紹介〉

長野拡大内視鏡研究会

拡大内視鏡で見られた所見が，どのような病理組織学的所見を反映しているのか？ これを解明するためには，術前の内視鏡像，拡大内視鏡像と，切除標本，そして組織像を詳細に対比する必要がある．拡大内視鏡研究会は発表5分，討論2分程度であり，十分な検討はできない．完璧な対比がなされた症例を全国から集め，1例に1時間をかけて徹底的に検討する研究会が必要だ．長野拡大内視鏡研究会は，このコンセプトに基づき2010年に設立された．

当初より，全国区の研究会を想定しており，長野県拡大内視鏡研究会ではなく，長野拡大内視鏡研究会と命名した．病理解説は国立がん研究センター病理部の下田忠和先生と，信州大学の太田浩良先生にお願いし，新潟県立吉田病院の八木一芳先生に内視鏡コメンテーターを依頼した．特別講演の講師を八尾建史先生にお願いし，2010年の秋に第1回目の長野拡大内視鏡研究会を開催した．

以後，毎回講師を招聘し，年に2回の研究会を行ってきた．大腸では佐野寧，山野泰穂，鶴田修，胃では八尾建史，八木一芳，貝瀬満，藤崎順子，食道では有馬美和子，天野祐二をお招きした（敬称略）．小生も含め，歴代の講師は10名にのぼる．

本研究会の特徴をまとめると以下のようになる．
1. Full high visionプロジェクターを用い，縦7mの大きなスクリーンに拡大内視鏡画像を投影する．
2. 消化器専門病理医が，組織像をリアルタイムで提示しつつ，病理組織像を解説する．
3. 拡大内視鏡画像と病理組織像を，徹底的に対比する．

対比が甘く聴衆の納得が得られなかった場合は，次回までの宿題とされる．この間に，深切や特殊染色を加え，完璧な対比を行って半年後に再提示して頂く．なにせ，1例1時間の検討であり，かなり厳しい研究会である．

さらに，長野拡大内視鏡研究会ではHome pageを運営しており，提示された内視鏡画像の代表像を公開している．研究会の1週間前には画像が公開されるため，参加者は当日検討される内視鏡画像を事前に見ることができる．研究会終了後には，検討内容と最終診断を「司会のまとめ」として掲載するため，Home pageを訪れると第1回目からのすべての症例が見られ，検討内容を知ることもできる．ぜひ，http://www.nagano-endoscopy.com/ を訪れて頂きたい．

本研究会のパンフレット制作は，佐久医療センター内視鏡内科副部長の高橋亜紀子が担当している．このパンフレットには，実は深いメッセージが示されており，本稿では第9回長野拡大内視鏡研究会パンフレットを引用した．ポスターのback groundにBarrett食道癌のルーペ像がデザインされている．すなわち，粘膜筋板は2層化し，粘膜下層には固有食道腺が見られる．にもかかわらず，上皮内には腺上皮がありBarrett食道と診断される．赤い腺管は癌だが，右側（口側）では扁平上皮下に進展している．さらに，画面右上には，LSBE内に発生したBarrett食道癌のNBI拡大内視鏡像が示されている．表面構造の差として，病変境界が明瞭に示された画像であり，拡大内視鏡の有用性が示唆される．

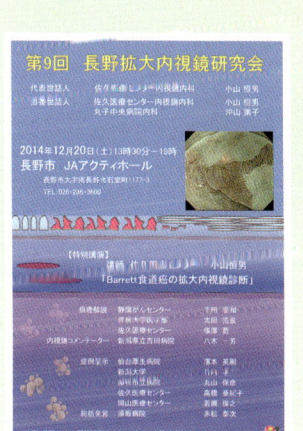

このように，長野拡大内視鏡研究会は，こだわりの運営を行っている．症例はすべて公募で，当番世話人が厳しく評価し，採否を決める．採択された場合は演者の交通費，宿泊費は研究会が負担する．ぜひ，ご応募頂きたい．

（小山 恒男）

Case 10　SSBEに発生した0-Ⅱc　小腺癌

〔依光展和，小山恒男〕

【症例の概要】
症例：40歳台，男性
主訴：とくになし
現病歴：他院人間ドックにて，C0.5 M2.0のSSBE内に病変を指摘され，当院へ紹介された．

【画像の提示と解説】

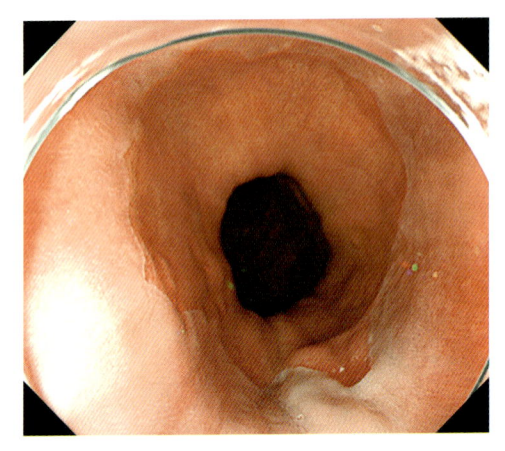

図1：当院初回検査時の通常内視鏡像である．SCJ肛門側に胃襞の上縁を認め，C0.5 M2.0のSSBEと診断した．SCJの口側は白濁しており，GERD grade Mと診断した．SCJの5時方向に発赤調の陥凹性病変を認めた．

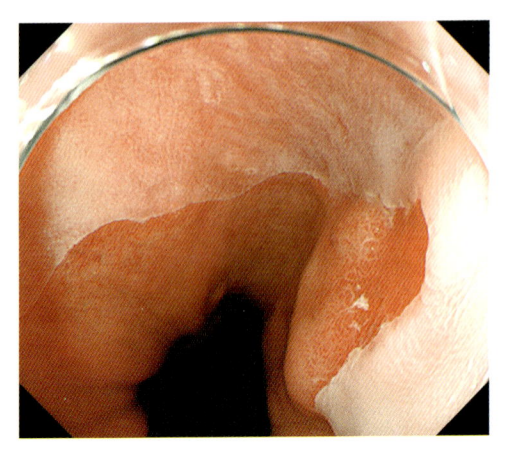

図2：病変部の近接観察像である．発赤陥凹性病変の口側は扁平上皮に接し，肛門側では段差と色調差で境界をおおむね追えるが，やや不明瞭であった．

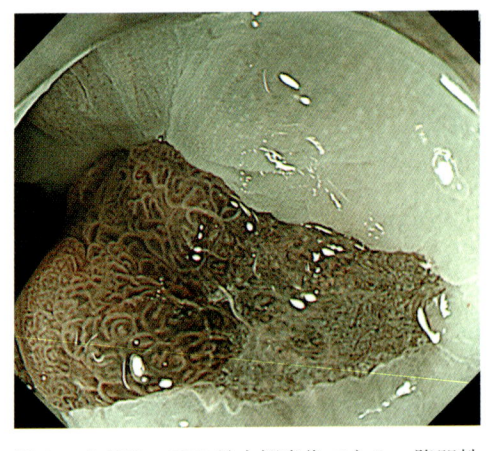

図3：病変部のNBI拡大観察像である．陥凹性病変内の口側部には，細かいpit様構造が観察されたが，中央部では表面構造が不明瞭であった．陥凹性病変の肛門側には，腫大したvilli様構造が観察された．

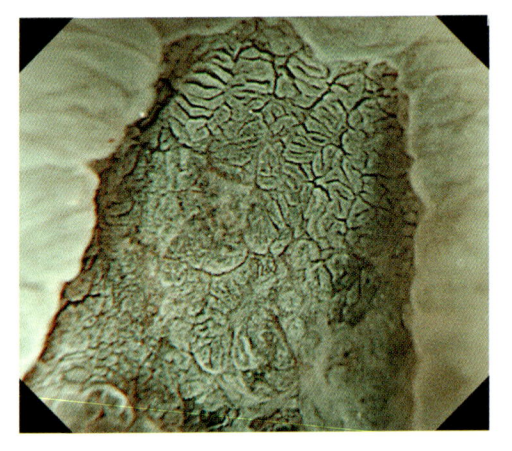

図4：酢酸散布を行うと，陥凹内の口側には不規則に配列するpitおよびvilli様構造が明瞭に観察され，中央部にも不規則で密度の高いvilli様構造が認められた．以上よりadenocarcinoma，0-Ⅱc，tub1，T1a，Aeと診断した．

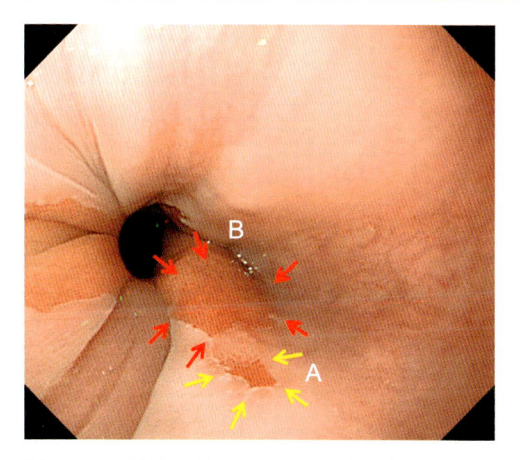

図5：1カ月後に施行したESD時の内視鏡像である．病変は二つに分かれ，中央は扁平上皮化していた．前回検査では生検は施行しておらず，PPI内服の影響と考えられた．SCJ口側の発赤陥凹性病変をPart A（黄矢印部），SCJ肛門側の発赤平坦病変をPart B（赤矢印部）とする．

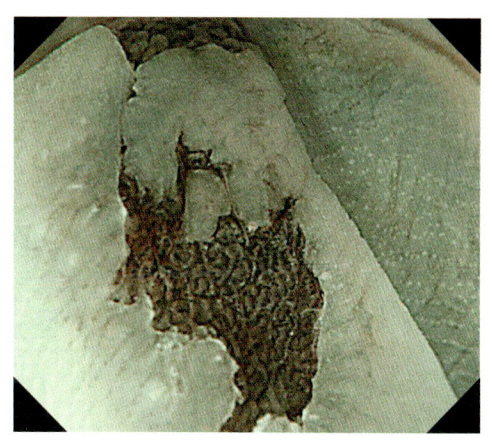

図6：Part AのNBI拡大観察像である．扁平上皮内に境界明瞭で不整形のbrownishな陥凹があり，陥凹内部には，不整で密度の高いvilli様構造が認められた．

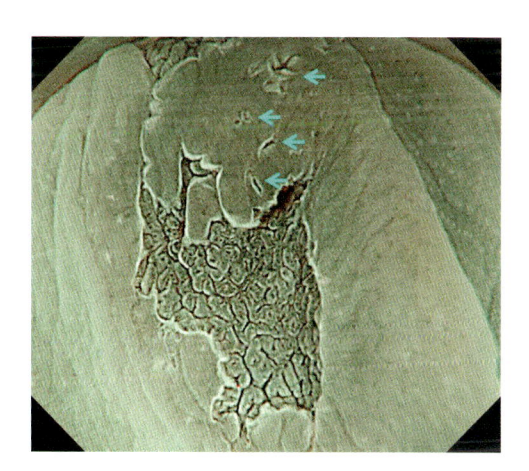

図7：酢酸散布にて，不整なvilliがより明瞭に観察された．また陥凹肛門側の扁平上皮に，不整形の小孔（青矢印部）を複数認め，扁平上皮下に腺癌が存在していると考えられた．

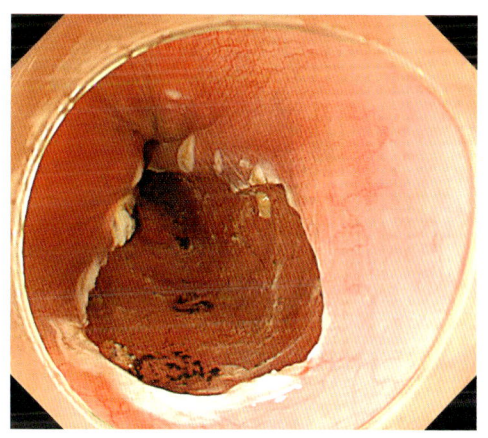

図8：以上より，Adenocarcinoma，0-Ⅱc＋Ⅱb，tub1，T1a，Aeと診断し，ESDにて一括切除した．

【病理の解説】

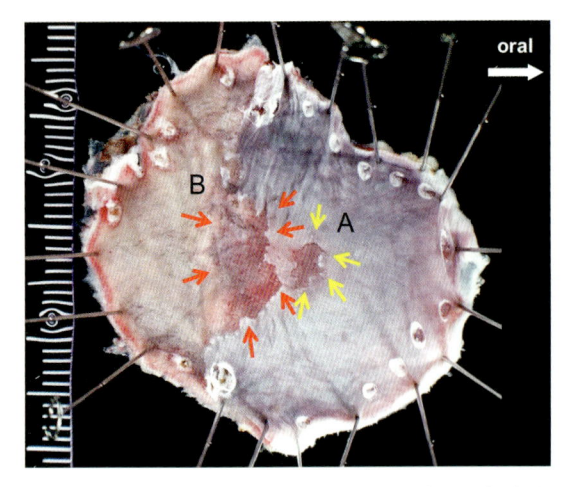

図9：新鮮切除標本を示す．右が口側である．標本中央に，Part A と Part B に相当する不整形の発赤陥凹を認めた．図5の矢印の位置と一致させて，Part A を黄矢印で，Part B を赤矢印で示している．Part B 内部の発赤は不均一であった．間の扁平上皮は，淡く発赤していた．

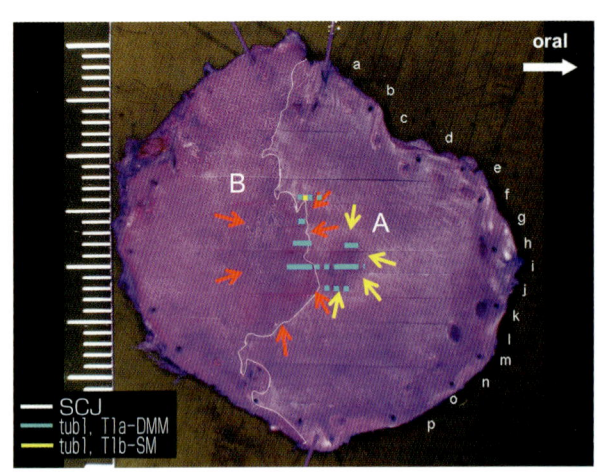

図10：ピオクタニン染色標本上にマッピングを行った．標本中央の白実線が SCJ である．病変は Part A 全体と Part B の口側部に認められ，Part A と Part B の間の扁平上皮下にも進展していた．切片 f の1カ所で，深さ250 μm，幅200 μm の SM 浸潤を認めたが，大部分は深達度 T1a-DMM であった．

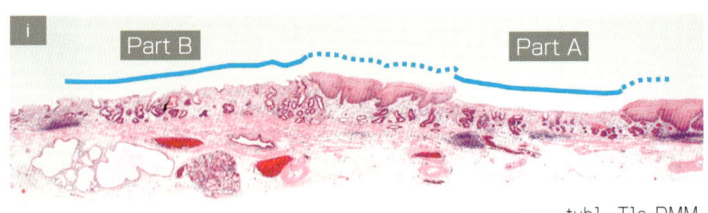

図11：切片 i のルーペ像を示す．口側（右側）の陥凹が Part A，肛門側（左側）の陥凹が Part B で，間には扁平上皮を認めた．水色実線の範囲で tub1 が露出しており，破線部では扁平上皮下に進展していた．

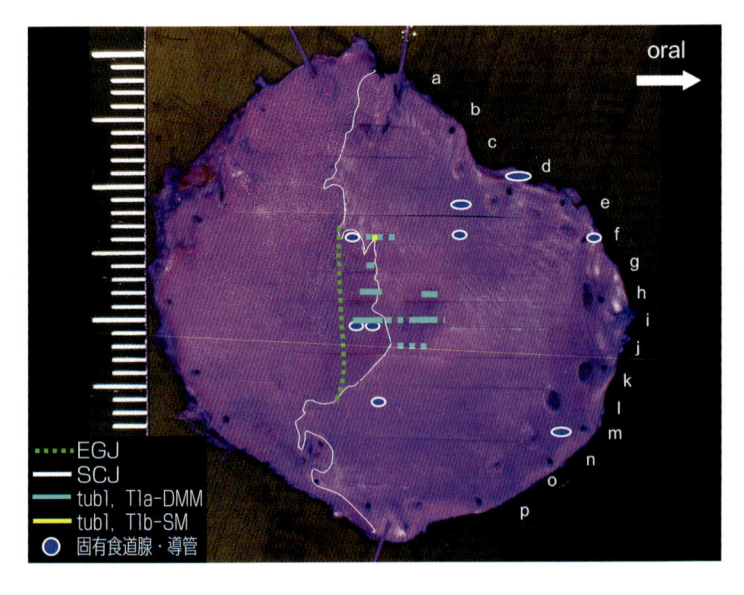

図12：固有食道腺・導管を基に EGJ を診断すると，図12のようになる．病変の肛門側に固有食道腺および導管を認めたことから，本症例は病理組織学的にも Barrett 食道癌と診断された．

　最終診断は，Barrett's adenocarcinoma, tub1, T1b-SM（浸潤距離 250 μm, 浸潤幅 200 μm, 浸潤部 tub1），ly0, v0, HM0, VM0, 0-Ⅱc, 8×7 mm で，R0 切除であった．

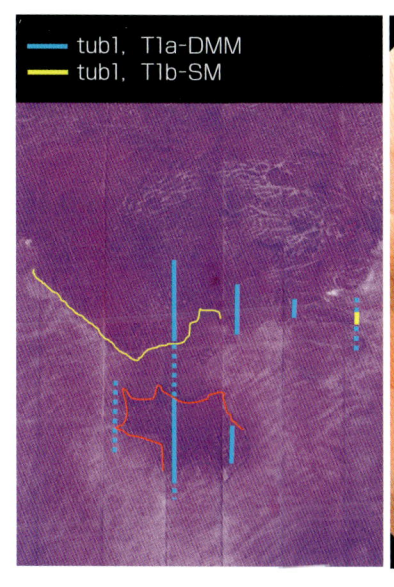

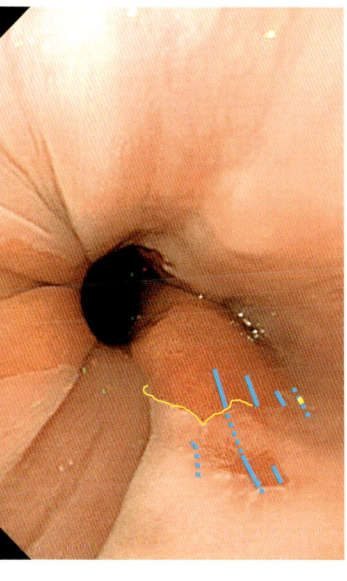

図13：マッピングと内視鏡像の対比を示す．病変辺縁の特徴的な形を対応させて，内視鏡像にマッピングを行った．Part A の全体と Part B の口側に tub1 を認め，扁平上皮下で連続していた．

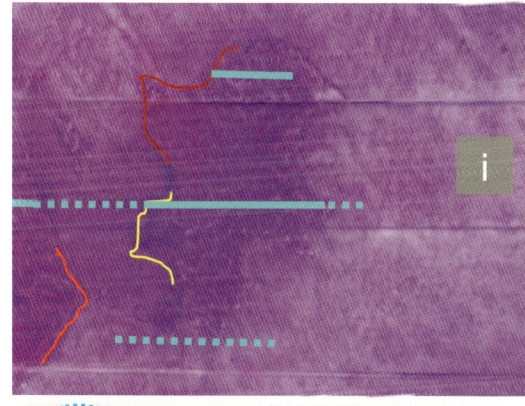

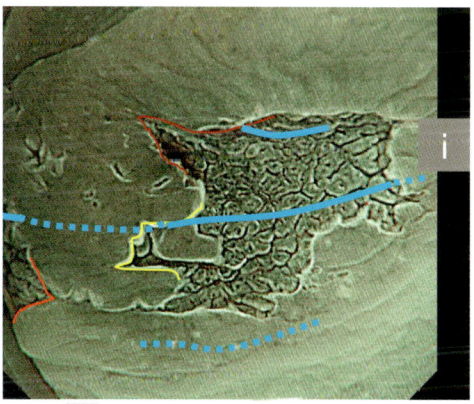

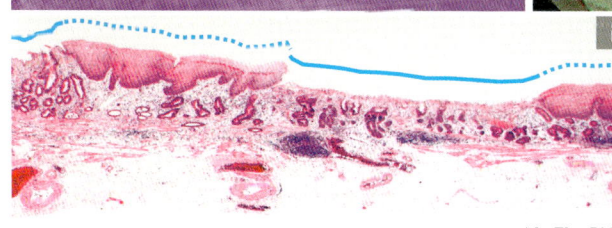

図14：Part A 部に対応する，切片ⅰの病理組織像と内視鏡像の対比を示す．酢酸併用 NBI 拡大観察にて，不整な villi 様構造が観察された領域に tub1 を認め，その周囲に扁平上皮下進展を伴っていた（水色破線）．

【まとめ】

SSBE 内の右壁に発生した，典型的な 0-Ⅱc 型 Barrett 食道癌の症例を呈示した．大きさ 8 mm の小病変であったが，深達度は T1b-SM であり，早期診断が重要であると考えられた．

PPI を投与すると，腫瘍表面が扁平上皮に覆われることがあり，診断・治療の際には，十分に注意する必要がある．

Case 11　ESD後のサーベイランスで発見したBarrett食道腺癌

〔小池智幸, 齊藤真弘, 阿部靖彦〕

【症例の概要】

症例：50歳台，男性．BMI 30.7

2010年10月，上部消化管内視鏡検査（EGD）でLSBE（プラハ分類：C7 M9）内6時方向に約3 cm大の扁平隆起性病変を指摘され，生検にて高分化型腺癌の診断．2010年11月，内視鏡的粘膜下層剥離術（ESD）施行し，Adenocarcinoma in the Barrett esophagus，well differentiated type，pT1a-DMM，ly0，v0，INFa，HM0，VM0，stage0の診断．以後，プロトンポンプ阻害薬（PPI）を投与継続し，内視鏡検査およびCT検査にて経過観察．2012年11月，ESD後潰瘍瘢痕近傍に，0-Ⅰ病変出現．生検施行しwell differentiated adenocarcinomaの診断．2012年12月，ESD施行し，Adenocarcinoma in the Barrett esophagus，well differentiated type，pT1a-DMM，ly0，v0，INFa，pHM0，VM0，stage0の診断．以後2015年4月まで再発を認めていない．

【画像の提示と解説】　2010年10月

a	b
c	d

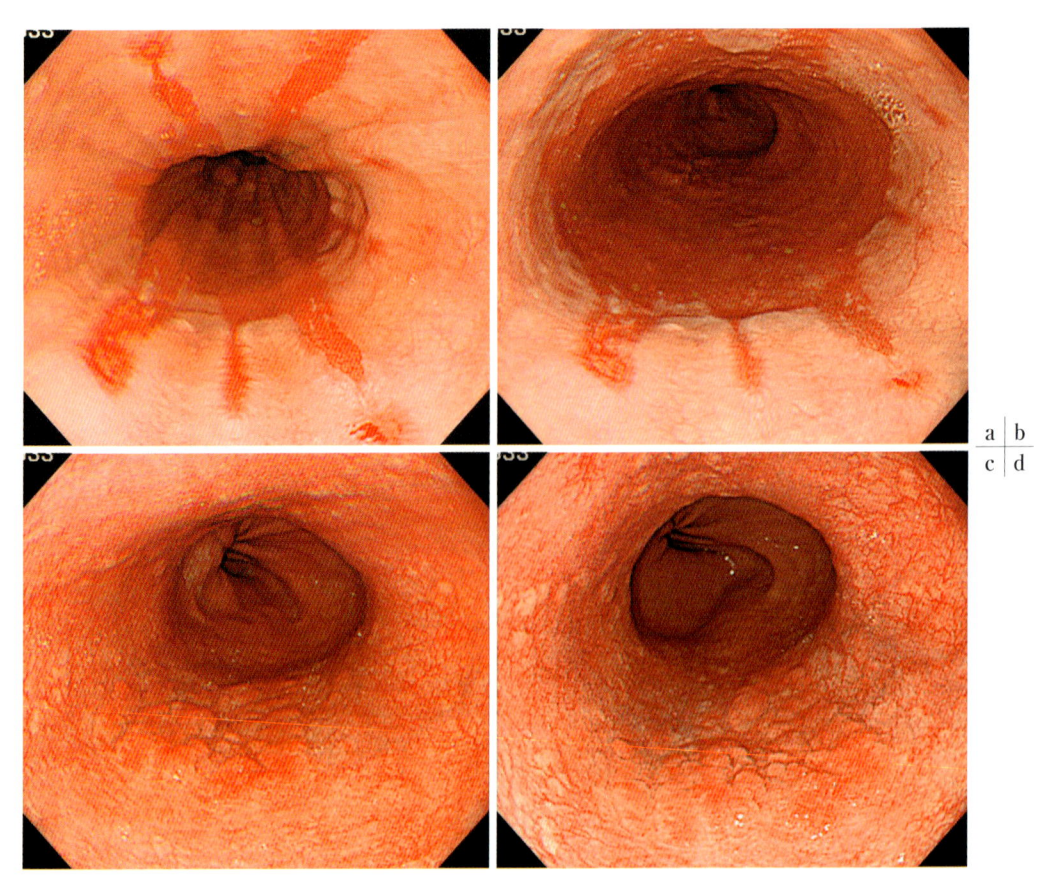

図1：2010年10月，当科初診時の内視鏡写真．Los Angeles分類grade Bの逆流性食道炎を伴うLSBE内，6時方向に扁平隆起性病変を認めた．

【病理の解説】 2010 年 11 月

a	b
c	

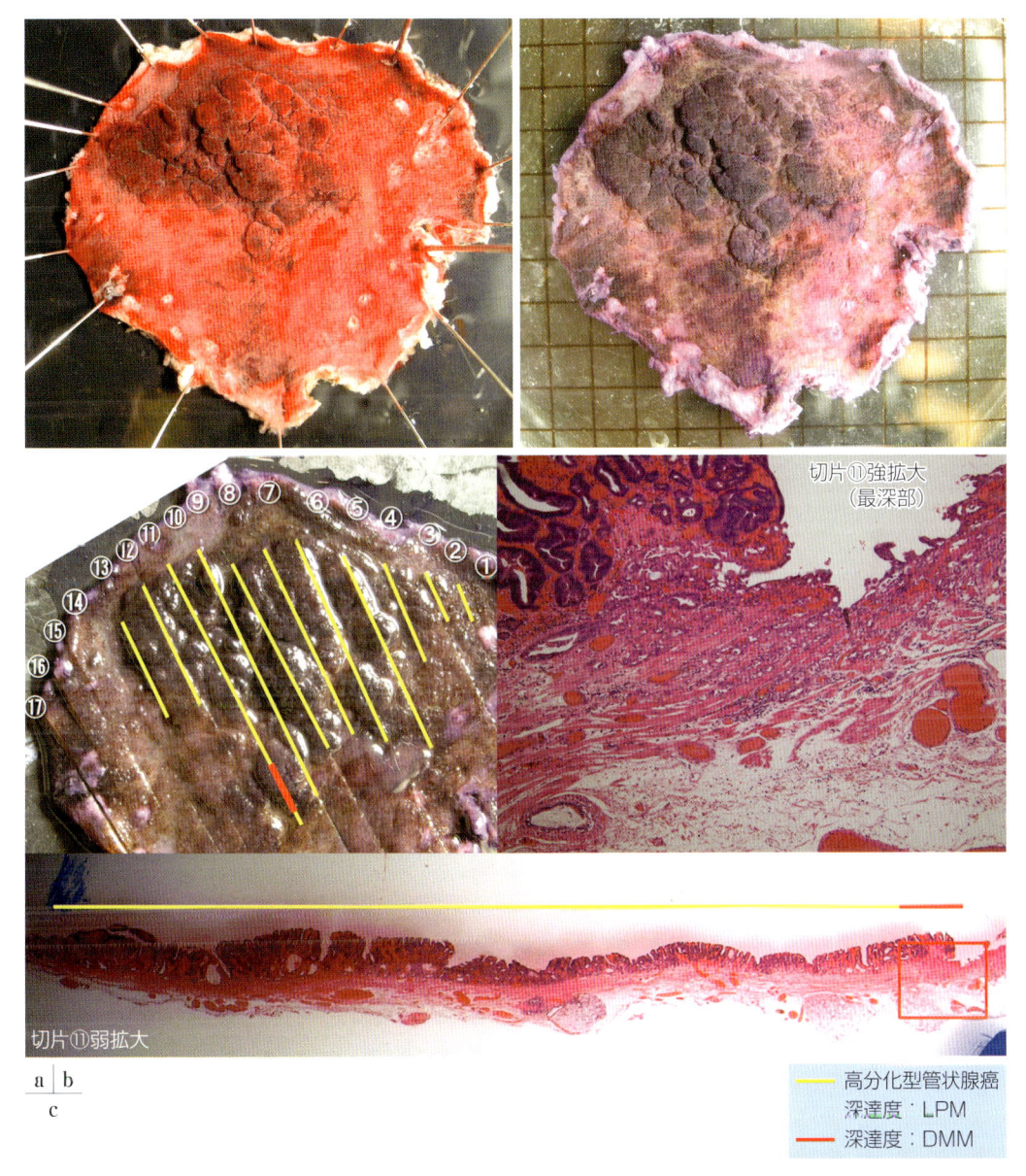

図2：2010 年 11 月，ESD 施行．切除標本（a，b）とマッピング・病理組織像（c）．Adenocarcinoma in the Barrett esophagus, well differentiated type, pT1a-DMM, ly0, v0, INFa, HM0, VM0, stage0

【画像の提示と解説】 2012年3月・11月

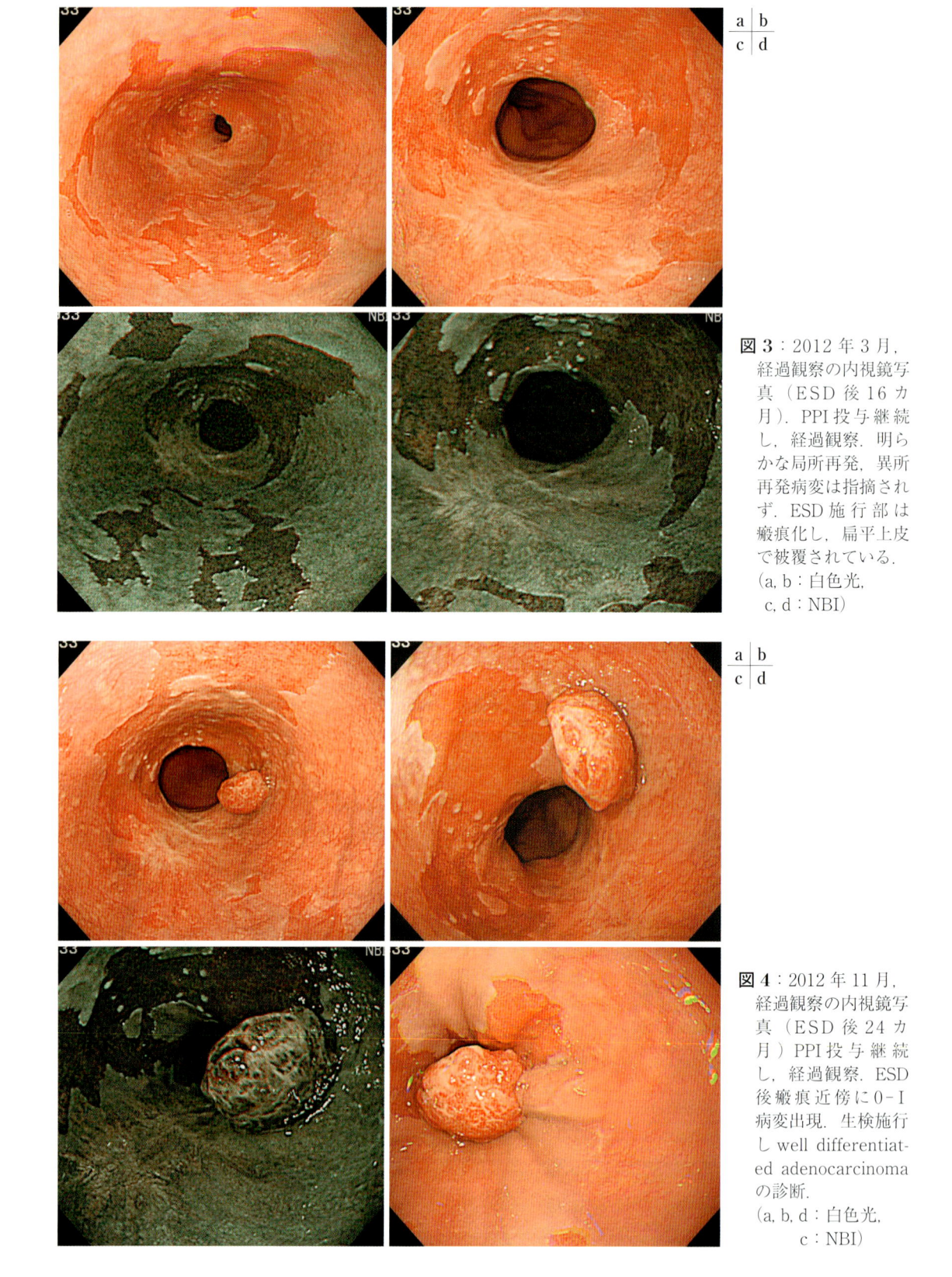

a	b
c	d

図3：2012年3月，経過観察の内視鏡写真（ESD後16カ月）．PPI投与継続し，経過観察．明らかな局所再発，異所再発病変は指摘されず．ESD施行部は瘢痕化し，扁平上皮で被覆されている．
（a, b：白色光，c, d：NBI）

a	b
c	d

図4：2012年11月，経過観察の内視鏡写真（ESD後24カ月）PPI投与継続し，経過観察．ESD後瘢痕近傍に0-Ⅰ病変出現．生検施行し well differentiated adenocarcinoma の診断．
（a, b, d：白色光，c：NBI）

●ESD後のサーベイランスで発見したBarrett食道腺癌

【病理の解説】 2012年12月

a	b
c
d

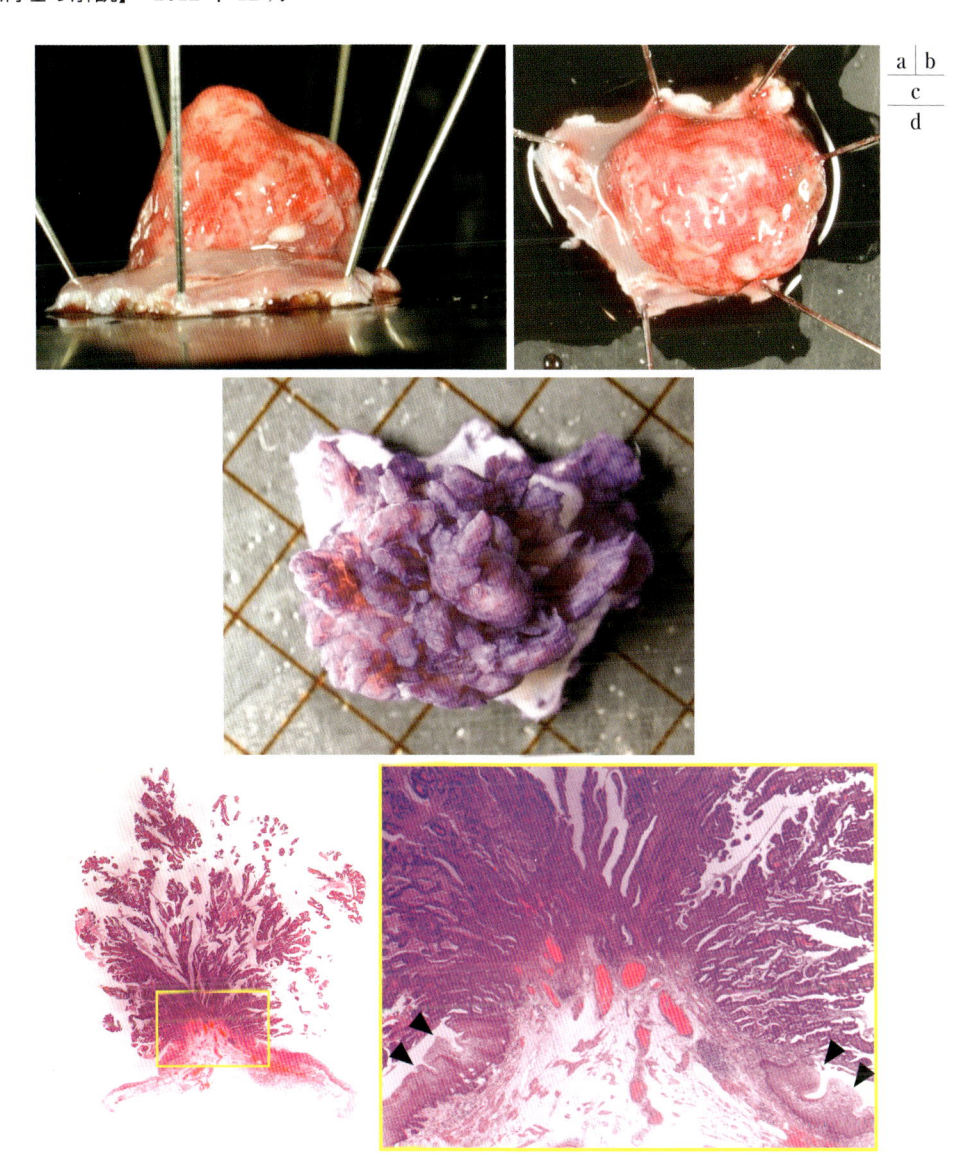

図5：2012年12月，ESD施行．切除標本（a, b, c）と病理組織（d）．▼印は扁平上皮の被覆を示す．Adenocarcinoma in the Barrett esophagus, well differentiated type, pT1a-DMM, ly0, v0, INFa, pHM0, VM0, stage0

【画像の提示と解説】 2014 年 12 月

|a|b|
|c|d|

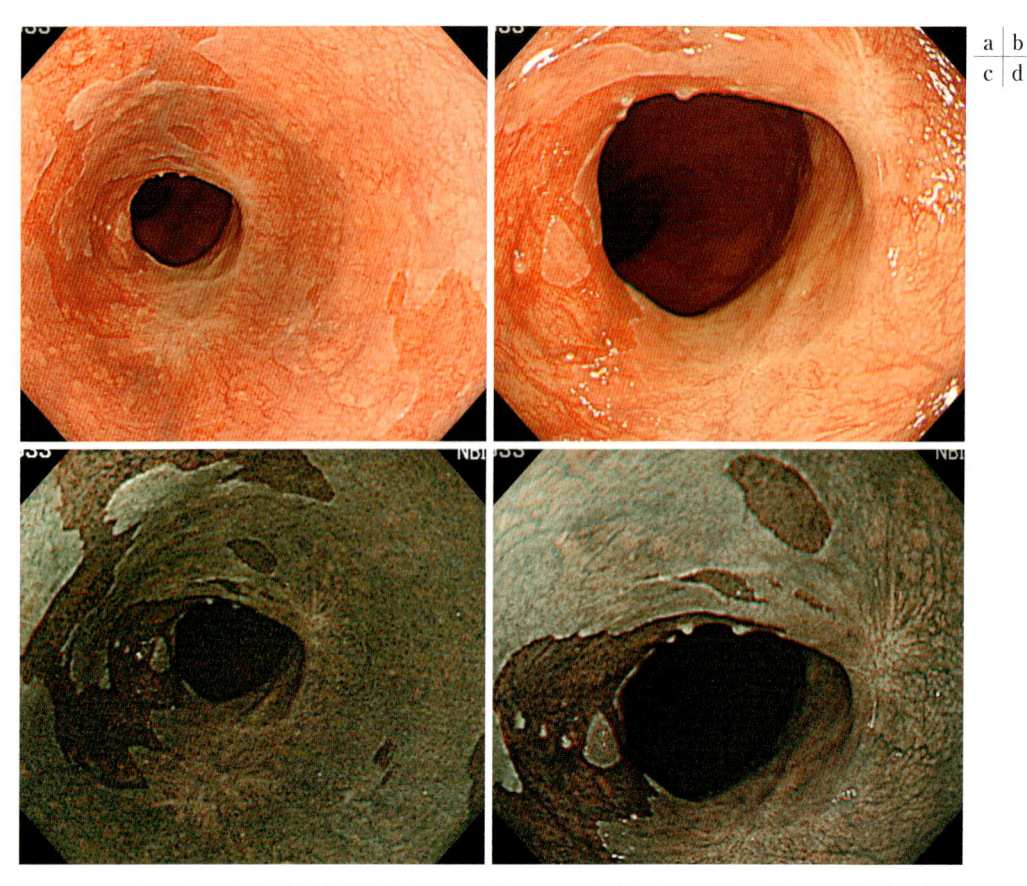

図 6：2014 年 12 月，経過観察内視鏡写真．2 カ所の ESD 瘢痕とも，再発を疑わせる所見は認めず．（a, b：白色光，c, d：NBI）

【まとめ】

ESD 24 カ月後に ESD 後瘢痕近傍に 0-Ⅰ型の異所再発を認めた Barrett 食道腺癌である．初回の ESD 後瘢痕部を含めて Barrett 食道は広く扁平上皮で被覆され，病変指摘直前の内視鏡写真を retrospective に検討しても病変の指摘は困難であった．

索　引

和　文

あ
アスピリン　16, 30
亜鉛　30

い
インジゴカルミン　55
胃酸逆流　29
遺残再発　123
異時多発　138, 149
胃食道逆流症　27
　　――症状　15, 29
異所再発　178
一酸化窒素　16, 29
胃底腺ポリープ　111
胃粘膜襞　33, 95
　　――上縁　92
印環細胞癌　42
飲酒　14, 30

え
疫学
　　Barrett 食道の　11
　　Barrett 食道癌の――　17
炎症性ポリープ　107

お
欧米の Barrett 食道癌の治療　122

か
拡大内視鏡分類　54

き
喫煙　14, 30
逆流性食道炎　15, 115, 166
筋線維芽細胞　42

く
クリスタルバイオレット　55, 66

け
空気量による変形　74, 84, 91, 92

け
経鼻内視鏡　106

こ
高分化型腺癌　42
固有食道腺　34

さ
サーベイランス　64, 178
細径プローブ　97
再発
　　――率　133
　　遺残――　138, 149
酢酸散布　56, 66, 85, 87
柵状血管　33
　　――下端　92
　　組織学的――　36

し
色素法　54
自然史　13
周在性　68
手術治療　23
術後再狭窄　134
消化器関連因子　28
小孔　85, 163, 175
硝酸塩　16, 29
小腺癌　174
食事　16
　　負の相関がみられる――　30
食道胃接合部　47, 84
　　――の Barrett 食道癌　125
　　――の定義　33
　　内視鏡的――　48
　　病理学的――　34
　　臨床的――　33
食道癌全国登録　22
食道癌の年次推移　17
食道噴門腺　116
深吸気　74, 84, 91, 92
人種差　11

浸潤距離　42
浸潤先端部　45
浸潤様式　45
深層粘膜筋板　40, 91
深達度
　　――診断　97
　　――と組織型　24
　　――とリンパ節転移・脈管侵襲　24
　　――評価　39, 40

せ
生検　63
セレン　30
繊維　30
浅層粘膜筋板　40, 91
先天的因子　28

そ
側方進展範囲診断のコツ　81
狙撃生検　64
組織学的 4 徴（Barrett 食道）　34
組織型　42
組織破壊法　122
存在診断　68, 142

た
大腸腫瘍　16
胆汁酸逆流　29
炭水化物　30
蛋白　30
多発病変　79, 138, 149, 154

ち
地域差　18
超音波内視鏡　97
腸型上皮　43
腸上皮化生　63, 118
治療成績　24

て
低分化型腺癌　42, 170

と

導管　34
同時多発　79, 154

な

内視鏡治療　23, 121, 129
　　──の適応　121
　　──の方法　122
　　──の方法とその利点・欠点　122
内視鏡的焼灼術　130
内視鏡的食道胃接合部の定義　48
内視鏡的切除　130
内視鏡的特徴と組織型　68
長野拡大内視鏡研究会　173

に

新潟バレット食道癌研究会　153
肉眼病型分類　38
乳頭腫　112

ね

年代別推移　23
粘膜下層浸潤癌の評価　40
粘膜筋板の二重化　36
年齢　29

は

背景因子　13
発癌ポテンシャル　13, 31
発癌リスク　27, 63
発見のコツ　70, 71
範囲診断　43, 73, 142

ひ

ビタミンA　30
ビタミンC　30
ビタミンE　30
肥満　14, 30
病型分類　51
病変の厚み　91
表面構造を観察するポイント　74
病理学的食道胃接合部　34
病理学的検討　23
微量元素　30
頻度（食道腺癌）　22

ふ

負の相関関係がみられる食事　30
プラハ分類　48
プロトンポンプ阻害薬　110, 131
分子生物学的危険因子　31
噴門型上皮　43
噴門部癌　113

へ

扁平上皮・円柱上皮接合部　83
扁平上皮下進展　83, 162
　　──のNBI所見　84
　　──の通常内視鏡所見　83
　　──の頻度　83
　　──を示唆する所見　88
扁平上皮島　34

ほ

飽和脂肪酸　16

み

脈管侵襲　44
民族差　11, 18

め

メチレンブルー　55, 66

ゆ

有病率　11, 17

よ

葉酸　30
予後　25

ら

ラジオ波凝固術→ radio-frequency ablation
ランダム生検　54, 56, 123

り

リスク因子　14
リボフラビン　30
リンパ節転移　23, 44
　　──危険因子　44
臨床的危険因子　27, 28
臨床的食道胃接合部　33
臨床的特徴　13

数　字

0-Ⅰ　80
　　──基部の観察法　94
　　──の深達度診断　93
0-Ⅱa　158
　　──の深達度診断　94
0-Ⅱa＋Ⅱc　162
0-Ⅱb　138, 142
　　──の深達度診断　95
　　内視鏡による随伴──の正診率　73
0-Ⅱb＋Ⅱa　77
0-Ⅱb＋Ⅲ　150
0-Ⅱc　146, 166, 174
　　──の深達度診断　95
0-Ⅱc＋Ⅱa　74
0-Ⅱc＋Ⅱb　170
3大国際分類　56
　　──観察者内一致率　58
　　──観察者間一致率　58
　　──の問題点　58

欧　文

A

adipokine　30
AFI　66
Amsterdam分類　57
ASGEのBarrett食道サーベイランス　65

索引

B

β-クリプトキサチン　30
Barrett 粘膜　36
　──の長さ　29，129
birth cohort effect　27
brownish area　73
BSG の Barrett 食道サーベイランス　65
buried metaplasia；BM　134

C

cagA+　28
carcinoma in situ　40
Confocal Laser Endomicroscopy；CLE　67
cyclooxygenase-2（COX-2）阻害薬　30，31

D

Dual Focus 内視鏡　60
dysplasia　54，56，57，63，129

E

esophagogastric junction；EGJ　47，84
　──の Barrett 食道癌　125
　──の定義　33
　　病理学的──　34
　　臨床的──　33
ER + RFA の治療成績　133
ESD　178
esophagitis-metaplasia-dysplasia-carcinoma sequence　16
EUS　97
　──正診率　97

G

gastroesophageal reflux disease；GERD　27
　──症状　15，29

H

H. pylori　15，28
high grade dysplasia；HGD　40，43，63

I

intestinal metaplasia；IM　63
intraglandular necrotic debris　87

K

Kansas 分類　56

L

large scale study　133
light blue crest；LBC　118
long segment Barrett esophagus；LSBE　36，49，129，138，142，146，150
　──を背景とする Barrett 食道癌　69，70
low grade dysplasia；LGD　63

M

specialized intestinal metaplasia；SIM　54
metaplasia-dysplasia-carcinoma sequence　31
Mt 領域の Barrett 食道癌　123
multiple independent clone　31

N

NBI　54，56，66，73，146
　──拡大内視鏡分類　59
NO　16，29
Nottingham 分類　58，60
NSAID　16
Nε（carboxymethyl）lysine　16

P

p53　31

proton pump inhibitor　110，131

R

radiofrequency ablation；RFA　130
　──術後の諸問題　134
　──単独の治療成績　132
　──治療後の再発　133
　──の原理　131
　──の治療成績─メタ解析　133
　　バルーン型──　131
random biopsy　123
regular arrangement of collecting venules；RAC　111

S

Seattle プロトコール　54，63
short segment Barrett esophagus；SSBE　36，49，129，154，158，162，166，170，174
　　と LSBE の比較　70
　──を背景とする Barrett 食道癌　68，69
Siewert 分類　51
SM 亜分類　91
Small White Signs；SWS　85，87
SMT 様隆起
specialized intestinal metaplasia；SIM　27，31，58，63
squamocolumnar junction；SCJ　33，83

T

TNM 分類　50
tumor budding　45

V

villi 様構造　74

Barrett 食道表在癌

2015 年 6 月 5 日　第 1 版 1 刷発行

編　　集　小山　恒男
発 行 者　増永　和也
発 行 所　株式会社 日本メディカルセンター
　　　　　東京都千代田区神田神保町 1-64（神保町協和ビル）
　　　　　〒 101-0051　TEL 03（3291）3901（代）
印 刷 所　株式会社アイワード

ISBN 978-4-88875-279-4

©2015　乱丁・落丁は，お取り替えいたします．

本書に掲載された著作物の複製・転載およびデータベースへの取り込みに関する許諾権は日本メディカルセンターが保有しています．

|JCOPY| <（社）出版者著作権管理機構委託出版物>
本書のコピーやスキャン等による無断複製は著作権法上での例外を除き禁じられています．複製される場合は，そのつど事前に，（社）出版者著作権管理機構（電話 03-3513-6969, FAX 03-3513-6979, e-mail : info@jcopy.or.jp）の許諾を得てください．